# Critical Studies in Religion/
# Religionswissenschaft (CSRRW)

Herausgegeben von
Oliver Freiberger, Bettina Schmidt, Michael Stausberg

Band 15

Vandenhoeck & Ruprecht

Barbara Zeugin

# Selbstermächtigung am Lebensende

Eine religionswissenschaftliche Untersuchung
alternativer Sterbebegleitung in der Schweiz

Vandenhoeck & Ruprecht

Die Druckvorstufe dieser Publikation wurde vom Schweizerischen Nationalfonds zur Förderung der wissenschaftlichen Forschung unterstützt.

Die vorliegende Arbeit wurde von der Theologischen Fakultät der Universität Zürich im Herbstsemester 2018 auf Antrag von Dorothea Lüddeckens als Dissertation angenommen und im Frühlingssemester 2019 von der Philosophischen Fakultät der Universität Zürich bestätigt.

Bibliografische Information der Deutschen Bibliothek:
Die Deutsche Nationalbibliothek verzeichnet diese Publikation in der Deutschen Nationalbibliografie; detaillierte bibliografische Daten sind im Internet über https://dnb.de abrufbar.

© 2021, Vandenhoeck & Ruprecht GmbH & Co. KG, Theaterstraße 13, D-37073 Göttingen

Umschlagabbildung: Andreas Meili, Schichtungen III, 03. 20
Umschlaggestaltung: SchwabScantechnik, Göttingen

Satz: le-tex publishing services, Leipzig
Druck und Bindung: CPI buchbücher.de, Birkach
Printed in the EU

Vandenhoeck & Ruprecht Verlage | www.vandenhoeck-ruprecht-verlage.com

ISSN 2198-1426 (Print)
ISSN 2197-2230 (PDF)

ISBN 978-3-525-55458-6 (Print)
ISBN 978-3-666-55458-2 (PDF)

https://doi.org/10.13109/9783666554582

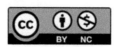

# Inhalt

# Vorwort

Allen voran danke ich den schwer Kranken und Sterbenden, die mir ihre kostbare Zeit schenkten. Auch wenn die meisten von ihnen nicht mehr unter uns sind, leben sie durch ihre Erzählungen fort. Den Mitarbeitenden des Hospizes und des anthroposophischen Krankenhauses danke ich für ihre unvoreingenommene Bereitschaft, an meiner Untersuchung teilzuhaben. Insbesondere danke ich meiner Kontaktperson des anthroposophischen Krankenhauses für den Zuspruch in schwierigen Zeiten: „Ja, Barbara, da musst Du Dich in einem konfliktgeladenen Spannungsfeld positionieren, schau bloß, dass Dich das nicht von Deiner Forschung ablenkt" (P128: 23, Prot., Krank.).

Mein besonderer Dank gilt Prof. Dorothea Lüddeckens, die mich überhaupt auf die Idee brachte, eine religionswissenschaftliche Dissertation zu schreiben. Sie war mir stets ein inspirierendes Vorbild. Prof. Rafael Walthert danke ich für die theoretischen Herausforderungen; sie haben meine Forschung an entscheidenden Stellen vorangetrieben. Prof. Heiko Hausendorf verdanke ich mein frühes Interesse an Forschung überhaupt. Und Prof. Helmut Zander danke ich für seine Expertise in der Anthroposophie. Last but not least: thanks to Dr. Steven Sutcliffe for your support; I had a wonderful time at the University of Edinburgh.

Der Universität Zürich und dem Schweizerischen Nationalfonds bin ich für die finanzielle Unterstützung dankbar, ohne die diese Untersuchung nicht möglich gewesen wäre. Dem Schweizerischen Nationalfonds danke ich zudem für die Open-Access-Publikationsförderung. Und dem Religionswissenschaftlichen Seminar der Universität Zürich verdanke ich ein ideales Arbeitsumfeld und wertvolle Kolleg_innen, allen voran Farida und Nina, die Teile dieses Buches bereits gelesen haben.

Weiter danke ich meiner Mutter, ohne die ich nicht wäre, wer ich bin; Peter und Ulrike für ihr Interesse an meinem universitären Werdegang; Anja und Michael dafür, dass sie auf mich stolz sind; Anni, Hans und Sabine für ihr Wohlwollen mir gegenüber; und Denise und Sara Nilanthi für ihre Freundschaft.

Schließlich bin ich aber vor allen Dingen Andreas zu Dank verpflichtet, der mich während der gesamten Promotions- und Publikationszeit in vielerlei Hinsicht unterstützt hat. Ihm und unseren Kindern, die mich zeitweise mehr entbehren mussten, als es ihnen und auch mir lieb war, sei dieses Buch gewidmet!

Zürich, im April 2020

Barbara Zeugin

# Einleitung

Die zunehmende Verbreitung alternativ-religiöser Handlungsformen (z. B. Zen-Meditation) und entsprechender Rationalisierungen (z. B. Reinkarnation) stellt neben dem Rückgang konventioneller, d. h. vornehmlich christlich-kirchlicher Formen von Religion einen der auffallendsten Aspekte des religiösen Wandels der letzten Jahrzehnte in Westeuropa dar (vgl. Woodhead et al. 2003); gleichzeitig sind immer weniger Menschen einer religiösen Gemeinschaft zugehörig (vgl. Baumann und Stolz 2007b). Diese Entwicklungen haben ihren Ursprung in der Pluralisierung der religiösen Landschaft,[1] die zwar mit der Reformation einsetzte (vgl. Forclaz 2007), aber erst mit dem Entstehen christlicher „Sondergruppen" und der Zunahme evangelikaler Gemeinschaften im späten 19. Jh. (vgl. Favre und Stolz 2007) sowie der gesteigerten Mobilität und Migration des 20. Jh. ein neues Ausmaß erreichte. Vor dem Hintergrund dieser Entwicklungen kam es in der westlichen Welt sowohl zum Ansteigen muslimischer, hinduistischer und buddhistischer Handlungsformen und Rationalisierungen als auch zur Verbreitung alternativer Formen von Religion im Bereich Neuer Religiöser Gemeinschaften, New Age und westlicher Esoterik. Diese diffundieren zunehmend in breite Gesellschaftsschichten. Stolz et al. verdeutlichen dies in einer graphischen Gegenüberstellung der religiösen Landschaft in der Schweiz der Jahre 1950 und 2012: Während der alternative Typ 1950 noch wenig verbreitet war und vor allen Dingen keine Schnittmengen mit den anderen drei Religionstypen – institutionell, distanziert, säkular – aufwies, sind alternative Formen von Religion im Jahr 2012 stark angewachsen und verschmelzen teilweise mit dem distanzierten und institutionellen Typus (vgl. Stolz et al. 2014, 204). Alternativ-religiöse Handlungsformen und Rationalisierungen finden sich demnach nicht mehr nur im *kultischen Milieu* (Campbell 2002), sondern gehören immer mehr zum kulturellen Mainstream.

Zeitgleich etablierten sich seit den 1960er Jahren im medizinischen Feld alternativ-medizinische Verfahren. Auch wenn alternative Formen der Medizin gemäß Robert Jütte schon seit dem Ende des 18. Jh. bestanden haben, zumal sie mit der Entstehung und Entwicklung der sogenannten *Schulmedizin* einhergingen, waren sie zwar strukturell nicht neu, aber sie tauchten in einem neuen Gewand auf. All diesen alternativen Formen von Medizin ist gemeinsam, dass sie eine „Alternative zur herrschenden medizinischen Richtung" darstellen (Jütte 1996, 14) und sich „zunehmender Beliebtheit" erfreuen (Jütte 1996, 9). So hat die Schweizer Stimmbevölkerung am 17. Mai 2009 den direkten Gegenvorschlag des Parlaments „Zukunft mit Komplementärmedizin"

---

1 Für eine Einführung in die Theorie des religiösen Pluralismus vgl. z. B. Barnes (2010).

gutgeheißen. Dies führte zur Ergänzung der Bundesverfassung um Artikel 118a: „Bund und Kantone sorgen im Rahmen ihrer Zuständigkeiten für die Berücksichtigung der Komplementärmedizin".[2] Auf dieser rechtlichen Grundlage verfügte das Eidgenössische Departement des Inneren (EDI), dass ab 2012 die folgenden „Methoden der Komplementärmedizin (...) unter bestimmten Bedingungen während sechs Jahren provisorisch vergütet" werden sollen: „Anthroposophische Medizin, Homöopathie, Neuraltherapie, Phytotherapie und traditionelle chinesische Medizin".[3] In diesem Zeitraum sollte gemäß einer Weisung des EDI die Professionalisierung dieser Methoden vorangetrieben sowie der Nachweis ihrer wissenschaftlichen Wirksamkeit erbracht werden, zumal das Fehlen dieses Nachweises im Widerspruch zum Bundesgesetz über die Krankenversicherung steht.[4] Als Reaktion auf ein parlamentarisches Postulat publizierte der Bundesrat am 13. Mai 2015 einen Bericht, demgemäß (1) alternativ-medizinischen Arzneimitteln der Zugang zum Markt vereinfacht, (2) alternativ-medizinischem Wissen in der universitären Ausbildung von Ärzt_innen[5] ein höherer Stellenwert zugeschrieben, (3) das Schaffen eidgenössischer Diplome für nicht-akademische Berufe vorangetrieben und (4) die Schaffung von Forschungsinstituten und Lehrstühlen im Bereich alternativer Medizin an die Kantone delegiert werden soll.[6] Seit dem 1. Januar 2017 sind die oben genannten Verfahren nun permanent im Schweizer Gesundheitssystem verankert und werden über die obligatorische Grundversicherung beglichen.

Insofern die Schweizer Bevölkerung einerseits gerade zur Bewältigung von „Krankheit (47 %) und vor allem in schwierigen Momenten des Lebens (56 %)" auf Religion zurückgreift (Flaugergues 2016, 22), wozu immer mehr auch alternative Formen von Religion gehören, und sich andererseits alternativ-medizinische Verfahren gerade in der Krebstherapie (vgl. Horneber et al. 2012), aber auch in der Palliative Care (vgl. Wenzel 2014; 2015) großer Beliebtheit erfreuen, stehen sowohl den schwer Kranken und Sterbenden als auch den Sterbebegleitenden neben konventionellen Formen von Religion und Medizin also zunehmend auch Handlungsformen und Rationalisierungen aus den Feldern der alternativen Religiosität sowie alternativen Medizin zur Verfü-

2 www.admin.ch/opc/de/classified-compilation/19995395/index.html#a118a, 03.02.2020.
3 www.admin.ch/gov/de/start/dokumentation/medienmitteilungen.msg-id-37173.html, 03.02.2020.
4 vgl. www.admin.ch/opc/de/classified-compilation/19940073/index.html#a32, 03.02.2020.
5 Die vorliegende Untersuchung berücksichtigt sprachlich alle biologischen und sozialen Geschlechter. Daher werden geschlechtsunabhängige Formulierungen gewählt. Wo dies aus Gründen der Lesbarkeit nicht möglich ist, wird der Gendergap verwendet.
6 vgl. www.bag.admin.ch/dam/bag/de/dokumente/cc/bundesratsberichte/2015/komplementaer-medizin.pdf, 03.02.2020.

gung. Dadurch, aber auch aufgrund demographischer Entwicklungen wird die Begleitung am Lebensende zunehmend alternativ:

> Die Veränderungen im religiös-spirituellen Bereich sind derzeit zwar noch stärker auf der Seite der „care"-Gebenden auszumachen, spätestens wenn diese Generation der jetzt 35- bis 55-Jährigen alt wird, wird sich aber das spirituelle Umfeld der Palliativversorgung im großen Stil gewandelt haben. (Heller 2010, 61)

Wir sehen uns also mit einer doppelten Dringlichkeit konfrontiert, wenn es um Forschung zur Begleitung am Lebensende geht: Erstens werden alternative Formen von Religion und Medizin in der Sterbebegleitung grundsätzlich an Bedeutung gewinnen. Und zweitens werden die soziodemographische Bevölkerungsentwicklung der letzten Jahrzehnte – man denke an die Generation der Babyboomer_innen – und die steigende Lebenserwartung, gekoppelt mit verbesserten medizinischen Möglichkeiten, zu verlängerten Krankheitsphasen und komplexeren Krankheitsverläufen führen (vgl. BAG und GDK 2009, 9–12; 2012, 8–14).

Die Schweizer Bundesverwaltung hat darauf dergestalt reagiert, dass sie Ende 2009 die Nationalen Leitlinien *Palliative Care* verabschiedeten (vgl. z. B. BAG und GDK 2010a) und somit in die Wege leiteten, die Begleitung am Lebensende in der Schweiz während einer Zeitspanne von insgesamt sechs Jahren ab 2010 zu fördern (vgl. BAG und GDK 2009). Damit wurde angestrebt, ein einheitliches Verständnis von Palliative Care zu schaffen und der vorherrschenden Kluft zwischen Leitbildern und Praxis entgegenzuwirken (vgl. Eychmüller et al. 2009, 41–42). Unter Rückbindung an die Palliative-Care-Definition der Weltgesundheitsorganisation wurde mit einem *ganzheitlichen* Verständnis operiert, das neben der „körperlichen, psychischen und sozialen Dimension" auch eine *spirituelle Begleitung* einbezieht:[7] Diese soll „einen Beitrag zur Förderung der subjektiven Lebensqualität und zur Wahrung der Personenwürde angesichts von Krankheit, Leiden und Tod" leisten und „die Menschen in ihren existenziellen, spirituellen und religiösen Bedürfnissen auf der Suche nach Lebenssinn, Lebensdeutung und Lebensvergewisserung sowie bei der Krisenbewältigung" begleiten (BAG und GDK 2009, 14).[8] Außerdem wurden Ziele für die einzelnen Teilbereiche formuliert, die wiederum als Grundlage für Umsetzungsmaßnahmen galten. Als eine direkte Maßnahme der Nationalen Strategie lancierte der Bundesrat das Nationale Forschungsprogramm 67 zum Thema *Lebensende* (NFP 67), das mit einem Förderumfang von 15 Millionen CHF während einer

---

7  Spirituelle Begleitung, spirituelle Dimension, spirituell und Spiritualität – das alles sind Begriffe aus dem Feld, die immer als Zitate zu denken sind (siehe Kap. 1.1.1).

8  Für die Finanzierung der einzelnen Leistungen in der jeweiligen Gesundheitseinrichtung vgl. z. B. BAG und GDK (2013).

Laufzeit von fünf Jahren ab Januar 2012 über 30 Projekte aus den Bereichen Medizin, Recht, Theologie und Sozialwissenschaft förderte.[9]

Die vorliegende Untersuchung ist in einem solchen Teilprojekt verortet[10] und betritt mit der Erforschung des Praxisfeldes einer als alternativ aufgefassten Begleitung am Lebensende Forschungsneuland. Da sich bisherige Forschungsarbeiten zum Zusammenhang von Religion und Medizin in der Sterbebegleitung in der Regel auf konventionelle Formen beschränkten, ist sie als primäre Bestandsaufnahme konzipiert. Als solche erforscht diese Untersuchung in erster Linie, wie eine Begleitungspraxis am Lebensende konkret aussieht, deren Akteur_innen nicht nur auf konventionelle, sondern auch auf alternative Formen von Religion und Medizin rekurrieren. Damit stellt sie zugleich alternative Formen der Begleitung am Lebensende ins Zentrum der Betrachtung und untersucht, wie diese als religiös klassifiziert, vermittels religionsbezogener Begriffe beschrieben oder als abweichend resp. besonders markiert werden.

Demzufolge beruht die implizierte Kontrastierung konventioneller resp. alternativer Formen der Begleitung nicht auf einer von außen herangetragenen Kategorisierung, sondern auf den diskursiven Positionierungen der Akteur_innen dieses Praxisfeldes selbst. Sowohl die schwer Kranken und Sterbenden als auch die Sterbebegleitenden grenzen sich zugleich von konventionellen, d. h. christlich-kirchlichen Formen von Religion, von der konventionellen Medizin und von einer als herkömmlich markierten Begleitung am Lebensende anderer Gesundheitseinrichtungen ab. Zugleich werden bestimmte Formen der eigenen Praxis hervorgehoben. Zu diesen gehören einerseits Handlungsformen und Rationalisierungen aus dem Bereich der *alternativen Religiosität*. Andererseits ist die *alternative Medizin* – und im Rahmen dieser Untersuchung insbesondere die anthroposophische Medizin – dazu zu zählen. Gemeinsam konstituieren diese häufig nicht klar voneinander unterscheidbaren Formen von Religion resp. Medizin die alternative Begleitung am Lebensende, welche diese Untersuchung anhand folgender Fragen rekonstruiert: Welche alternativ-religiösen Handlungsformen und Rationalisierungen spielen in der alternativen Begleitung am Lebensende eine Rolle? Welche Bedeutung wird alternativ-medizinischen Verfahren zugeschrieben? Und worin besteht letztlich die Alternativität dieser Praxis resp. wie verhält sich diese zum Selbstanspruch der *Palliative Care*, die schwer Kranken und Sterbenden auch *spirituell* zu begleiten?

Diese Fragen führen zunächst in ein Hospiz und anschließend in ein anthroposophisches Krankenhaus. Im Hospiz verbringen schwer Kranke und Sterbende ihre letzte Lebensphase, wohl wissend, dass kurative Verfahren nicht

---

9  Vgl. www.nfp67.ch/de, 03.02.2020.

10  Vgl.www.nfp67.ch/de/projekte/modul-4-kulturelle-leitbilder-gesellschaftliche-ideale/projekt-lueddeckens, 03.02.2020.

mehr sinnvoll sind. In der Tendenz sind Hospize kleinere Institutionen, die flache Hierarchiestrukturen aufweisen und stark von den Initiativen der Akteur_innen eines multiprofessionellen Teams geprägt sind, was Raum lässt für allerhand Alternatives. Im anthroposophischen Krankenhaus wiederum wird das Alternative über ein alternativ-medizinisches Angebot im Sinne einer Ergänzung zur konventionellen Medizin zum Standard erhoben – unabhängig von Diagnose und Gesundheitszustand der Patient_innen.

Sowohl im Hospiz als auch im anthroposophischen Krankenhaus werden also schwer Kranke und Sterbende vermittels alternativer Formen von Religion und Medizin begleitet, wobei die Verankerung der beiden medizinischen Teilbereiche unterschiedlich ausfällt: Das untersuchte Hospiz verfügt seit 2007 über einen kantonalen Leistungsauftrag für spezialisierte Palliative Care und streicht als Kompetenzzentrum für Palliative Care alternativ-medizinische Verfahren als Besonderheit in seinem organisationsspezifischen Angebot heraus. Demgegenüber preist das untersuchte anthroposophische Krankenhaus sein alternativ-medizinisches Angebot als Standard, begleitet schwer Kranke und Sterbende aber nur über die Grundversorgung. Dies lässt sich mit der historischen Genese und der organisationsspezifischen Verortung der beiden Gesundheitseinrichtungen erklären:

(1) Hospiz: „ein letztes Zuhause"[11]

Vor der Eröffnung des untersuchten Hospizes wurde Ende der 1980er Jahre eine Hospizstiftung mit dem Zweck gegründet, eine „Institution für die Betreuung von Aidskranken bis zum Tod" aufzubauen (P138: 3, GrLit., Hosp.).[12] Im Jahr 1992 nahm das Hospiz seine Arbeit in der Begleitung von an Aids Erkrankten auf. Mittlerweile ist Aids in Westeuropa zu einer relativ unauffälligen Krankheit geworden. Die Aids-Versorgungsstrukturen und -Hospize der späten 1980er

---

11 In Anlehnung an dieses Bild werden die Patient_innen im Hospiz als Bewohner_innen bezeichnet.

12 Aids-Hospize sind als ein struktureller Sonderfall von Hospizen zu betrachten. Sie entstanden als Folge der überraschenden, schnellen Ausbreitung von Aids ab den 1980er Jahren. Zumal Aids in den Anfangsjahren meist zu einem schnellen Sterbeverlauf führte, war eine spezialisierte Sterbebegleitung erfordert. Dies änderte sich erst im Jahr 1996, als eine die Virusverbreitung hemmende Therapie entwickelt wurde: „An die Stelle des schnellen Sterbens trat nun ein chronischer Verlauf" (Müller 2012, 17). Klaus Müller weist in seiner Monographie *Die Geschichte der Aids-(Hospiz-)Versorgung in Deutschland* darauf hin, dass die schnelle Ausbreitung und der dramatische Krankheitsverlauf zwar zu einer Sensibilisierung der Öffentlichkeit mit Bezug auf Sterben und Tod sowie Verhütung führten, gleichzeitig aber auch ausgrenzende und diffamierende Tendenzen des politischen Diskurses sowie des Gesundheitssystems offenlegten (vgl. Müller 2012, 17). Für die Geschichte der hospizlichen Versorgung von Aids-Kranken vgl. z. B. Heller et al. (2012) und Klaus Müller (2012, 228–261).

Jahre wurden entweder aufgelöst oder in andere Angebote überführt, die zwar nach wie vor offen sind für Aids-Kranke, sich aber auch an weitere Patient_innengruppen richten. So auch im Falle des untersuchten Hospizes, das seit Ende der 1990er Jahren auch Patient_innen mit anderen Diagnosen begleitet (vgl. P138: 3, GrLit., Hosp.). Seither machen krebskranke Patient_innen die große Mehrheit aus (vgl. P139: 15, GrLit., Hosp.).

In der Schweiz gibt es mittlerweile eine Vielzahl an Hospizen.[13] Ihre organisatorische Verortung im Gesundheitswesen fällt verschiedenartig aus. Das untersuchte Hospiz gilt als Langzeitpflegeeinrichtung, so dass grundsätzlich „eine unbeschränkte Liegezeit für die betroffenen unheilbar kranken Menschen" möglich ist (P138: 6, GrLit., Hosp.).[14] Dabei ist das Hospiz nicht selbsttragend, sondern auf die ehrenamtliche Tätigkeit freiwilliger Mitarbeitender und auf Spendengelder angewiesen. Gemäß dem Geschäftsbericht aus dem Jahr 2016 liegt der geschätzte Betrag unentgeltlich geleisteter Arbeit bei rund 140.000 CHF, d. h. 35–40 % des operativen Betriebes werden über Spendengelder finanziert (vgl. P139: 11, GrLit., Hosp.). Daraus geht in aller Deutlichkeit hervor, dass der hospizliche Mehraufwand ohne die finanzielle Rückendeckung der Hospizstiftung nicht geleistet werden könnte.

Im Rahmen des hospizlichen Mehraufwandes wenden die Pflegenden des Hospizes neben konventioneller Pflege auch alternativ-pflegerische Verfahren wie Aromapflege, Fußreflexzonenmassage, Wickel und Kompressen und neuerdings Homöopathie an (vgl. P138: 8, GrLit., Hosp.). Diese alternativ-pflegerischen Verfahren werden als eine „Besonderheit" des Hospizes angesehen (P138: 8, GrLit., Hosp.). Sofern die alternativ-pflegerischen Leistungen über die Grundversicherung nicht gedeckt sind – und in den meisten Fällen auch nicht von einer allfälligen Zusatzversicherung übernommen werden –, fallen sie in die reguläre Betreuungszeit, was nur durch den von der Stiftung getragenen, vergleichsweise hohen Personalschlüssel überhaupt möglich ist. Auch die Kosten für das interne alternativ-therapeutische Angebot werden von der Grundversicherung nicht übernommen; die Kunsttherapie wird vollumfänglich und die Atemtherapie zumindest teilweise, sofern keine Zusatzversicherung vorhanden resp. Selbstfinanzierung möglich ist, über die Hospizstiftung finanziert. Auch dies spricht für den Besonderheitscharakter des alternativ-medizinischen Angebotes, das zwar besteht, dessen Finanzierung jedoch als schwierig eingestuft werden muss, zumal sie von Spendengeldern abhängig ist. Über ein von Ärzt_innen erbrachtes alternativ-medizinisches Angebot hält sich das Hospiz in seiner Außendarstellung relativ bedeckt: „Komplementärmedizinische

---

13 Vgl. www.hospize-schweiz.ch/mitglieder-hospize-schweiz, 03.02.2020.
14 Das Hospiz hat im Jahr 2016 insgesamt 59 Aufenthalte ermöglicht, bei einer mittleren Verweildauer von 21 bis 50 Tagen (vgl. P139: 13–15, GrLit., Hosp.).

Behandlungsformen können gerne mit den Ärzten des Ärztlichen Dienstes besprochen und vermittelt werden" (P136: 8, GrLit., Hosp.).

(2) Anthroposophisches Krankenhaus: „mehr als Akutspital"

Das anthroposophische Krankenhaus eröffnete in den 1990er Jahren als Privatspital in den Räumlichkeiten eines ehemaligen Regionalspitals, nachdem ein Unterstützungsverein fast 15 Jahre lang vergeblich eigene Bauprojekte zu realisieren versucht hatte (vgl. P77: 1, GrLit., Krank.). Die vorerst 25 Betten wurden nach umfassenden Um- und Ausbautätigkeiten auf 48 Betten erhört, was sich bis heute in etwa gehalten hat (vgl. P84: 4, GrLit., Krank.).[15] Ende der 1990er Jahre erhielt das Privatspital einen Platz auf der kantonalen Spitalliste, was es dazu berechtigte, zu Lasten der obligatorischen Krankenpflegeversicherung abzurechnen sowie medizinische Grund- und Notfallversorgung zu erbringen. Die Finanzierung alternativ-medizinischer Behandlungen hingegen war seit Anbeginn schwierig: Während die meisten Leistungen im Bereich anthroposophischer Behandlungsmethoden, Therapieformen und Heilmittel entweder selbst getragen oder aber über allfällige Zusatzversicherungen gedeckt werden mussten, waren alternativ-pflegerische Interventionen wie Wickel und Auflagen Teil des regulären Krankenhausbetriebes und kamen allen Patient_innen zugute (vgl. P77: 2, GrLit., Krank.). Ermöglicht wurde dies u. a. durch den Unterstützungsverein, der das anthroposophische Krankenhaus seit seinem Bestehen in der anthroposophischen Pflege sowohl vor Ort als auch in der Aus- und Weiterbildung und in der Forschung zur anthroposophischen Medizin, Pflege und Therapie fördert (vgl. P148: GrLit., Krank.).[16] Im Jahr 2012 wurden dem anthroposophischen Krankenhaus staatliche Leistungsaufträge in den Bereichen Innere Medizin, Hämatologie, Chirurgie und Onkologie sowie Gynäkologie und Geburtshilfe zugesprochen, was dazu führte, dass das anthroposophische Krankenhaus öffentlichen Gesundheitseinrichtungen seither komplett gleichgestellt ist (vgl. P84: 4, GrLit., Krank.). Von da an können sich „Grundversicherte aus allen Schweizer Kantonen (…) stationär behandeln lassen, ohne dass sie dafür eine Zusatzversicherung benötigen oder einen Aufpreis zahlen müssen" (P77: 2, GrLit., Krank.). Obwohl spätestens seit dieser gesundheitspolitischen Verankerung auch das Angebot des Krankenhauses im Bereich der alternativen Medizin – genauer: für „Leistungen der Akupunktur,

---

15  Gemäß dem zuletzt publizierten Geschäftsbericht hat das anthroposophische Krankenhaus im Jahr 2016 insgesamt 2931 Patient_innen behandelt und 242 Personen mit insgesamt 205 Vollzeitstellen beschäftigt (vgl. P148: 10, GrLit., Krank.).

16  Der Unterstützungsverein ist als gemeinnütziger Verein registriert, hat rund 2000 Mitglieder und finanziert sich durch Vereinsbeiträge und Spendengelder (vgl. P148: GrLit., Krank.).

der Anthroposophischen Medizin, der Homöopathie, der Neuraltherapie sowie der Phytotherapie" (P149: GrLit., Krank.) – offiziell anerkannt ist, bestand eine lückenfreie Kostendeckung dennoch nur für konventionell medizinische Behandlungspläne.

Die Finanzierungssituation alternativer Medizin im anthroposophischen Krankenhaus verbesserte sich erst in den letzten Jahren, bedingt durch gesundheitspolitische Veränderungen: So gelang es dem anthroposophischen Krankenhaus im Jahr 2015 als Folge der Schweizerischen Volksabstimmung von 2009 zur „Zukunft mit Komplementärmedizin" und der Einführung des Fallpauschalen-Systems SwissDRG[17], eine anthroposophisch-medizinische Fallpauschale zu implementieren: Die „anthroposophisch-medizinische Komplexbehandlung"[18] sieht eine Verweildauer von zwei bis 17 Tagen vor, muss von der Ärzteschaft visitiert sein und umfasst idealerweise mindestens zehn Einheiten von je 30 Minuten (vgl. P95: 89, Prot., Krank.). Gemäß des Schweizer Codiersystems gehören folgende Leistungen dazu:

> Anwendungen und Bäder, Massagen (rhythmische Massagen), Einreibungen und Wickel, Bewegungstherapien (Heileurythmie und Krankengymnastik), Künstlerische Therapie (Kunst- und Musiktherapie), Therapeutische Sprachgestaltung, anthroposophisch-ärztliches Gespräch, Supportive Therapien.[19]

Auch wenn diese gesundheitspolitischen Veränderungen dem anthroposophischen Krankenhaus finanzielle Vorteile brachten, war der Kostendruck auf das kleine Krankenhaus nach wie vor so hoch, dass es in den 2010er Jahren Anteile entäußern musste: War bisher der Unterstützungsverein alleiniger Besitzer des anthroposophischen Krankenhauses und stellte darüber hinaus drei Mitglieder des insgesamt fünfköpfigen Leitungsgremiums, dem die operative Leitung des anthroposophischen Krankenhauses zukam, ging der Unterstützungsverein Anfang der 2010er Jahre eine Kooperation mit einer medizinischen Unternehmensgruppe ein (vgl. P77: 5, GrLit., Krank.). Unverzüglich danach

---

17 Am 1. Januar 2012 wurde in der Schweiz ein neues Tarifsystem für stationäre Behandlungen eingeführt. Ziel des Fallpauschalen-Systems SwissDRG ist, nicht mehr gesamte Gesundheitseinrichtungen, sondern pauschalisierte Leistungen an einzelnen Patient_innen zu finanzieren. Hierfür werden Letztere aufgrund medizinischer Haupt und Nebendiagnosen, des Behandlungsplans und demographischer Angaben einer bestimmten Fallgruppe zugeordnet und pauschal vergütet (vgl. www.swissdrg.org, 03.02.2020).

18 Vgl. http://manual50.swissdrg.org/drgs/5665620f1b84b29dbd39680f?locale=de, 03.02.2020.

19 Obschon die Implementierung der anthroposophischen Fallgruppe eine erhebliche Verbesserung in der Finanzierung anthroposophischer Leistungen brachte, werden begleitende Behandlungen aus dem Bereich anthroposophischer Medizin, sofern sie nicht-ärztliche Leistungen umfassen, nach wie vor häufig den Patient_innen angelastet, sofern sie nicht über die A96Z abgerechnet werden.

sprach sich der neue Direktor für die Erhaltung der anthroposophischen Ausrichtung aus: Das Krankenhaus „steht für Anthroposophische Medizin. Das war in den letzten (...) Jahren so – und das wird auch so bleiben" (P81: 2, Gr-Lit., Krank.). Dies war auch auf der spitaleigenen Internetseite nachzulesen: Das anthroposophische Krankenhaus unterscheide sich dadurch von anderen Gesundheitseinrichtungen, dass es „mehr als Akutspital" sei. Wenige Jahre später übernahm die medizinische Unternehmensgruppe das Krankenhaus vollständig.

Was die gesundheitspolitische Verankerung von Palliative Care im anthroposophischen Krankenhaus betrifft, wird diese im Rahmen der Grundversorgung erbracht. Auch wenn keine öffentlich zugängliche Statistik zu den jährlichen Todesfällen vorliegt, bietet das anthroposophische Krankenhaus im Sinne der Behandlungskontinuität sowohl für ambulante als auch stationäre Patient_innen palliative Begleitung an (vgl. P152: 2, GrLit., Krank.). Die meisten schwer Kranken und Sterbenden werden im onkologischen Ambulatorium und auf der Station für Onkologie begleitet. Aber auch auf der Station für Innere Medizin sind immer wieder schwer Kranke und Sterbende in Behandlung. Somit geriet neben dem onkologischen Ambulatorium vor allem die onkologisch-medizinische Station, zumal sich die Stationen für Onkologie und Innere Medizin die Räumlichkeiten teilen, in den Blick der vorliegenden Untersuchung.

Methodologisch stellt die Praxis die entscheidende Größe dieser Untersuchung dar. Daraus folgt erstens, dass Handlungen die primäre Untersuchungseinheit darstellen und Deutungen nur als diskursive Rationalisierungen des Handelns in den Blick geraten. Zweitens wird die Größe der Organisation von Anfang an aufgebrochen; die Daten werden von den Akteur_innen her gedacht. Dabei gilt es immer zwischen den schwer Kranken und Sterbenden auf der einen Seite und den Mitarbeitenden beider Gesundheitseinrichtungen auf der anderen Seite zu unterscheiden; Letztere differenzieren sich wiederum weiter nach ihrer Profession. Daraus resultiert drittens, dass sich die Darstellung der Daten an den professionsspezifischen Handlungsformen ausrichtet und diese entlang der aus der codierenden Auswertung rekonstruierten Codes, Konzepte und Kategorien diskutiert werden. Die theoretische Dichte dieser codierenden Auswertung wird letztlich in der Diskussion der rekonstruierten Sterbebegleitungspraxis unter dem Stichwort der *Selbstermächtigung* erreicht, die im Sinne einer Schlüsselkategorie das zentrale Resultat dieser Untersuchung darstellt.

Eine dergestalt konfigurierte Untersuchung zielt darauf, diejenigen Komponenten der Begleitung am Lebensende zu rekonstruieren, die von den Akteur_innen zweier konkreter Gesundheitseinrichtungen als alternativ aufgefasst, d. h. als religiös klassifiziert, vermittels religionsbezogener Begriffe beschrieben oder als abweichend resp. besonders markiert werden. Insofern diese aus einer religionswissenschaftlichen Außenperspektive mehrheitlich dem Fundus alternativer Formen von Religion und Medizin entstammen, konstituieren sie eine ganz bestimmte Sterbebegleitungspraxis, die aufgrund ihrer Abgrenzungsrhetorik gegenüber konventionellen Formen der Religion, Medizin und Begleitung am Lebensende in der Folge als *alternative Begleitung am Lebensende* bezeichnet wird.

Die religionswissenschaftliche Untersuchung einer solchen als alternativ aufgefassten Begleitung am Lebensende baut auf einer Reihe von Begriffen auf, die zuerst geklärt werden müssen: Neben der theoretischen Herleitung der zentralen Begrifflichkeiten wie Religion, Medizin und Praxis wird in Kapitel 1 in die beiden Felder der alternativen Formen von Religion (= alternative Religiosität) und der alternativen Formen von Medizin (= alternative Medizin) eingeführt. Diese beiden Felder stellen den Fundus der hier rekonstruierten alternativen Sterbebegleitungspraxis dar, wobei der anthroposophischen Medizin aufgrund der Fallauswahl eine besondere Rolle zukommt.

In Kapitel 2 werden die zentralen Forschungsperspektiven auf Religion und Medizin am Lebensende vorgestellt. Zudem wird die Sterbebegleitung historisch hergeleitet und in ihrer heutigen Manifestation als *Palliative Care* geschildert. Und die *Spiritual Care* wird als eine wichtige Komponente von Palliative Care eingeführt, die mit dem, was hier als alternative Begleitung bezeichnet wird, zwar sehr verwandt, aber eben nicht identisch ist: Nicht alles, was im Feld als Spiritual Care konzeptualisiert ist, wird auch als religiös klassifiziert, vermittels religionsbezogener Begriffe beschrieben oder als abweichend resp. besonders markiert. Zugleich umfasst die Gesamtheit der alternativen Handlungsformen und ihrer entsprechenden Rationalisierungen weit mehr als das, was im Feld als spirituelle Begleitung gefasst wird.

Kapitel 3 stellt das Forschungsdesign vor, welches aufgrund der Gegenwartsbezogenheit und der praxistheoretischen Verankerung der Untersuchung genuin qualitativ-sozialwissenschaftlich ausfällt und dabei sowohl beobachtende und befragende Methoden kombiniert als auch schriftliches Quellenmaterial einbezieht.

Auf diese einleitenden Kapitel folgt die Rekonstruktion der wesentlichen Komponenten des Praxisfeldes der alternativen Begleitung am Lebensende. Dazu gehören die übergreifenden Rationalisierungen (siehe Kap. 4), die professionsspezifischen Handlungsformen (siehe Kap. 5) und die Rituale am Lebensende (siehe Kap. 6).

In Kapitel 7 wird Selbstermächtigung als Schlüsselkategorie der alternativen Sterbebegleitung diskutiert: Zunächst werden die zentralen Merkmale der Selbstermächtigung am Lebensende und daran anschließend ihre Konsequenzen dargelegt. Die Selbstermächtigung bedingt wiederum ein ganz bestimmtes Verständnis von Alternativität, das die hier untersuchte Sterbebegleitungspraxis konstituiert.

Demzufolge schließt die Untersuchung in Kapitel 8 mit einem Fazit zu den inhaltlichen und strukturellen Auswirkungen dieser Alternativität auf die Praxis selbst, auf die spirituelle Begleitung und letztlich auf das weitere Praxisfeld der Sterbebegleitung.

# 1.  Begriffsbestimmungen

Die vorliegende Untersuchung alternativer Formen der Begleitung am Lebensende baut auf einer Reihe von Begrifflichkeiten aus den Forschungsfeldern der Religionswissenschaft, Medizin und Praxistheorie auf (siehe Kap. 1.1). Die entsprechenden Handlungsformen und Rationalisierungen entstammen einerseits dem Feld alternativer Religiosität (siehe Kap. 1.2). Andererseits haben alternative Formen der Begleitung am Lebensende ihren Ursprung im alternativmedizinischen Feld, zu dem Verfahren der Alternativ-, Komplementär- und Integrativmedizin gehören, die fortan unter dem Begriff der *alternativen Medizin* zusammengefasst werden (siehe Kap. 1.3.1). Die anthroposophische Medizin stellt dabei eine mögliche Spielart von alternativer Medizin dar, der aufgrund der Fallauswahl ein großer Stellenwert zukommt (siehe Kap. 1.3.2).

Ist im Folgenden also von alternativen Formen der Begleitung am Lebensende bzw. der Sterbebegleitung die Rede, sind sowohl alternativ-religiöse Handlungsformen und Rationalisierungen gemeint als auch Verfahren der alternativen Medizin, die sich auf Heilung und *Heil* beziehen und von den Akteur_innen als alternativ aufgefasst werden.

## 1.1  Religion, Medizin und Praxis

Um diejenigen Handlungsformen und Rationalisierungen rekonstruieren und diskutieren zu können, die das Feld der alternativen Sterbebegleitungspraxis konstituieren, bedarf es fachwissenschaftlicher Begriffe, die auf eine bestimmte Art und Weise verstanden und verwendet werden. So kommt keine religionswissenschaftliche Untersuchung umhin, ihr Verständnis von Religion und ihren theoretischen Zugriff auf Religion und Spiritualität zu reflektieren und offenzulegen (siehe Kap. 1.1.1). Insofern die vorliegende Untersuchung den Blick auf eine medizinische Praxis lenkt, bedarf es Klärung weiterer, medizinischer Begrifflichkeiten (siehe Kap. 1.1.2). Zugleich baut jeder Zugriff auf die soziale Wirklichkeit auf einer bestimmten theoretischen Perspektive auf, die erlaubt, der Komplexität der sozialen Welt habhaft zu werden. Dies soll vermittels praxistheoretischer Begriffe ermöglicht werden, die Handlungen als kleinste Untersuchungseinheit sozialer Praxis fassen (siehe Kap. 1.1.3).

### 1.1.1  Religion
Die Frage, was Religion ist, treibt die Religionswissenschaft schon seit ihren Anfängen um (vgl. z. B. Leuba 1912) und scheint auch im frühen 21. Jh. keines-

wegs ausdiskutiert zu sein (vgl. z. B. Beyer 2003; 2013, 83–102; Hervieu-Léger 2000b; McCutcheon 2013, 17–30; 2014, 35–44; 2015; Stausberg 2012; Streib und Hood 2013). Die Schwierigkeit dieses Unterfangens besteht darin, dass Religion kein indexikaler Begriff ist, sondern sehr breit verstanden werden kann und dabei immer auch mit bestimmten Zwecksetzungen verbunden bleibt (vgl. Woodhead 2011, 121). Diese unterscheiden sich je nachdem, wer diesen Begriff in welchem Kontext verwendet, was zu folgenden Fragen anleitet:

> Welchen Sinn haben bestimmte Definitionen, warum werden sie verwendet, was leisten sie, für wen sind sie gemacht, was schließen sie aus, welche Wirkungen haben sie? (Kippenberg und Stuckrad 2003, 38)

Ein katholischer Bischof mag unter *Religion* etwas anderes verstehen als eine Konfirmandin, eine muslimische Migrantin oder eine Doktorandin der Religionswissenschaft.

Insofern erscheint es unerlässlich, zwischen den emischen Begrifflichkeiten des Forschungsfeldes und einer religionswissenschaftlichen Außenperspektive, d. h. einer etischen Religionsdefinition zu unterscheiden: „‚Emic' and ‚etic' denote epistemic constructs appropriate to ‚insider' / participant and ‚outsider' / comparative-analytical perspectives" (Sutcliffe 2004, 484). Dabei darf nicht vergessen gehen, dass diese Unterscheidung zwischen teilnehmenden Insidern und forschenden Outsidern ein bestimmtes Machtverhältnis impliziert:

> Zwischen den Beschreibungen von Insidern und Outsidern zeigt sich insofern eine Asymmetrie, da aus Sicht der Outsider die Insider und ihre Überzeugungen zu dem gehören, was erstere als Religion und deshalb als Forschungsgegenstand verstehen. (Schlieter 2010, 19)[1]

Dieser „Asymmetrie" kann auf zwei Arten begegnet werden: Semiotisch gesprochen ließe sich erstens die Objektsprache in die Metasprache überführen, d. h. die Forschenden übernähmen die emischen Lautbilder samt Vorstellungen der Akteur_innen. Doch wie sollen feldspezifische Begrifflichkeiten, Darstellungen und Wertungen und ihre religionswissenschaftliche Beobachtung auseinandergehalten werden, wenn sie die gleichen Termini verwenden?

Um genau dieses Problem identischer feldspezifischer sowie fachwissenschaftlicher Begriffe zu umgehen, kann zweitens zwischen Objekt- und Metasprache unterschieden werden. Werden die Begrifflichkeiten, Darstellungen und Wertungen der Akteur_innen jedoch vermittels davon abweichender fachwissenschaftlicher Termini beschrieben, können die emischen und etischen

---

1 Für weitere Abhandlungen zum Insider / Outsider-Problem in der Religionswissenschaft vgl. z. B. Headland et al. (1990), McCutcheon (1999) und Knott (2010).

Kategorisierungen in Widerspruch geraten. Jörg Stolz und Martin Baumann rechtfertigen dies damit, dass Religion „ein Begriff unserer Beobachtung der Phänomene ‚von Außen' (sic!)" sei (Stolz und Baumann 2007b, 27), was gemäß Linda Woodhead wiederum nicht nur auf den Religionsbegriff, sondern auf eine Reihe weiterer religionswissenschaftlicher Begriffe zutrifft (vgl. Woodhead 2011, 122). Dass ein „von außen" an ein bestimmtes Forschungs- oder Praxisfeld herangetragener Religionsbegriff nicht zwingend mit dem Verständnis des Feldes und seiner Akteur_innen übereinstimmen muss, begründet Jonathan Z. Smith folgendermaßen:

> „Religion" is not a native term; it is a term created by scholars for their intellectual purposes and therefore is theirs to define. It is a second-order generic concept that plays the same role in establishing a disciplinary horizon that a concept such as „language" plays in linguistics or „culture" plays in anthropology. There can be no disciplined study of religion without such a horizon. (Smith 1998, 281–282)

Demzufolge werden in dieser Untersuchung objektsprachliche Begriffe und Klassifikationen erforscht, dabei aber nicht in die Metasprache überführt. Somit fungiert *Religion* als ein Hyperonym über eine Vielzahl an feldspezifischen Begrifflichkeiten, Darstellungen und Wertungen, die Ann Taves mit dem Begriff des *Besonderen* fasst. In ihrer Untersuchung zu *Religious Experience Reconsidered* untersucht Taves dezidiert nicht religiöse Erfahrungen, sondern als religiös klassifizierte Erfahrungen: „The focus on the book is on experiences deemed religious (and, by extension, other things considered special) rather than ‚religious experience" (Taves 2009, xiii). Zumindest teilweise kann ein solches Verständnis von Religion als dem Besonderen im Sinne eines Bereiches des Abgesonderten auf Émile Durkheims Religionsdefinition aus dem Jahr 1912 zurückgeführt werden:

> Eine Religion ist ein solidarisches System von Überzeugungen und Praktiken, die sich auf heilige, d. h. abgesonderte und verbotene Dinge, Überzeugungen und Praktiken beziehen, die in einer und derselben moralischen Gemeinschaft, die man Kirche nennt, alle vereinen, die ihr angehören. (Durkheim 2007, 76)

Mit Taves' Begriff des *Besonderen* (englisch special) lassen sich diejenigen „Dinge, Überzeugungen und Praktiken" fassen, die im Feld erstens explizit als religiös (oder spirituell) klassifiziert werden. Zweitens können besondere Handlungsformen und Rationalisierungen auch vermittels religionsbezogener Begriffe beschrieben werden:

> The religion-like terms are a web of emic concepts that people on the ground use to variously describe some but not all the things they consider special or things that they think others mistakenly consider special. (Taves 2010: 320)

Dazu gehören ganz allgemein Begriffe wie „„sacred, „„magical, ‚spiritual, ‚mystical, or ‚religious" (Taves 2009, 26). Im vorliegenden Zusammenhang kommen z. B. anthroposophisch, geisteswissenschaftlich, spirituell, ganzheitlich, geistig, heilsam und weitere religionsbezogene Begriffe dazu. Und drittens können Handlungsformen und Rationalisierungen auch über weitere Verfahren als abweichend resp. besonders markiert werden: „There are, however, many things that people consider special that they do not describe using religion-like terms" (Taves 2010, 320).

Die *Besonderheit* von Handlungsformen und Rationalisierungen hängt somit einerseits davon ab, wie stark sie abgesondert sind. Damit wird die vermeintlich trennscharfe Unterscheidung Durkheims zwischen *heilig* und *profan* differenziert, was erlaubt, Gegenstände einer religionswissenschaftlichen Untersuchung zu unterziehen, die das Feld selbst nicht als religiös klassifiziert oder vermittels religionsbezogener Begriffe beschreibt. In diesem Sinne beruht die Besonderheit bestimmter Handlungsformen und Rationalisierungen andererseits auch darauf, wie die Akteur_innen diese als abweichend resp. besonders markieren. Damit wird das *Besondere* zum Resultat einer Zuschreibung von *Besonderheit* und gerät genauso in den Blick wie die Zuschreibung selbst. Diese Zuschreibungen können beispielweise über Referenzen auf Tradition, Personen, Erfahrungen oder schriftliche Quellen erfolgen.

Durch die Fokussierung auf das Besondere und die Zuschreibung von Besonderheit wird der Religionsbegriff nicht einfach durch einen anderen objekt- oder metasprachlichen Begriff ersetzt. Viel eher wird damit dem Umstand Rechnung getragen, dass wir uns von *Religion* als einer Kategorie *sui generis* verabschieden sollten, weil *Religionen* soziohistorisch und soziokulturell schwer zu fassen sind, insofern als sie eine Vielzahl an *religiösen* Phänomenen unter sich vereinen, denen ein breites Verständnis, das die Zuschreibungen des Feldes miteinbezieht, aber nicht zu etischen Kategorien erhebt, eher gerecht wird:

> Rather than relying on emically loaded first-order terms, such as „sacred", „magical", „spiritual", „mystical", or „religious", scholars of religion can seek ways to translate the disciplinary second-order discourse of „religion", „religious" and „religions" into broader, more generic terms (…). Instead of stipulating a definition for a key first-order term, such as „religious", and thus defining in advance what exactly will count for us as such, I propose (…) that we cast our nets more broadly and then sort through the variety of things that our nets pull in. (Taves 2009, 26)

Auf die vorliegende Untersuchung zur Begleitung am Lebensende bezogen, gilt es die Merkmale des Besonderen dieser Praxis zu rekonstruieren, indem die Verfahren der Zuschreibung durch alle beteiligten Akteur_innen in den Blick genommen werden. Sowohl das Besondere als auch die Besonderheit dieser Praxis sind demnach in hohem Maße feldspezifisch, da sie nur durch die Konstruktionsleistungen der Akteur_innen des Feldes überhaupt existieren. Dabei fällt auf, dass viele Akteur_innen der Sterbebegleitungspraxis bestimmte Handlungsformen und Rationalisierungen angesichts des fortschreitenden Sterbeprozesses als alternativ auffassen. Als Kontrastfolien, von denen diese Handlungsformen und Rationalisierungen abgegrenzt werden, dienen zugleich konventionelle, d. h. christlich-kirchliche Formen von Religion, die konventionelle Medizin und eine als herkömmlich wahrgenommene Begleitung am Lebensende anderer Gesundheitseinrichtungen. Gleichzeitig kann von außen beobachtet werden, dass diese Handlungsformen und Rationalisierungen aus den Bereichen der alternativen Religiosität (siehe Kap. 1.2) sowie der alternativen Medizin (siehe Kap. 1.3) stammen. Wir haben es also mit einem zweifachen Alternativitätsbegriff zu tun: Die Akteur_innen des untersuchten Praxisfeldes fassen sich selbst sowie bestimmte Handlungsformen und Rationalisierungen als alternativ auf, indem sie sie sich und diese Formen der Begleitung als religiös klassifizieren, vermittels religionsbezogener Begriffe beschreiben oder als abweichend resp. besonders markieren. Und zugleich kann diese Praxis von außen in einen bestimmten religions- und medizinhistorischen Kontext gestellt und somit mit dem Begriff der alternativen Begleitung am Lebensende letztlich auch sprachlich als alternativ attribuiert werden.

Vor dem Hintergrund der gegenwärtigen Religiosität in der Schweiz sowie des religionswissenschaftlichen Diskurses gilt es, zusätzlich zum Religionsbegriff den Begriff der *Spiritualität*[2] zu betrachten. Im Rahmen der Säkularisierung[3] gewannen Formen von Religion an Bedeutung, die sich selber nicht mehr als *religiös*, sondern als *spirituell* klassifizieren; Spiritualität wurde zum „Modewort oder Zeichen der Zeit" (Sudbrack 1998). Entsprechend ist das semantische Bedeutungsspektrum des Spiritualitätsbegriffes sehr breit, was Christoph Bochinger auf seine Geschichte zurückführt: Im deutschsprachigen Raum habe vor allem die New-Age-Bewegung zur Verbreitung des angelsächsischen Verständnisses geführt, das Spiritualität mit einer „sich auf innere Erfahrung berufende[n, BZ], freigeistige[n, BZ] Haltung in religiösen Dingen im Gegensatz zum ‚blinden Dogmenglauben der christlichen Tradition" gleichsetzt (Bochinger 2005, 360). Spiritualität zeugt demnach von einer „pure relation to

---

2   Holmes (2007), Mendes-Flor (2008) und Bochinger (2005) führen in den Spiritualitätsbegriff ein.
3   Für eine kurze Einführung in die Säkularisierungsdebatte vgl. z. B. Fox (2010b).

the divine or the sacred that is unsullied by human institutions and authorities" und zielt auf den „individual and personal part of religion" ab.[4] Dadurch wird Spiritualität in hohem Maße anschlussfähig, was sich u. a. daran zeigt, dass sich immer mehr Menschen als nicht unbedingt religiös, aber durchaus als spirituell einschätzen: Während sich 64 % der US-amerikanischen Bevölkerung gemäß einer Studie von 2002 als „religious and spiritual" identifizieren, sehen sich 18,5 % als „spiritual but not religious" (Marler und Hadaway 2002, 291).[5]

Das Ansteigen des objektsprachlichen Gebrauches des Spiritualitätsbegriffes hat schließlich viele Religionswissenschaftler_innen dazu veranlasst, Spiritualität zu einem deskriptiven und analytischen Begriff der Metasprache zu erheben.[6] Dem gilt entgegenzuhalten, dass die Übernahme objektsprachlicher Begriffe in die fachsprachliche Terminologie einer Fremdbestimmung unseres Forschungsgegenstandes gleichkommen und dazu führen kann, dass nicht mehr zwischen der rhetorischen, ideologischen Sprache der Feldvertreter_innen sowie der empirischen, analytischen Begriffsverwendung der Forschenden unterschieden werden kann (vgl. McGuire 2008b, 228). Damit läuft Forschung Gefahr, die eigene analytische Reichweise vorab zu beschränken:

> The perennial danger of the inductive method is that people's discourses become sociologists' descriptions of social reality – in other words, that they are taken as only what can be known. (Wood 2010, 270)[7]

Bezogen auf Spiritualität schafft die Übernahme des Begriffes ohne adjektivische Attribuierung[8] in die religionswissenschaftliche Fachsprache Raum für eine

---

4  http://religion.ssrc.org/reforum/Bender.pdf, 29.08.2020.

5  Dieser Topos des *spiritual but not religious* hat sich seit der Jahrtausendwende zu einem beliebten Erklärungsansatz für den Rückgang organisierter Formen von Religion erwiesen (vgl. z. B. Fuller 2001; Hood 2003).

6  Als prominente Vertreter_innen des Spiritualitätsbegriffes innerhalb der Religionssoziologie gelten Knoblauch (2005; 2006) für den deutschsprachigen sowie Heelas (2007, 2012a; 2012b), Heelas und Woodhead (2005) und Woodhead (2012) für den angelsächsischen Raum.

7  Zugleich geht mit der Begriffsübernahme einiger Religionssoziolog_innen eine unheilvolle Gewichtung von *real religion and fuzzy spirituality* einher (vgl. Woodhead 2010).

8  Verwendet man hingegen eine adjektivische Attribuierung wie *alternativ, unsichtbar, implizit, populär* oder *agnostisch*, so birgt das den erheblichen Vorteil, immerhin anzudeuten, welcher Art die Religion, Religiosität oder Spiritualität ist, auf die man sich bezieht. In diesem Zusammenhang gilt es auf den Begriff *New Age Spirituality* hinzuweisen, der von vielen dafür verwandt wird, das zu fassen, was hier unter alternativer Religiosität verstanden wird (vgl. z. B. Aupers und Houtman 2012; Corrywright 2003; Raschke 1996; Sutcliffe und Gilhus 2013b). Der Begriff der alternativen Religiosität ist aber deshalb vorzuziehen, weil er auch solche Formen von Religion zu fassen vermag, die aus dem Bereich der Esoterik stammen oder aus Neuen Religiösen Bewegungen in breite Gesellschaftsschichten diffundiert sind.

unheilvolle Gegenüberstellung von *Spiritualität* – als positiv, individuumsbezogen, offen und tolerant etc. – und *Religion* – als negativ, institutionsgebunden, bindend und dogmatisch.[9] Diese Gegenüberstellung ist nicht nur wertend, sondern auch unzutreffend: Individuelle Formen von Religion – gefasst als Spiritualität – sind sowohl innerhalb religiöser Institutionen als auch unabhängig von religiöser Zugehörigkeit oder Tradition aufzufinden (vgl. Ebertz 2005; Bochinger et al. 2009a; Varga 2007, 145–147). Überdies verstecken sich hinter dem Spiritualitätsbegriff häufig religiöse Phänomene, die als Resultat des religiösen Wandels der letzten Jahrzehnte zu gelten haben (vgl. z. B. Hero 2010b) und hier unter dem Begriff der alternativen Religiosität gefasst werden. Beides ist als Folge der Gleichsetzung von Objekt- und Metasprache zu sehen, zumal Spiritualität aus der emischen Perspektive diese Doppelbedeutung einer individuellen Ausprägung von Religion und eines Substitutes für alternative Formen von Religion innehat:

> Das liegt v. a. daran, dass „Spiritualität" im alltäglichen Sprachgebrauch immer mehr zum Synonym für die neureligiöse Szene (auch unsichtbare Religion, New Age, kultisches Milieu, Esoterik genannt) wird. (Baier 2006, 23)

Aus diesen Gründen wird in der vorliegenden Untersuchung unter Rückgriff auf Heinz Streib und Constantin Klein darauf verzichtet, *Spiritualität* und *spirituell* als metasprachliche Begriffe zu verwenden. Die beiden Religionswissenschaftler erachten es nicht als notwendig, Spiritualität als einen eigenen fachwissenschaftlichen Begriff neben Religion zu etablieren. Vielmehr schlagen sie vor, diejenigen Formen von Religion zu erforschen, die von den Akteur_innen selbst als spirituell klassifiziert werden:

> Effort should be made to empirically investigate the privatized experience-oriented religion (which many people on the street today call „spirituality"). (Streib und Klein 2016, 79)

Damit werden die verschiedenen emischen Spiritualitätsverständnisse – wie z. B. feministische, buddhistische Spiritualität oder Spiritual Care –, zum Gegenstand von Forschung erhoben, ohne den Spiritualitätsbegriff selbst in die Metasprache zu überführen.

---

9  Eine fundierte Kritik dieser Dichotomie leistet Matthew Wood: „Through its conceptual distinction between ‚religion' and ‚spirituality' (sic!) this sociology lifts people out of their social contexts, with the result that it fails adequately to address social practice, social interaction, and the wider contexts of people's lives and biographies" (Wood 2010, 267).

### 1.1.2 Medizin

Wenn es darum geht, medizinische Entwicklungen aus einer dezidiert nicht-medizinischen Perspektive zu betrachten, stellen zunächst Medizinsoziologie und -anthropologie entscheidende Begriffe bereit.[10] Dort wird seit den 1960er Jahren der Begriff der *Biomedizin* (vgl. z. B. Ember und Ember 2002, 305; Bruchhausen 2010, 497)[11] in Abgrenzung zu einer Reihe weiterer Medizinsysteme verwendet:

> Biomedicine may be used to contrast with the variety of traditional, non-Western systems of belief and action that are the main intellectual province of the anthropologist of medicine. Biomedicine may also contrast with various non-orthodox medical systems that co-exist with it in contemporary Western societies. (Atkinson 1995, 25)

Diese Begriffsverwendung erlaubt einen Rückschluss auf die Positionierung der Sprachhandelnden, die der Biomedizin die Handlungs- und Deutungshoheit streitig machen und sie als eine Option neben andere stellen; so weisen z. B. Coleman und White (2010) zu Recht auf die Historizität und Kulturalität der Biomedizin hin. Zugleich sind mit diesem Begriff von Seiten der alternativen Medizin z. T. negative Konnotationen verbunden, weshalb in dieser Untersuchung nicht von Biomedizin, sondern von konventioneller Medizin die Rede sein wird. Unter *konventioneller Medizin* werden diejenigen Formen von Medizin gefasst, die zum jetzigen Zeitpunkt in Westeuropa als Teil des Establishments gelten, von der Weltgesundheitsorganisation propagiert, von den nationalen Gesundheitswesen gefördert, finanziert und geleistet sowie von universitären und anderen offiziell-anerkannten Ausbildungsstätten gelehrt werden.

Das medizinische Feld, das sowohl konventionelle als auch alternative Formen der Medizin umfasst, wobei Erstere im Westeuropa des 21. Jh. dominieren, lässt sich aus einer systemtheoretischen Perspektive als ein Resultat von Differenzierungsprozessen fassen. Während die Behandlung kranker Menschen im Rahmen dieser Ausdifferenzierung in den Aufgabenbereich der Medizin fällt (vgl. Vogd 2011, 284) und die „Leitunterscheidung von Gesundheit und

---

10 Für eine Einführung in die Medizinsoziologie vgl. z. B. Atkinson (1995), Turner und Samson (1995), White (2002), Vogd (2007; 2011), Vogd und Saake (2008) und Cockerham (2012). Auch die Systemtheorie als eine soziologische Subdisziplin befasst sich mit der Medizin (vgl. z. B. Luhmann 1983; Pelikan 2007; Steinebrunner 1987; Stichweh 2008; 2012; Stollberg 2009). In die Medizinanthropologie führen z. B. Ember und Ember (2002), Good (1996), Singer und Baer (2012) ein, wobei Adler und Adler (2007), Alter (1993), Halliburton (2005), Kirmayer (1992), Quack (2013), Sieler (2014) und Zimmermann (2014) Beispiele medizinanthropologischer Forschungsarbeiten darstellen.

11 Walter Bruchhausen (2010) diskutiert die Verwendung des Begriffes Biomedizin über die verschiedenen Disziplinen hinweg.

Krankheit eine der wichtigsten Dimensionen der Selbstbeobachtung" des medizinischen Feldes darstellt (Stichweh 2012, 2),[12] verbindet sich damit eine fortschreitende interne Differenzierung des medizinischen Feldes, die mit den Begriffen der Medikalisierung, Professionalisierung und Institutionalisierung umschrieben werden kann:

## (1) Medikalisierung

Der Begriff der Medikalisierung geht auf Ivan Illich (1976) zurück und bedeutet eine „Ausdehnung medizinischer Relevanzen auf Problemsituationen, die bis dahin nicht medizinisch beobachtet wurden" (Stichweh 2012, 2). Das deutliche Ansteigen dieser Ausdehnung in den letzten 50 Jahren verbindet Peter Conrad mit der fortschreitenden Etablierung von Markstrukturen in der Medizin, die die Ärzt_innen zu bloßen Dienstleistungsanbietenden und die Patient_innen zu anspruchsvollen Konsumierenden macht, was er mit dem Begriff der Ermächtigung der Patient_innen umschreibt (vgl. Conrad 2007, 138–140, 153–155, 155–157). Tendenzen der Medikalisierung finden sich auch am Lebensende, was Frank Schiefer auf die Technologisierung der Sterbebegleitung zurückführt, die anstelle religiöser Praktiken (wie in der Vormoderne – so Schiefer) medizinische Praktiken vorziehe (vgl. Schiefer 2007, 88–91). Gemäß Tony Walter setzte dieser Prozess Ende des 18. Jh. ein: „At the late eighteenth-century deathbed the doctor took control from the dying man or woman and from the priest" (Walter 1994, 12). Neuerdings finde hingegen eine „Humanisierung des Todes" statt, die den Tod nicht länger als vorrangig medizinischen, sondern natürlichen Prozess fasse, so Walter, was wiederum dazu führe, dass der Tod fragmentiert wird: „Instead of ‚modern death', perhaps we now have a million individual ‚postmodern deaths'" (Walter 1993b, 285).

## (2) Professionalisierung

Die Professionalisierung des medizinischen Feldes führte zur Ausdifferenzierung verschiedener Rollen und Professionen:

> Professionalisierung heißt (...), dass für die Medizin nun gerade nicht mehr der ganze Mensch (...) im Zentrum des Handelns steht, sondern der spezifische Leistungsvollzug überwiegend organbezogener Therapien und Diagnosen. (Vogd 2011, 284)

---

12  Die Frage nach der Definition von Krankheit und die in diesem Zusammenhang diskutierte Differenz zwischen *sickness* und *illness* sind wichtige Themen der Medizinanthropologie (vgl. z. B. Good 1996, 52–56; Young 1982) und der Medizinsoziologie (vgl. z. B. Atkinson 1995, 21–25; Turner und Samson 1995, 37–54), wobei der Konsens meist darauf zielt, Krankheit als ein soziohistorisches und -kulturelles Konstrukt zu bestimmen (vgl. z. B. Good 1996, 53; Kirmayer 1992), was ebenfalls auf die Wahrnehmung von Schmerz zutrifft, wie die Religionswissenschaftlerin Rebecca Sachs Norris (2009) zu Recht hervorhebt.

Im Rahmen der Rollenausdifferenzierung ist einerseits die Komplementärrolle der Patient_innen entstanden (vgl. Stichweh 2012, 3), und die religiösen Expert_innen wurden aus dem medizinischen Feld verdrängt. Andererseits entstanden die medizinischen Professionen,[13] die unterschiedlich geschult sind, unterschiedliche Aufgaben in der Krankenbehandlung übernehmen und über ein jeweils professionsspezifisches Selbstverständnis verfügen. Dazu gehören im Falle der Sterbebegleitung an erster Stelle die Ärzt_innen, die Pflegenden und die Therapeut_innen,[14] wobei das Berufsbild der Ärzt_innen in den letzten Jahren immer weiter „fragmentiert" wurde:

> Der „ganze" Patient wird nun überwiegend arbeitsteilig prozessiert, und der einzelne Arzt schaut in der Regel nun nur noch auf das Organsystem, für welches er jeweils spezialisiert ist. (Vogd 2007, 580)

Demzufolge sind viele professionsspezifische Unterschiede in erster Linie historisch bedingt und ein konstitutives Merkmal des gegenwärtigen medizinischen Feldes, das immer mehr auf dem Paradigma der *Evidence Based Medicine* aufbaut. Werner Vogd betont in diesem Zusammenhang, dass durch diesen Professionalisierungsschub die ärztliche Autonomie in Frage gestellt wird, da eine „Differenz zwischen Wissenschaft und Anwendung" etabliert wurde (Vogd 2011, 285), die zu einem „Rationalisierungsdruck" auf die Ärzt_innen in ihrer täglichen Arbeitspraxis führte (Vogd 2011, 305). Auch in Forschungsarbeiten zur alternativen Medizin dominiert neuerdings die Rede von einer neuerdings ansteigenden Professionalisierung des Feldes (vgl. z. B. Baer 2010; Degele 1998; Last 1996), was sich im hiesigen Kontext dadurch bestätigen lässt, dass die alternative Medizin Einzug hält an Schweizerischen Hochschulen[15] und dass Ausbildungslehrgänge an Fachhochschulen installiert werden, die nationale Diplome erteilen, wie z. B. im Falle der Osteopathie.[16]

## (3) Institutionalisierung
Eine Institutionalisierung des medizinischen Feldes im Sinne der Entstehung und Verbreitung großer, an Forschung gebundener Krankenhäuser lässt sich

---

13 Für die Entstehung professioneller Berufsgruppen als Folge der funktionalen Differenzierung vgl. z. B. Stichweh (2008).

14 Im Falle der Begleitung am Lebensende sind weitere Berufsgruppen involviert, wie z. B. die freiwilligen Mitarbeitenden, die zwar keine Expert_innen des Faches, aber doch immerhin Spezialist_innen innerhalb des Praxisfeldes sind (vgl. Vogd 2007, 580).

15 So gibt es seit dem Jahr 1995 an der Universität Bern ein Institut für Komplementärmedizin (vgl. www.ikom.unibe.ch, 27.03.2017) und seit 1994 einen Lehrstuhl für Naturheilkunde an der Universität Zürich, der im Jahr 2014 in das Institut für komplementäre und integrative Medizin überführt wurde (vgl. www.iki.usz.ch, 27.03.2017).

16 Vgl. www.hes-so.ch/de/bachelor-osteopathie-3381.html, 03.02.2020.

mit Michel Foucault (2011) frühestens in der Mitte des 17. Jh., sicherlich aber ab dem späten 18. Jh. ansetzen.[17] Ursula Streckeisen (2001) datiert ähnliche Tendenzen im Falle der Sterbebegleitung auf die zweite Hälfte des 20. Jh., was spätestens seit den 1990er Jahren zu einer ansteigenden Diskussion über die Institutionalisierung oder Hospitalisierung des Todes geführt hat (vgl. z. B. Nassehi und Weber 1989, 231–245; Becker 1992; Gronemeyer 2005, 210–211; Knoblauch und Zingerle 2005a). Diese Tendenzen lassen sich vermittels statistischer Zahlen bezüglich des Sterbeortes belegen: Gegenwärtig stirbt die Mehrheit der Schweizer Bevölkerung nicht wie von 73 % gewünscht (vgl. GfK 2009, 6) zuhause, sondern in Gesundheitseinrichtungen.[18] Fischer et al. (2004) stellen diese gegenwärtigen Zahlen in ihren historischen Kontext und machen eine Entwicklung zur Institutionalisierung des Sterbens bzw. der Sterbebegleitung ab dem Jahre 1969 aus.

### 1.1.3 Praxis

Indem die Praxistheorie[19] *Handlungen* als kleinste Einheit des Sozialen annimmt, geht es ihr um die Rekonstruktion dessen, was sich in der empirischen Welt tatsächlich, d. h. von außen wahrnehmbar abspielt. Demzufolge ist das Soziale für die Forschenden nur zugänglich, wenn es sich in *sozialen Praktiken* entfaltet:

> The basic domain of study of the social sciences (...) is neither the experience of the individual actor, nor the existence of any form of societal totality, but social practices ordered across space and time. (Giddens 1984, 2)

*Soziale Praxis* kann mit Theodore Schatzki dann als „a temporally unfolding and spatially dispersed nexus of doings and sayings" verstanden werden (Schatzki 1996, 89). Daraus folgt, dass soziale Praxis aus sozialen Praktiken besteht, die wiederum Getanes („doings") und Gesagtes („sayings") umfassen, welche auf eine bestimmte Art und Weise verknüpft sind.

---

17 Michel Foucault (2011) legte in seinem im Jahr 1963 erstmals auf Französisch erschienenen Klassiker zur *Geburt der Klinik* wichtige theoretische Anknüpfungspunkte für die Medizinsoziologie zur Verfügung, die entweder unter dem Stichwort des *medizinischen Blickes* (vgl. z. B. Vogd 2007) oder mit Bezug auf die Institutionsgenese des Krankenhauses, wie wir es heute kennen (vgl. z. B. White 2002, 117–129), rezipiert werden.

18 Sowohl die zitierte Studie als auch Fischer et al. (2004) unterscheiden lediglich zwischen Krankenhäusern sowie Alters-, Kranken- und Pflegeheimen – Zahlen bezüglich des Sterbeortes Hospiz liegen demnach nicht vor.

19 Wenn im Folgenden von *der* Praxistheorie die Rede ist, wird keinesfalls ein einheitliches theoretisches Gerüst unterstellt. Und doch lassen sich die Ansätze von Anthony Giddens, Theodore Schatzki und Pierre Bourdieu zu einer Heuristik sozialer Praktiken (s. u.) verdichten, die mit Andreas Reckwitz möglicherweise Widersprüchliches vereint.

Diese Unterscheidung von Praxis und Praktiken ist vor allen Dingen im deutschsprachigen Raum verbreitet und wird von Andreas Reckwitz wie folgt rezipiert:

> „Practice" (Praxis) in the singular represents merely an emphatic term to describe the
> whole of human action (in contrast to „theory" and mere thinking). „Practices" in the
> sense of the theory of social practices, however, is something else. A „practice (Praktik)
> is a routinized type of behaviour which consists of several elements, interconnected to
> one other. (Reckwitz 2002, 249)

Im Anschluss daran kann im vorliegenden Forschungszusammenhang von
einer als alternativ aufgefassten Sterbebegleitungspraxis resp. Begleitungspraxis
am Lebensende oder vereinfacht von einer alternativen Sterbebegleitung resp.
Begleitung am Lebensende die Rede sein. Die einzelnen medizinischen, d. h.
ärztlichen, pflegerischen oder therapeutischen, aber auch nicht-medizinischen
oder seelsorglichen Handlungsformen gelten dabei als diejenigen sozialen Praktiken, die diese soziale Praxis überhaupt erst konstituieren.

Mit einem praxistheoretischen Zugriff auf soziale Wirklichkeit geht die Verabschiedung vom Subjektbegriff einher. Dies birgt gerade angesichts einer
religionswissenschaftlichen Untersuchung den Vorteil, nicht darüber entscheiden zu müssen, ob jemand als religiös zu klassifizieren ist, obwohl er sich selbst
vielleicht nicht so sieht (vgl. z. B. Zeugin 2017). Denn das Subjekt gerät nicht als
Individuum mit Persönlichkeit und Biographie in den Blick der Praxistheorie,
sondern als Akteur_in.

Dabei ist von einem wechselseitigen Aufeinandereinwirken von Akteur_in-
nen und sozialer Praxis auszugehen, zumal die soziale Praxis die Akteur_innen
in ihrem Handeln nicht nur beeinflusst, sondern erst im Vollzug sozialer Praktiken durch die Akteur_innen überhaupt entsteht: Soziale Akteur_innen werden
„als ein Bedingungsgeflecht der Praxis vorgestellt (...), das durch die Praxis selbst
hervorgebracht wird" (Hillebrandt 2012, 49). Einerseits bauen Akteur_innen
nicht auf rationalen Entscheidungen auf, da soziale Praktiken nicht auf individuelle Bestimmung zurückzuführen sind (vgl. Abels und König 2010, 204–214);
andererseits sind Praktiken auch nicht auf bloße Ausführungen von Regeln oder
Normen, wie objektivistische Ansätze annehmen, zu reduzieren (vgl. Bourdieu
2015a, 228). Vielmehr kommt soziale Praxis durch eine Aneinanderreihung von
sozialen Praktiken zustande und ist durch Strukturen bestimmt, die wiederum
nur insofern eine Strukturierungsfähigkeit aufweisen, als sie in sozialen Praktiken ausgeübt werden. Somit umgeht ein praxistheoretischer Zugriff auf soziale
Wirklichkeit sowohl eine einseitige Fokussierung auf gesellschaftliche Gesamt-
zusammenhänge, d. h. die gesellschaftlichen Bedingungen, die den sozialen
Praktiken zugrunde liegen, als auch eine Überbetonung der Akteur_innen,
welche soziale Praktiken vollziehen.

An dieses Verständnis sozialer Akteur_innen anschließend entwickelte Pierre
Bourdieu in seiner Praxistheorie die beiden Begriffe des *Habitus* und des *Feldes*:

> Das eigentliche Objekt der Sozialwissenschaften ist nicht das Individuum, dieses von al-
> len „methodologischen Individualisten" naiv als Realität schlechthin gefeierten *ens realis-
> simum*, und auch nicht die sozialen Gruppen als konkrete Bündelungen von Individuen,
> sondern die Relationen zwischen zwei Realisierungen des historischen Handelns. Das
> heißt, es ist jenes geheimnisvolle Doppelverhältnis zwischen den Habitus (...) und den
> Feldern. (Bourdieu und Wacquant 2013, 160)

Mit dem Begriff des Habitus als „sozialisierte Subjektivität" wird das Individuelle zum Kollektiven (vgl. Bourdieu und Wacquant 2013, 160), indem vermeintlich individuelle Handlungsformen und Rationalisierungen mit Hilfe von
Sozialisationsprozessen zu inkorporalisierten objektiven Strukturen werden,
die immer in einen größeren gesellschaftlichen Kontext – d. h. in ein soziales
Feld – eingeordnet sind: „Spricht man von Feld, gibt man damit diesem System
der objektiven Relationen den Vorrang vor den Teilchen selbst" (Bourdieu und
Wacquant 2013, 138). Insofern erscheint das Subjekt als „eine Ausgeburt des
Feldes": „Ein bestimmter Intellektueller oder ein bestimmter Künstler existiert
als solcher nur, weil es ein intellektuelles oder ein künstlerisches Feld gibt"
(Bourdieu und Wacquant 2013, 138).

Ein solcher Zugriff auf ein bestimmtes Praxisfeld hat methodische Implikationen. Einerseits interessiert sich die praxisanalytische Untersuchung einer
alternativen Begleitung am Lebensende nicht in erster Linie für die Persönlichkeit, Eigenart und Einzigartigkeit der schwer Kranken und Sterbenden
sowie Sterbebegleitenden, sondern dafür, welche Praktiken sie vollziehen resp.
wie sie diese rationalisieren. Insofern stehen die von sämtlichen Akteur_innen
des Praxisfeldes der Begleitung am Lebensende vollzogenen Handlungsformen
und die entsprechenden Rationalisierungen im Fokus des Forschungsinteresses.
Andererseits ist praxisanalytische Forschung unbedingt als Feldforschung[20] zu
konzipieren, d. h. die Forschenden haben sich selbst ins Feld zu begeben, wie
Bourdieu fordert:

> Die Akteure auf die Rolle von ausführenden Organen, Opfern oder Komplizen einer
> in das Wesen der Apparate eingeschriebenen Politik zu reduzieren, heißt, sich dazu zu
> ermächtigen, die Existenz aus der Essenz zu deduzieren, das reale Verhalten aus der Be-
> schreibung der Apparate herauszulesen, sich die Beobachtung der Praktiken zu ersparen
> und die Forschung mit der Lektüre von Diskursen, die für die wirklichen Matrizen der
> Praktiken gelten, gleichzusetzen. (Bourdieu 2011a, 20)

---

20 Somit wird hier nicht der verbreiteten begrifflichen Gleichsetzung von Feldforschung und
   Ethnographie gefolgt (vgl. z. B. Lüders 2012, 388), sondern Feldforschung im Sinne Elwerts
   (1994, 2) als Forschung im natürlichen Situationszusammenhang des Feldes verstanden.

Daraus resultiert wiederum das Problem, dass wir mit unserer Anwesenheit in einem Feld dieses immer auch beeinflussen. Dieser Einfluss der Forschenden auf ihren Forschungsgegenstand wird u. a. deutlich in Verfahren der Befragung, in denen die Forschenden die Akteur_innen dazu auffordern, von ihrem Handeln zu erzählen und dieses zugleich zu rationalisieren. Selbst wenn dies nicht grundsätzlich einen Nachteil darstellt (vgl. Bourdieu 2015a, 208–209), müssen wir uns bewusst sein, dass die diskursive Begründung bestimmter Handlungsformen möglicherweise nicht zustande käme, würden wir nicht dazu auffordern:

> Erst wenn Akteure gezwungen sind, ihre Handlungen zu reflektieren, werden sie ihre Handlungsmotive und -intentionen eingrenzen, (sic!) oder besser konstruieren, indem sie ihren Handlungen Rationalitäten unterstellen, die sich in der effektiven Erreichung der Ziele ihrer vermeintlichen Wahlhandlungen niedergeschlagen haben soll. (Hillebrandt 2009, 52)

Insofern unterstellen sowohl die Forschenden als auch die Akteur_innen retrospektiv einen „Handlungsmodus der Reflexivität" (Hillebrandt 2009, 52) und vernachlässigen dabei gleichermaßen, dass das Handeln auch anderen Modi folgen könnte.

Mit Pierre Bourdieu läuft eine einseitige Fokussierung auf diesen Handlungsmodus durch die bloße Erforschung diskursiver Rationalisierungen die Gefahr des „Logozentrismus und Intellektualismus" (Bourdieu 2014a, 740). Dieser Gefahr wirken ein praxistheoretischer Zugriff auf soziale Wirklichkeit und – damit zusammenhängend – eine praxisanalytische methodische Vorgehensweise entgegen, sofern sie neben befragenden auch beobachtende Verfahren zur Erforschung sozialer Praktiken anwenden, um soziale Praxis nicht auf individuelle Bedeutungszuschreibungen, organisationsspezifische Konzepte und gesellschaftliche Werte zu beschränken, sondern beispielsweise auch einen ganz bestimmten Umgang mit dem eigenen resp. fremden Körper oder mit Artefakten einzuschließen:

> Nicht nur menschliche Körper sind für das Entstehen von Praktiken erforderlich, auch die materialen Dinge sind konstitutive Bestandteile der Bedingungen für das Entstehen von Praktiken. (Hillebrandt 2012, 50)

Neben diesen methodischen Implikationen, die ein bestimmtes qualitativ-sozialwissenschaftliches Vorgehen nahelegen (siehe Kap. 3), weist der praxistheoretische Zugriff dieser Untersuchung eine bestimmte Begrifflichkeit auf, die sich aus einer *Heuristik sozialer Praktiken* ableitet. Verstanden als ein begriffliches Analyseinstrument, erlaubt diese Heuristik eine Systematisierung der rekonstruierten Handlungsformen sowie der entsprechenden Rationalisierungen und baut auf der Unterscheidung dreier Formen von Handlungswissen auf, die von Anthony Giddens' *Theorie der Strukturierung* beeinflusst ist:

Das *praktische Wissen*, das dem Handeln der Akteur_innen sowie ihren Erwartungen an das Handeln anderer zugrunde liegt, ist den Akteur_innen häufig nicht bewusst:

> The vast bulk of the „stocks of knowledge", in Schutz's phrase, or what I prefer to call the *mutual knowledge* incorporated in encounters, is not directly accessible to the consciousness of actors. Most such knowledge is practical in character. (Giddens 1984, 4)

Dieses praktische Wissen unterscheidet sich vom *diskursiven Wissen* insofern, als dass es nicht gesagt, sondern getan wird: „There are only the differences between what can be said and what is characteristically simply done" (Giddens 1984, 7). Wird praktisches Wissen hingegen diskursiviert, etwa um den Handlungsvollzug prospektiv zu beeinflussen oder retrospektiv darzulegen, wird es in diskursives Wissen überführt. Diese Form des diskursivierten praktischen Wissens wird in der Folge als *Handlungsanweisung* bezeichnet.

Entgegen dem praktischen und diskursiven Wissen sind die *unbewussten Motive*, die von Andreas Reckwitz (2003) als motivational-emotionales Wissen bezeichnet werden, den Handelnden selbst unbewusst und kaum zugänglich:

> The unconscious includes those forms of cognition and impulsion which are either wholly repressed from consciousness or appear in consciousness only in distorted form. (Giddens 1984, 4–5)

Insofern diese Motive selbst für die Akteur_innen unbewusst und kaum zugänglich sind und dabei eher einem Handlungspotential als dem faktischen Handlungsvollzug entsprechen, verwehren sie sich einem sozialwissenschaftlichen Zugang von außen. Demgegenüber sind Akteur_innen durchaus in der Lage, die Gründe ihres Handelns zu diskursivieren: „While competent actors can nearly always report discursively about their intentions in, and reasons for, acting as they do, they cannot necessarily do so of their motives" (Giddens 1984, 6). Dies beruht auf der Fähigkeit der Akteur_innen, ihr Handeln theoretisch zu verstehen und zu rationalisieren:

> By the rationalization of action, I mean that actors – also routinely and for the most part without fuss – maintain a continuing „theoretical understanding" of the grounds of their activity. (Giddens 1984, 5)

Als *Handlungsrationalisierung* wird also die diskursive Begründung bestimmter Handlungsformen bezeichnet, die weder der Handlung noch den Handelnden in irgendeiner Art inhärent ist, sondern als eine Ex-post-Zuschreibung erfolgt. Demzufolge besteht mit C. Wright Mills keine Möglichkeit, eine hinter der diskursiven Rationalisierung liegende Handlungsmotivation zu erschließen: „There is no way to plumb behind verbalization into an individual" (Mills 1940, 910). Und (religiöse) Rationalisierungen erlauben keinen Rückschluss auf die (Religiosität der) Akteur_innen, sondern manifestieren lediglich ein bestimmtes diskursives Wissen resp. Vokabular:

> Within the perspective under consideration, the verbalized motive is not used as an index of something in the individual but *as a basis of inference for a typal vocabulary of motives of a situated action.* (Mills 1940, 909)

Wenn sich Handlungsformen vornehmlich dadurch unterscheiden, ob und in welchem Ausmaß sie auf Sprachlichkeit beruhen, wird dies zum entscheidenden Kriterium der folgenden Heuristik, die in Anschluss an Andreas Reckwitz drei Formen sozialer Praktiken differenziert:

## (1) Gesprächsorientierte Praktiken

Soziale Praktiken, die überwiegend aus Sprache bestehen, werden *gesprächsorientierte Praktiken* genannt, zumal sie verschiedene Handlungsformen umfassen, „in which the world is meaningfully constructed in language or in other sign-systems" (Reckwitz 2002, 254). Obgleich gesprächsorientierte Praktiken nicht ausschließlich sprachlich sind, indem sie z. B. auf körperlicher Kopräsenz beruhen oder aber Artefakte einschließen können, ist Sprachlichkeit ihr vordergründiges Merkmal, indem die Akteur_innen sich selbst, ihrem Handeln, Körpern oder Artefakten sprachlich Bedeutung zuzuschreiben:

> In discursive practices the participants ascribe, in a routinized way, certain meanings to certain objects (…) to understand other objects, and above all, in order to do something. (Reckwitz 2000)

Im Kontext der Begleitung am Lebensende können gesprächsorientierte Praktiken sowohl schriftbasiert sein (z. B. in Form von Leitfäden) als auch in mündlicher Form vorliegen (z. B. als multiprofessionelle Fallgespräche). Gesprächsorientierte Praktiken finden ausschließlich unter den Mitarbeitenden (z. B. in Form von Patient_innendokumentationen) oder zwischen Mitarbeitenden und schwer Kranken und Sterbenden (z. B. als Gespräche zwischen Ärzt_innen und Patient_innen) statt. Entweder stellen sie konkrete Handlungsanweisungen zur Verfügung, d. h. sie thematisieren, wie gehandelt werden muss, oder zielen bewusst auf die Rationalisierung bestimmter Handlungsformen. Ferner gehen Handlungsanweisungen und -rationalisierungen häufig Hand in Hand, etwa wenn während einer rhythmischen Massage erklärt wird, warum wie gehandelt werden muss.

Sowohl Handlungsanweisungen als auch -rationalisierungen können abgesondert sein, indem sie religiöse Klassifikationen oder religionsbezogenes Vokabular aufweisen oder als abweichend resp. besonders markiert werden. Insofern solche Zuschreibungen in Handlungsanweisungen eher in einem genuin religiösen Praxisfeld wie der religiösen Erziehung der Christengemeinschaft oder in religiösen Ritualen zu erwarten sind, ist im Kontext der Begleitung am Lebensende vor allem mit entsprechenden Referenzen in Handlungsrationalisierungen zu rechnen. Obgleich also handlungsanweisende und -rationalisierende Elemente gesprächsorientierter Praktiken häufig verschmelzen, sind religiöse Referenzen mehrheitlich auf der Ebene der Handlungsrationalisierungen angesiedelt, wie kurz anhand eines internen Leitfadens zum Räuchern der Zimmer verstorbener Hospizbewohner_innen gezeigt werden kann: In der Sparte „Vorgehen" werden konkrete Anweisungen für den Handlungsvollzug („Die Fenster müssen weit geöffnet sein") formuliert, und das entsprechende Handeln wird vermittels religionsbezogenen Vokabulars entsprechend rationalisiert: „damit der Rauch mit den Gedanken und Energie abziehen kann" (P55: GrLit., Hosp.).

## (2) Körperorientierte Praktiken

Soziale Praktiken beziehen nicht notwendigerweise Sprache ein. Im Gegenteil können sie komplett auf Sprachlichkeit verzichten und sich auf ihre Körperlichkeit beschränken. Während Foucault in diesen Fällen von *nicht-diskursiven Praktiken* spricht, ist im Folgenden von *körperorientierten Praktiken* die Rede, um hervorzuheben, dass die Materialität sozialer Praktiken eine der Grundbedingungen sozialer Praxis darstellt, die ohne Körperlichkeit nicht auskommt:

> Practices are routinized bodily activities. (...) A social practice is the product of training the body in a certain way. (…) A practice can be understood as the regular, skilful (sic!) „performance" of (human) bodies. (Reckwitz 2002, 251)

Obgleich rein körperorientierte Praktiken nicht sehr verbreitet sind, kommen sie in der Begleitung am Lebensende durchaus vor, zumal viele medizinische, d. h. ärztliche, pflegerische oder therapeutische, aber auch nicht-medizinische oder seelsorgliche Handlungsformen primär auf den Körper ausgerichtet sind. Dabei lässt sich das diesen körperlichen Praktiken zugrundeliegende Handlungswissen in der Vollzugswirklichkeit häufig nicht komplett erschließen, was sich methodisch insofern lösen lässt, als mit Hilfe von befragenden Verfahren und schriftlichem Quellenmaterial Fehlendes nacherhoben wird.

Eine der wenigen rein körperorientierten Praktiken in der alternativen Begleitung am Lebensende stellen Sitzwachen bei Sterbenden in der Finalphase dar. Auch wenn die konkrete Gestaltung sowie die Verwendung von Sprache durchaus variieren können, ist es denkbar, dass Sitzwachen ganz ohne Sprache auskommen. Sofern keine Gesten verwendet werden, die religiös konnotiert sind, wie z. B. formalisierte Gebetshaltungen, erfahren wir wenig darüber, warum die Sterbebegleitenden handeln, wie sie handeln. Die entsprechenden Rationalisierungen, die erst im Nachhinein diskursiviert werden, fallen unterschiedlich aus und weisen häufig religionsbezogenes Vokabular auf: Während einige Pflegende des anthroposophischen Krankenhauses auf Körperkontakt verzichten, um die Sterbenden nicht durch die Fokussierung auf ihre „Materialität" – bezogen auf den physischen Leib des anthroposophischen Ich-Konzepts – unnötig im Hier und Jetzt zu behalten, treten andere Mitarbeitende des Krankenhauses bei den Sitzwachen über den körperlichen Kontakt in eine *innere Kommunikation* mit den Sterbenden.

### (3) Sowohl gesprächs- als auch körperorientierte Praktiken

Ein prüfender Blick auf die soziale Wirklichkeit zeigt, dass soziale Praktiken nur selten entweder rein gesprächs- oder rein körperorientiert sind, was mit Theodore Schatzkis Definition sozialer Praktiken als einem „Nexus von Getanem und Gesagtem" übereinstimmt (Schatzki 1996, 89). Obgleich Reinformen gesprächsorientierter resp. körperorientierter Praktiken durchaus existieren, ist also davon auszugehen, dass sich die Mehrzahl sozialer Praktiken sowohl der Sprachlichkeit als auch der Körperlichkeit bedient, wobei die Gewichtung der beiden Anteile an einer sozialen Praktik unterschiedlich ausfallen und selbst im Verlauf eines Handlungsvollzuges variieren kann. Demnach sind soziale Praktiken meist sowohl gesprächs- als auch körperorientiert.

Mischformen gesprächs- und körperorientierter Praktiken sind auch in der Begleitung am Lebensende verbreitet. Denn selbst wenn viele medizinische Behandlungsmethoden, Therapieformen und Heilmittel auf den Körper der schwer Kranken und Sterbenden ausgerichtet sind, kommen sie in der Vollzugswirklichkeit kaum ohne begleitende Sprache aus.

Dabei können sich die diskursiven handlungsanweisenden und -rationalisierenden Elemente auf den Körper beziehen, wie im Falle des Herzwickels, einer anthroposophisch-pflegerischen Handlungsform, die im Grunde ohne viel Sprache auskommen kann, in der Vollzugswirklichkeit aber immer von Sprache begleitet wird, jedoch nur selten Bezugnahmen auf das Besondere resp. Zuschreibungen von Besonderheit aufweist: Der Herzwickel wird von einer Pflegenden in der Wickelküche des anthroposophischen Krankenhauses vorbereitet. Er besteht mitunter aus potenziertem Gold, wobei Gold als das Metall der Ich-Organisation gilt, also derjenigen Komponente, die gemäß dem anthroposophischen Ich-Konzept den Tod überdauert (vgl. Hart 2019, 27). Dieses Handlungswissen erschließt sich indessen nicht aus dem beobachteten Handlungsvollzug selbst, denn von Gold und seiner Verbindung zum Ich-Konzept ist in der Anwendung des Wickels bei der Patientin, in der handlungsanweisende und -rationalisierende Äußerungen mit körperbezogenen Handgriffen Hand in Hand gehen, nicht die Rede. Die religiösen Referenzen können in der Vollzugswirklichkeit also komplett implizit bleiben (P66: 98, Prot., Krank.).

Erst ein solchermaßen konzipierter praxistheoretischer Zugriff vermag die alte Frage nach dem Zusammenhang von Praktiken und Überzeugungen zu klären, ohne in die Falle des „Henne-Ei-Problems" zu tappen. Denn spätestens seit dem Practical Turn des ausgehenden 20. Jh. erscheint es müßig (vgl. z. B. Schatzki et al. 2001), lediglich davon auszugehen, dass das eine bloßer Ausdruck des anderen ist. Also: Praktiken als Implementierung von Überzeugungen (vgl. z. B. Geertz 1987b) im Gegensatz zur (Ex-post-) Rationalisierung von Praktiken vermittels Überzeugungen, die sozusagen in diesem Akt der Rationalisierung überhaupt erst zustande kommen (vgl. z. B. Wright und Rawls 2005). Demgegenüber erscheint es als sinnvoll, diese beiden Ebenen sowohl für sich selbst zu betrachten als auch von sinnhaften Bezügen zwischen ihnen auszugehen, die in beide Richtungen gehen.

## 1.2 Alternative Formen von Religion

Alternative Formen von Religion stellen kein religionsgeschichtliches Novum dar: Schon immer haben neben etablierten Formen von Religion deviante Handlungsformen (Heteropraxie) und Rationalisierungen (Heterodoxie) existiert.[21] Neu ist aber, dass sich alternative Religiosität außerhalb resp. unabhängig von gemeinschaftlichen und institutionellen Formen von Religion verbreitet (vgl. Hödl 2003, 511), was mit dem Rückgang konventioneller, d. h. vornehmlich christlich-kirchlicher Formen von Religion möglich wurde (vgl. Hunt 2003b,

---

21 Dieses Verständnis alternativer Formen von Religion ist relativ breit und folgt lose Stephen Hunt, der unter „alternativer Religion" ein großes Spektrum alternativ-religiöser Phänomene fasst: „Some are old, some new. Some demand austere and dedicated lifestyles, others perhaps offer something akin to a leisure time activity, so that they might appear to amount to little more than a titillating novelty. Some have beliefs that are fairly familiar, others are more obscure. A number of the alternatives are home-grown, some imported. A few are enjoying considerable growth, while others are experiencing a steady decline" (Hunt 2003b, xv–xvi).

9–12).[22] Was sich also im Laufe der Zeit veränderte, sind das Verhältnis dieser Formen zu Orthopraxie und Orthodoxie und ihre damit zusammenhängende Bezeichnung.

Während die frühen Begriffe der *unsichtbaren Religion* (vgl. z. B. Luckmann 1991) selbst in ihrer neueren Rezeption im deutschsprachigen Raum durch Hubert Knoblauch (1989; 1997), Christoph Bochinger (2009) sowie Bochinger et al. (2009a; 2009b) vor allen Dingen auf die marginale Position der damit bezeichneten religiösen Phänomene hinweisen, wird in neueren Konzeptionen von einer weitaus höheren Verbreitung und gesellschaftlichen Akzeptanz ausgegangen (vgl. z. B. Besecke 2010). Dies manifestiert sich in Begriffen wie *populäre Religion* bzw. *Spiritualität* (vgl. z. B. Knoblauch 2000; 2009; 2010a; 2010b; Walter 2011), *Spiritualities of Life* (vgl. z. B. Heelas 2008), *holistic spirituality* (vgl. z. B. Woodhead 2007b), *agnostische Spiritualität* (vgl. z. B. Wohlrab-Sahr et al. 2005) oder ganz einfach: *spirituality* (vgl. z. B. Hunt 2003a; Heelas 2007; 2012a; 2012b; Heelas und Woodhead 2005; Woodhead 2012) oder *Spiritualität* (Flanagan 2007; Ebertz 2005; Knoblauch 2005; 2006; Nassehi 2009).[23]

Aus dieser Begriffsverschiebung geht hervor, dass sich nicht nur die Bezeichnung, sondern auch das Bezeichnete im Laufe der Zeit zwischen Thomas Luckmanns *Unsichtbarer Religion* im Jahr 1991 und der von Paul Heelas und Linda Woodhead im Jahr 2005 ausgerufenen *Spiritual Revolution* verändert hat: „dem semantischen Wandel [liegen, BZ] tiefe Umstrukturierungen der gesamten Gesellschaft zugrunde" (Stolz 2005, 131). Diese werden mit dem Begriff der alternativen Religiosität gefasst.

Dieser Begriff verweist auf religiöse Phänomene, die sowohl einen Gegenentwurf zum religiösen *Mainstream* darstellen, d. h. eine *Alternative* bieten (siehe Kap. 1.2.1), als auch individuelle, aufs Individuum bezogene Formen von Religion (= Religiosität) umschließen (siehe Kap. 1.2.2). Historisch lässt sich alternative Religiosität sowohl auf den Bereich der westlichen Esoterik und des New Age beziehen als auch als Folge der strukturellen Veränderungen von Neuen Religiösen Bewegungen sehen. Unabhängig von ihrer historischen und organisatorischen Verankerung diffundieren alternativ-religiöse Handlungsformen und Rationalisierungen in andere Gesellschaftsbereiche – wie in die Medizin (siehe Kap. 1.2.3).

---

22 Frisk et al. weisen darauf hin, dass sich diese Alternativität je nach soziohistorischem Kontext unterschiedlich ausgestaltet: „In the Nordic (traditionally Lutheran) countries, the New Age is partly constructed as an alternative to the church, while the Polish holistic milieu has not managed to establish a similar alternative spiritual culture" (Frisk et al. 2016, 474).

23 Hödl (2003) diskutiert die unterschiedlichen Reichweiten der Begriffe *unsichtbare, populäre und implizite Religion* und kommt zum Schluss, dass diese jeweils nur einen Teilbereich des Feldes abstecken. Und Radermacher (2014) ergänzt die Diskussion durch volkskundliche Begriffe.

### 1.2.1 Alternative zum Mainstream

Die in dieser Untersuchung im Zentrum des Interesses stehenden Formen von Religion gelten insofern als *alternativ*, als sie in betonter Abgrenzung zu christlich-kirchlichen Formen von Religion stehen. Diese Attribuierung weist darauf hin, dass sich alternativ-religiöse Handlungsformen und Rationalisierungen aus Quellen speisen, die nicht „zum ‚herrschenden Kanon der Religion in der westlichen Gesellschaft zählen" (Knoblauch 2009, 104). Sie stellen eine Alternative zum Mainstream dar,[24] wie auch Stephen Hunt betont: „To make conceptualization straightforward it is possible to simply designate alternative religion as that which is not ‚mainstream" (Hunt 2003b, 4). Hunt verbindet mit dieser Gegenüberstellung von *Mainstream* und *Alternative* weiterhin die Vorstellung, alternative Formen von Religion seien am gesellschaftlichen Rand zu verorten: „In short, it constitutes forms of religiosity that are to be discovered on the fringe of social life" (Hunt 2003b, 4).

Gemäß einer Stichprobe von Jörg Stolz et al. aus 2014 sind tatsächlich bloß 13.4 % der Schweizer Bevölkerung diesem Religionstypus – im Gegensatz zum institutionellen, distanzierten und säkularen Typus – zuzuordnen. Die Alternativen sind dadurch gekennzeichnet, dass sie weniger von „Glaube" als von *Erfahrung*, *Gefühl* und *Wissen* sprechen. Die Alternativen halten Reinkarnation für möglich.

[Sie, BZ] interessieren sich für das Gesetz des Karmas, Kontakte mit Engeln und Geistern, kosmische Energien, Chakren, Fähigkeiten geheimer Meister und die heilenden Kräfte von Steinen, Pflanzen, Kristallen oder Berührung / Handauflegen. (Stolz et al. 2014, 72)

Mit Bezug auf die praktische Seite nennen Stolz et al. „neben der Lektüre esoterischer Literatur" die folgenden Praktiken:

Techniken der Wahrsagerei (Tarot, Channelling, Handlesen), geistliche Heilung (...), Atem- und Bewegungstechniken (z. B. Tai-Chi, Kinesiologie, Alexander-Technik, Yoga, Meditation), Heilungstechniken, die über die Hände wirken (z. B. Reiki, Massage, Akupressur). (Stolz et al. 2014, 72)

Indem alternative Formen von Religion häufig auf sowohl zeitlich als auch örtlich distanzierte Traditionen verweisen sowie im Kontext gegenkultureller Bewegungen zu verorten sind (vgl. z. B. Usarski 1989; Höllinger 2006), gehen mit ihnen zudem oftmals antidogmatische Tendenzen einher (vgl. Knoblauch 2009, 124). Damit verbindet sich eine Reihe substantieller Merkmale, die – dem ständigen Wandel unterliegend – in den letzten Jahren viele Religionswissenschaftler_innen dazu veranlasst haben, alternative Formen von Religion als

---

24  Clarke (2006, 25–42) verhandelt diese Gegenüberstellung am Beispiel des New Age.

holistisch, synkretistisch, naturverbunden und erfahrungsbezogen zu beschreiben, wie Jörg Stolz bestens zusammenfasst:

> *Holistisch* ist alternative Spiritualität, weil sie reduktionistische Dichotomien (Unterscheidungen) wie Mann / Frau, hell / dunkel, gut / böse, Gott / Teufel und materiell / spirituell ablehnt. Um das dichotomische Denken zu überwinden, betont man gerade die Verbundenheit der Dinge. (...) *Synkretistisch* ist alternative Spiritualität insofern, als Einflüsse unterschiedlichster kultureller Herkunft miteinander vermengt werden: fernöstliche, keltische, jungianische, ökologische, indianische, christliche und andere Überzeugungen werden in immer neue Verbindungen gebracht. *Naturverbunden* ist alternative Spiritualität schließlich, da die Natur meist für wichtig, wenn nicht gar für heilig gehalten wird. (...) In holistischer, synkretistischer und naturverbundener Art und Weise versucht man nun in der alternativen Spiritualität, sich selbst zu verwirklichen. (Stolz 2005, 122–123; Hervorhebung BZ)[25]

Ein weiteres inhaltliches Merkmal alternativer Formen von Religion in der gegenwärtigen religiösen Landschaft besteht in einem starken Erfahrungs- und Diesseitsbezug, der allerdings als solcher angesichts zunehmender Globalisierungstendenzen kein alleiniges Phänomen des alternativ-religiösen Feldes darstellt (vgl. Frisk 2009–2011). Verbindet er sich aber mit einem Fokus auf das körperliche Wohlbefinden, d. h. Gesundheit und Wellness sowie auf eine gesunde Lebensführung, so erscheint dies durchaus spezifisch für alternative Religiosität (vgl. Hero 2010b, 38). Diese und weitere Merkmale alternativer Formen von Religion sind häufig in den Zusammenhang des „new religious consciousness" gestellt worden (vgl. z. B. Glock und Bellah 1976; Dawson 1998a).

Mit diesem Bewusstsein gehen letztlich deutlich anti-institutionelle Tendenzen einher, zumal das Erleben des Individuums über der institutionell vermittelten Doktrin steht. Im Zentrum stehen nicht die Interessen einer religiösen Gemeinschaft oder Institution, sondern das Individuum. Häufig ist auch der Ort des *Göttlichen*, *Spirituellen* oder *Heiligen* innerhalb des Individuums verortet. Hinzu kommt, dass religiöse Autorität zwar außerhalb des Individuums liegen kann, aber vermittels charismatischer Erfahrungen vom Individuum bestätigt werden muss. Im Zusammenhang mit Neuen Religiösen Bewegungen macht Lorne L. Dawson z. B. schon gegen Ende des 20. Jh. eine „organizational openness" aus, was er daraus herleitet, dass diese ab den 1980er und 1990er Jahren nicht mehr darum bemüht sind, alle Lebensbereiche ihrer Anhänger_innen anzusprechen, sondern nurmehr ganz bestimmte Bedürfnisse abzudecken (vgl. Dawson 1998a, 138–139).

---

25 Eine sehr ähnliche Beschreibung findet sich bei Stolz et al. (2014, 72).

### 1.2.2 Individuelle Formen von Religion: Religiosität

Für die vorliegende Untersuchung sind vor allen Dingen diejenigen alternativen Formen von Religion interessant, die unabhängig von institutionellen Formen von Religion agieren, was ihre statistische Erfassung schwierig macht (vgl. Rademacher 2007a, 268–269), und die häufig als *lived religion, vernacular religion* (vgl. z. B. McGuire 2008a; 2014a; 2014b) oder *Religiosität* bezeichnet werden.

Das bedeutet indessen nicht, dass innerhalb der Schweizerischen Landeskirchen oder anderer etablierter religiöser Institutionen keine alternativ-religiösen Handlungsformen und Rationalisierungen anzutreffen wären (vgl. z. B. Bochinger et al. 2009a). Entgegen der oftmals postulierten These der „Dualisierung der Religion" (vgl. z. B. Campiche 2004, 38–48) findet sich alternative Religiosität gerade deshalb in allen organisationsstrukturellen Zusammenhängen wider, weil sie eben nicht an eine bestimmte Organisationsform gebunden ist. Auch hat sie ihren angestammten Ort nicht innerhalb der etablierten Institutionen der westlichen Religionsgeschichte, sondern ist schon seit jeher durch dezentrale Strukturen und das Ausbleiben umfassender Institutionen gekennzeichnet.[26] Insofern sind individuelle Formen von Religion sowohl von der formalen Religionszugehörigkeit als auch der bewussten Wahl spezifischer Handlungsformen und ihren Rationalisierungen sowie der Intensität des religiösen Engagements bestimmt (vgl. Stolz und Baumann 2007b, 35–36).

Im alternativ-religiösen Feld sind folgende Organisationsstrukturen vorherrschend: (Neue) Religiöse Gemeinschaften (wie die Oregon-Kommune von Osho Bhagwan Shree Rajneesh); Bewegungen, d. h. Kollektivakteur_innen, die auf ein identitäres Gemeinziel ausgerichtet sind (wie der Veganismus); und marktförmige Gruppierungen, Verwaltungsgemeinschaften und Netzwerke (wie esoterische Buchläden, Messen für ganzheitliche Gesundheit oder Yoga-Schulen).[27] Letztere verbreiten sich vor allen Dingen seit den 1980er Jahren immer mehr und sind „zum dominanten Institutionalisierungsmodus im alternativen Heilsgeschehen" geworden, was wiederum „zu einer erheblichen

---

26  In diesem Sinne unterscheiden Stolz et al. (2014, 73–74) beim alternativen Religionstypus zwischen Esoteriker_innen und Sheilast_innen bzw. Kund_innen. Während Erstere dem kultischen Milieu entstammen, sind Letztere dadurch charakterisiert, nicht netzwerkartig verbunden zu sein. Dies hat wiederum Auswirkungen auf die dominierenden Handlungsformen und Rationalisierungen (vgl. Stolz et al. 2014, 102–105).

27  Diese Dreiteilung ist lose an Rademacher (2010, 121–122) angelehnt, der die Angebote der „Makler" neben Esoterikläden und Messen zu den wesentlichen institutionalisierten Strukturen der Esoterik-Kultur zählt. Auch Campbell betont, dass sich das New Age nicht durch ein Fehlen struktureller Gebilde auszeichnet, sondern im Gegenteil durch die Vielfältigkeit an Organisationsformen: „It is not as if there are no New Age organizations. Rather it is simply that there are a vast number of them, ranging from large, well-established, and prominent foundations to small, single-person practices and consultancies" (Campbell 2007, 114).

inhaltlichen Diversifikation und Fragmentierung der neuen religiösen Szenerie beigetragen" hat (Hero 2010b, 51). Diese findet an Orten der gemeinsamen Praxis oder der Vermittlung von Wissensinhalten statt:

> In Buchhandlungen und Bioläden, mit Kurs- und Vortragsprogrammen, den therapeutischen Angeboten der Komplementärmedizin und in Internetforen. (Lüddeckens und Walthert 2010a, 43)

Als prominente Akteur_innen treten die „Makler_innen" (vgl. Rademacher 2010) oder „religiösen Entrepreneure" auf (vgl. Hero 2011b; 2012), deren Handlungs- und Deutungsmacht sich zunehmend vom Religiösen ins Medizinischen verschiebt:

> Mit dem religiösen Entrepreneur ist ein neuer Typ von Sozialisationsagenten entstanden, der sich unter Rückgriff auf ein breites Repertoire von transzendenten Ideen vorrangig den biografischen und körperlichen Bedürfnislagen seiner Nachfragerschaft widmet. (...) Das „Religiöse" in den Angeboten der neuen religiösen Entrepreneure versteht sich damit überwiegend als symbolische Erweiterung und Legitimation der bisherigen betreuenden, pflegerischen, beratenden, erziehenden und körperorientierten Arbeit der Anbieter. (Hero 2012, 350–351)[28]

Diejenigen Akteur_innen, die von diesen Diensten Gebrauch machen, werden als „spirituelle Wanderer" (vgl. z. B. Gebhardt et al. 2005; Gebhardt 2006; 2009; Engelbrecht 2009a; 2009b) oder „Suchende" bzw. „seeker" (vgl. z. B. Campbell 2002; Sutcliffe 2003, 200–208; 2004; 2013, 30–32; Lewis 2016) beschrieben. Diese *Suchenden* nehmen sowohl zeitgleich als auch nacheinander eine Vielzahl alternativer Formen von Religion und Medizin in Anspruch.[29] Dabei werden einzelne Bestandteile häufig übernommen und dann aber auch wieder verworfen, denn die Suche bleibt Endziel:

---

28  Stolz et al. sprechen auch von „alternativ-spirituellen Anbietern": „Hierbei handelt es sich oft um Einzelpersonen, die Kurse, Seminare, Lehrgänge, Retraiten oder Therapien, Heilungssitzungen oder Beratungssitzungen anbieten. (...) Um manche dieser Anbieter bilden sich lockere Kreise und Gemeinschaften; andere hingegen pflegen ein reines Anbieter-Klient-Verhältnis" (Stolz et al. 2014, 129). Hero zeichnet die unterschiedlichen Sozialisationsstationen nach und porträtiert deren zentrale Vermittlerfiguren gemäß den drei Epochen gegenwärtiger alternativer Religiosität. Somit unterscheidet er zwischen den Gurus der 1960er Jahre, der Buchhändler_innen und Autor_innen der 1980er Jahre und den „religiosen Entrepreneurs (...) auf dem Markt für spirituelles Heilen" (Hero 2012, 350).

29  Sutcliffe beschreibt diese *Suchenden* rollentypisch als „serial seekers" und „multiple seekers". Während Erstere diachron in unterschiedliche Richtungen suchen, sind die letztgenannten mit einer multidirektionalen, synchronen Suche beschäftigt (vgl. Sutcliffe 2004, 474–479).

Seekers do not necessarily cease seeking when a revealed truth is offered to them, nor do they necessarily stop looking in other directions when one path is indicated as the path to the truth. They may in fact have lost sight of their original aim, and through the „displacement of goals" have come to accept seeking itself as the primary end. (Campbell 2002, 18)

Dies führt wiederum dazu, dass die Suchenden nur selten gemeinschaftliche Strukturen erzeugen oder dauerhafte Bindungen eingehen. Aus diesem Grund erhebt Steven Sutcliffe *Seekership* zum Konstitutivum gegenwärtiger alternativer Religiosität, wenn er New Age als ein „cluster of seekers affiliated by choice" versteht (Sutcliffe 2004, 467), den Rollentypus des Suchenden aber nicht auf das New Age beschränkt, sondern auf das umfangreichere Feld *alternativer Spiritualität* bezieht:

The seeker role is not, however, exclusive to New Age, since popular strategies of seeking have arisen as the primary means for the articulation of an „alternative spirituality" since at least the mid-nineteenth century. (Sutcliffe 2004, 466)

An anderen Stellen geht Sutcliffe explizit auf die Organisationsstrukturen dieser Formen von Religion ein, die sich in ihrer „diffusen Kollektivität" (Sutcliffe 2003, 223) dadurch kennzeichnen, keine religiösen Institutionen oder Gemeinschaften im klassischen Sinne hervorzubringen (vgl. Sutcliffe 2004, 479). Dies darf gemäß Ann Taves und Michael Kinsella hingegen nicht darüber hinwegtäuschen, dass auch diese Formen von Religion organisiert sind:

As scholars, we have been unduly captivated by these traditions' rhetorical critique of „organized religion" and have failed to recognize the various alternative forms of organization they adopted in order to distinguish themselves from it. (Taves und Kinsella 2013, 87)

Allen diesen Organisationsformen gemeinsam ist, dass sie keine exklusiven Mitgliedschaften verlangen, sondern auf vorübergehenden Bindungen beruhen:

The cult makes few demands on its members, is tolerant of other organizations and faiths and is not exclusivist. (…) Membership of such groups changes rapidly and the groups themselves are often transient. (Campbell 2002, 13)

Was von Colin Campbell vor allem auf den Bereich des New Age und der damit eng verwandten westlichen Esoterik bezogen wurde, hat auch im Falle Neuer Religiöser Bewegungen seine Richtigkeit, wie aus Dorothea Lüddeckens' und Rafael Waltherts Beobachtung hervorgeht, dass dauerhafte und umfassende Zugehörigkeiten zunehmend durch unverbindliche, zeitlich beschränkte und spezifischere Beteiligungen abgelöst werden, zentrale Vorgaben und Hierarchien an umfassender Bedeutung verlieren und die Religiosität der Individuen durch eine Vielzahl sozialer Beziehungen und eine diesbezügliche Dynamik geprägt wird. (Lüddeckens und Walthert 2010b, 9–10)[30]

Diese Entwicklungen beruhen darauf, dass „gemeinschaftliche, auf Gemeinsamkeit beruhende Formen des Sozialen zunehmend durch gesellschaftliche, auf Ungleichheit basierende ersetzt werden" (Lüddeckens und Walthert 2010b, 11), was sie an anderer Stelle mit Ferdinand Tönnies' Gegenüberstellung von *Gemeinschaft* und *Gesellschaft* und Max Webers daran anschließendes Begriffspaar *Vergemeinschaftung* und *Vergesellschaftung* theoretisch herleiten (Lüddeckens und Walthert 2010a, 21–24). Max Weber selbst definiert die beiden Prozesse in *Wirtschaft und Gesellschaft* wie folgt:[31]

> „Vergemeinschaftung" soll eine soziale Beziehung heißen, wenn und soweit die Einstellung des sozialen Handelns (...) auf subjektiv gefühlter (affektueller oder traditionaler) Zusammengehörigkeit der Beteiligten beruht. „Vergesellschaftung" soll eine soziale Beziehung heißen, wenn und soweit die Einstellung des sozialen Handelns auf rational (wert- oder zweckrational) motiviertem Interessenausgleich oder auf ebenso motivierter Interessenverbindung beruht. (Weber 1922, 21)

Idealtypisch herrschen zwischen Familienmitgliedern soziale Beziehungen des ersten Typus und zwischen Dienstleistungsanbietenden sowie ihrer Kundschaft solche des zweiten Typus vor, wobei Weber zu Recht darauf hinweist, dass reine Typen selten sind; häufiger weisen soziale Beziehungen Merkmale beider Formen auf. Als Beispiel dient Weber die Familie, deren Mitglieder in unterschiedlichem Maße durch eine gefühlte Zugehörigkeit oder zweckrationale Motivationen zusammengehalten werden (vgl. Weber 1922, 22).

Daraus folgt mit Bezug auf den Begriff der alternativen Religiosität, dass diese Formen von Religion durchaus distinkte Organisationsstrukturen aufweisen, dabei aber sowohl innerhalb als auch außerhalb etablierter, organisierter Religion stattfinden können. Insofern sie inhaltlich und strukturell ungebunden sind, erscheint der Begriff der *Religiosität* als angebracht, zumal er weder den

---

30 Aus der „gesteigerten Beweglichkeit" dieser Formen von Religion leiten die Autor_innen den Begriff der *fluiden Religion* ab. Damit beabsichtigen sie, einen Begriff zu etablieren, der nicht auf das Defizitäre gegenwärtiger Formen von Religion abziele und sie nicht ständig eines Vergleiches mit den „Norm-Religionen" unterziehe (vgl. Lüddeckens und Walthert 2010b, 10–11).

31 Lichtblau (2000) rekonstruiert die Begriffsgeschichte sowohl innerhalb Webers Werk als auch auf Tönnies zurückweisend.

Traditionsbezug noch die Organisationsform zum zentralen Klassifizierungsmerkmal erhebt.

### 1.2.3 Religionshistorische Einordnung der alternativen Religiosität

Vor dem Hintergrund der gegenwärtigen religiösen Landschaft in der Schweiz[32] kann alternative Religiosität im Zusammenhang mit dem religiösen Wandel der letzten Jahrzehnte sowie als Folge von westlicher Esoterik[33], New Age[34] und Neuen Religiösen Bewegungen[35] erklärt werden.[36] Somit wird die konzeptionelle Engführung alternativer Religiosität auf Esoterik und New Age (vgl. z. B. Knoblauch 2009) hier zu Gunsten eines Verständnisses aufgegeben, das sich an einem breiteren historischen Kontext orientiert, zumal auch Handlungsformen und Rationalisierungen einbezogen werden, die im Umfeld Neuer Religiöser Bewegungen entstanden und durch Vergesellschaftungsprozesse in breitere Gesellschaftsbereiche diffundiert sind (vgl. Lüddeckens und Walthert 2010a; 2010b).

Der religiöse Wandel der letzten Jahrzehnte lässt sich auf Individualisierungsund Privatisierungsprozesse zurückführen (vgl. Luckmann 1996),[37] die mit Hubert Knoblauch (1997) drei Tendenzen aufweisen: *Individualisierung* führt dazu, dass Religionszugehörigkeit und Religiosität als eigene Entscheidungen wahrgenommen werden und nicht mehr zwingend über verwandtschaftliche Bindungen und vorgegebene Handlungsformen und Rationalisierungen beeinflusst sind (vgl. z. B. Beck und Beck-Gernsheim 1994; Wohlrab-Sahr 1997). *De-Institutionalisierung* bedingt ein Ablösen von herkömmlichen sozialen Institutionen (vgl. z. B. Hervieu-Léger 2004, 109–139; Gebhardt 2010b). Und

---

32 Einen ersten Einblick in die gegenwärtige religiöse Landschaft der Schweiz geben z. B. Bovay und Broquet (2004), Campiche (2004), Baumann und Stolz (2007a), Stolz et al. (2011), Bochinger (2012), Baumann (2012) und Stolz et al. (2014).

33 Für eine Einführung in Geschichte und Gegenwart der (westlichen) Esoterik vgl. z. B. Faivre (1992; 1998; 2001), Goodrick-Clarke (2008), Hanegraaff (1998), Hödl (2003), Stuckrad (2004), Zinser (2009) und Bogdan (2016).

34 Die Folgenden leiten in die historischen Wurzeln, die emische und etische Begriffsverwendung und die bekanntesten Vertreter_innen des New Age ein: Alexander (1992), Bochinger (1994), Chryssides (2012), Clarke (2006), Ellwood (1992), Hanegraaff (1996), Heelas (1996), Sutcliffe (2003; 2004; 2013; 2014), Sutcliffe und Bowman (2000), Sutcliffe und Gilhus (2013a).

35 In die Geschichte, geographischen Besonderheiten, Begrifflichkeiten und zentralen Charakteristika Neuer Religiöser Bewegungen führen z. B. Arweck (2002), Barker (1992; 1993; 1998; 1999), Bromley (2002), Clarke (2006), Dawson (1998a; 1998b), Figl (2003), Fox (2010a), Hödl (2003), Wallis (1998) und Wilson (1990) ein. Besonderes Augenmerk auf Neue Religiöse Gemeinschaften im deutschsprachigen Kontext legen z. B. Lüddeckens (2010), Lüddeckens und Walthert (2010a; 2010b), Rademacher (2007b; 2010) und Walthert (2010).

36 Einen Einblick in die Geschichte alternativer Religiosität gibt Hero (2010a, 72–98).

37 Pollack und Pickel (2003) prüfen Luckmanns Individualisierungs- und Privatisierungsthese am Falle der religiösen Entwicklungen in Ost- und Westdeutschland.

*Enttraditionalisierung* begünstigt die Abkoppelung von lange gepflegten Traditionen sowie die gleichzeitige Übernahme von Handlungsformen und Rationalisierungen aus unterschiedlichen Traditionen (vgl. Hervieu-Léger 2004, 15–37).[38]

Dementsprechend finden Individualisierungs- und Privatisierungsprozesse sowohl auf der strukturellen Ebene statt, indem Zugehörigkeit zur Entscheidung des Einzelnen geworden ist, als auch auf der inhaltlichen Ebene: Denn im Rahmen der religiösen *Bricolage* können religiöse Handlungsformen und ihre Rationalisierungen vielfältig miteinander kombiniert werden (vgl. Lüddeckens und Walthert 2010a, 36–39). Der Soziologe Peter Berger (1967) verbindet damit die Beobachtung, dass die Zeit religiöser Monopole vorbei sei, was James Hunter (1998) im Rahmen seiner Modernisierungsthese wiederum mit einer Aufspaltung des gesellschaftlichen Lebens in eine öffentliche Sphäre, die strukturiert und institutionalisiert ist, und in eine private Sphäre, die von den drei genannten Tendenzen geprägt ist, in Zusammenhang bringt.

Dies führt im Privatleben zu einem Wandel von vorgegebenen Lebensläufen zu solchen freier Wahl und multipler religiöser Zugehörigkeit:[39] Das religiöse Leben in der Schweiz des 21. Jh. ist an die Entscheidung des Einzelnen und kaum mehr an die elterliche Zugehörigkeit gebunden:

> What until moderately recently was simply imposed (with all the negative connotations of this word), or inherited (a rather more positive spin) becomes instead a matter of personal choice. (Davie 2008, 173)

Damit zusammenhängend ist die Vorstellung einer singulären Religionszugehörigkeit nicht angebracht (vgl. McGuire 2008a, 11) – und war es allerdings noch nie (vgl. Bochinger 2008, 138–145; Cornille 2008, 17–19). Eine so verstandene Religiosität setzt zwar beim religiösen Individuum – im Gegensatz zur offiziellen Version einer etablierten Religion – an, darf dabei aber keineswegs als eine Leistung der Einzelnen missverstanden werden: „Rather, people construct their religious worlds together" (McGuire 2008a, 12). Dementsprechend ist die

---

38  Stolz (2012) diskutiert diese drei Tendenzen unter dem Stichwort der „religiösen Pluralisierung" und Pollack (2008) versteht den religiösen Wandel der letzten Jahrzehnte als Folge von Säkularisierung und Individualisierung sowie der Entstehung religiöser Marktstrukturen.

39  Das hier thematisierte Phänomen der Inkongruenz von religiöser Zugehörigkeit und individueller Religiosität wird in der angelsächsischen Religionswissenschaft als *believing without belonging* (vgl. z. B. Davie 1994; 2008; Huss 2014), aber auch als *believing in belonging* (vgl. z. B. Day 2011) verhandelt. Mit freier Wahlmöglichkeit und multipler Zugehörigkeit gehen ferner häufig auch Konversionserlebnisse einher, da nur wenige erwachsene Menschen des 20. und 21. Jh. im alternativ-religiösen Feld sozialisiert sind, was z. B. Lofland und Stark (1965), Stenger (1998) und Chryssides (2016) diskutieren.

religiöse Positionierung bzw. Zugehörigkeit gegenwärtig zur Entscheidung des Einzelnen geworden, der – aus Gründen der gesteigerten religiösen Diversität – aus einem breiten Fundus religiöser Angebote frei wählen kann und dabei nicht an eine einzelne Tradition gebunden ist. Die offizielle Konfessionszugehörigkeit ist dabei nur eine Spielart einer viel umfassenderen Religiosität, die multiple Zugehörigkeiten erlaubt,[40] die im Rahmen der damit verbundenen Verunsicherung bzw. „crisis of meaning" (Hunter 1998, 108) Raum für neue Formen von Religion entstehen ließ.

Ob diese neuen Formen die etablierten Religionen zunehmend verdrängen (vgl. z. B. Heelas und Woodhead 2005) oder ebenfalls der allgemeinen Säkularisierungstendenz anheimfallen (vgl. z. B. Bruce 2001), ist nach wie vor strittig. Häufig wird alternative Religiosität in diesem Zusammenhang danach befragt, ob sie zur *Entzauberung* (vgl. z. B. Weber 1996) oder *Wiederverzauberung* (vgl. z. B. Davie 2010) der Welt beiträgt; häufig wird neuerdings ein dritter Weg vorgeschlagen, derjenige der „Transformation von Religion" (Knoblauch 2009, 15–42; 2010b; vgl. z. B. Hunt 2003b, 231–238).[41] Obgleich darauf verzichtet wird, die Büchse der Pandora zu öffnen, soll das hier verwendete Verständnis kurz offengelegt werden, zumal mit dem Säkularisierungsbegriff immer auch ganz bestimmte Wertungen einhergehen. Matthew Wood stellt diese anhand der Phasen der religionswissenschaftlichen und religionssoziologischen Säkularisierungsdiskussion prägnant dar:

> Since the 1960s, the sociology of religion has paid considerable attention to the changing nature of religion. One element of this attention has involved debates surrounding the measurement and explanation of the process of secularization, whereby religious institutions, personnel, practices and beliefs are seen as declining in public – if not in private – significance. In part overlapping with these debates, from the 1980s there has emerged another element: a focus upon the reshaping of religion rather than its decline. Sociologists pursuing this second line of enquiry have sought to investigate those aspects of human life that they consider to be neglected by debates about secularization: practices and organizations that are non-orthodox and informal; private experiences; consumption of religious products; and the significance of religious discourses. (Wood 2010, 268)

In der Folge wird unter Säkularisierung der Verlust einer umfassenden Handlungs- und Deutungshoheit von Religion verstanden, die durch die Ausdifferenzierung verschiedener Lebensbereiche im Rahmen der funktionalen Differenzierung zu einem gesellschaftlichen Teilbereich neben vielen – wie z. B. der Politik, der Kunst oder der Wissenschaft – geworden ist, ohne auf diese

---

40  Für einen Überblick zum Phänomen der multiplen religiösen Zugehörigkeit vgl. z. B. Bernhardt und Schmidt-Leukel (2008).

41  Bezogen auf das Feld alternativer Religiosität diskutieren Bruce (2000) und Hanegraaff (2000) Säkularisierung im Zusammenhang mit New Age.

im Sinne eines religiösen Überbaus Einfluss auszuüben: „Religion ist nicht mehr allumfänglich, sondern auf einzelne Bereiche des Lebens eingeschränkt" (Lüddeckens und Walthert 2010a, 35).[42] Indem die einzelnen Teilbereiche Religion ausschließen, d. h. nicht zu einem konstitutiven Bestandteil erheben, kann Religion zwar auf die anderen Teilbereiche Bezug nehmen, bleibt aber Kommentar. Diesem allgemeinen gesellschaftlichen Relevanzverlust sowie der funktionalen Differenzierung wirken einige alternative Formen von Religion nun insofern entgegen, als sie diese Grenzziehungen nicht vornehmen bzw. sie unterwandern.

Diese Verbreitungsprozesse alternativ-religiöser Handlungsformen und Rationalisierungen können mit Hilfe des Konzeptes der *Diffusion* gefasst werden. Mit Bezug auf Religion wird darunter die Verbreitung alternativ-religiöser Handlungsformen und Rationalisierungen in nicht-religiöse Gesellschaftsbereiche resp. in das „Bewusstsein der Gesamtgesellschaft" verstanden (Knoblauch 2009, 118). Während Knoblauch (2000; 2009; 2010a; 2010b) diesen Prozess unter dem Begriff der *Popularisierung* abhandelt, führen ihn Lüddeckens und Walthert (2010b) auf die zunehmende *Fluidität* alternativer Religiosität zurück. Letztere heben zudem hervor, dass damit sowohl „die gesellschaftliche Wahrnehmung, (sic!) als auch die wissenschaftliche Abgrenzbarkeit der Neuen Religiösen Bewegungen geringer geworden" ist (Lüddeckens und Walthert 2010a, 45), womit sie schließlich eine höhere gesellschaftliche Verwobenheit solcher Formen von Religion verbinden. Der Begriff der Fluidität ist auch in Danièle Hervieu-Légers Œuvre prominent: Unter dem Deckmantel der *Moderne* verbindet sie damit ein zentrales Merkmal gegenwärtiger Religiosität:

> The combined processes of rationalization and individualization give the modern domain of believing the characteristics of fluidity that is proper to it and well illustrated by the reversible interplay of metaphor. (Hervieu-Léger 2000b, 75)

Obgleich Religion im Zuge der funktionalen Differenzierung auf eine bestimmte Sphäre reduziert wurde, hört sie keineswegs auf, auch außerhalb, d. h. in nicht-religiösen Gesellschaftsbereichen, Relevanz zu entfalten:

> Religion in no way excludes its presence in areas of social activity outside its control, either because such areas bear traces of having once been under the sway of religion and of having emancipated themselves, or because the non-religious rationale proper to each of these areas sometimes produces the very element that is supposed to be alien to it, a religious element. (Hervieu-Léger 2000b, 109)

---

42 Stolz und Baumann (2007a, 71–73) führen in verschiedene gesellschaftliche Teilsysteme sowie ihre zentralen Charakteristika ein, indem sie zwischen Systemziel, Mitteln zum Erreichen dieses Ziels, systemspezifischen Organisationen und Rollen unterscheiden.

Mit den diskutierten Begriffen der *Popularisierung* und der *Fluidität* geht letzt-lich einher, dass alternative Formen von Religion im 21. Jh. nicht mehr so alternativ sind wie ehedem:

> Während jedoch historische Vorläufer wie der islamische Sufismus, die jüdische Kabbala, die mittelalterliche christliche Mystik oder die esoterischen Strömungen des ausgehen-den 19. und beginnenden 20. Jahrhunderts in ihrer Rezeption stets ein Minderheiten-phänomen geblieben sind, hat die zeitgenössische Spiritualität die Enklaven der „religiös Virtuosen" längst verlassen und ist mit der fortschreitenden Modernisierung für breite gesellschaftliche Schichten attraktiv und zugänglich geworden. (Hero 2010b, 37)

Dadurch wird einerseits deutlich, dass alternative Formen von Religion, wie bereits erwähnt, schon immer bestanden haben. Denn was in bestimmten gesell-schaftlichen Kontexten als alternativ gilt, ist historisch variabel: „Die Grenzen zwischen ‚Mainstream' und ‚alternativ' unterliegen (...) ständigem historischem Wandel" (Stolz 2005, 122).[43] Andererseits geht mit dem Konzept der *Diffusion* als Dreh- und Angelpunkt alternativer Religiosität der Gegenwart auch eine Kritik an der Zentralstellung des Alternativitätsbegriffes einher: Wenn sich alternative Formen von Religion durch unbestimmte Grenzziehungen zu ihrer religiösen und nicht-religiösen Außenwelt auszeichnen und sowohl quer zu als auch unabhängig von kirchlicher Religiosität stehen (vgl. Campbell 2002, 14), verliert der Begriff der alternativen Religiosität zunehmend an Schärfe, indem er ein homogenes und distinktives Feld suggeriert, das sich gerade durch seine Disparität auszeichnet (vgl. Sutcliffe und Bowman 2000, 1) sowie dadurch, dass es längst gesellschaftstauglich geworden ist. Dies widerspricht der weiter oben mit Stephen Hunt (2003b) eröffneten Gegenüberstellung von *Mainstream* und *Alternative* als konstitutivem Merkmal alternativer Formen von Religion. Insofern diese aber immer eine bewusste Wahl voraussetzen, erscheint der Begriff nach wie vor als gerechtfertigt, auch wenn seine Grenzen in ständigem Wandel befindlich sind. So zeigt Franz Höllinger (2006) in einer quantitativen Studie, dass im Falle von New Age das gegenkulturelle Moment selbst nach den religiösen Umbrüchen der letzten Jahrzehnte, d. h. dem Zusammenbruch der gegenkulturellen Bewegungen der 1960er Jahre und der zunehmenden gesellschaftlichen Akzeptanz von New Age, bis zu gewissen Graden vorhan-den ist. Und Stefan Rademacher (2007a) weist darauf hin, dass gerade das gegenkulturelle Programm vieler alternativ-religiöser Phänomene, gekoppelt mit den gesellschaftlichen Umbrüchen der 1960er Jahre, zu ihrer Verbreitung beigetragen hat. So ist Yoga beispielsweise kein Randphänomen mehr, das von einer kleinen, weißen, weiblichen Mittelschicht praktiziert wird, sondern Teil

---

43 Im Falle des New Age hat dies geradezu zu dessen Auflösung geführt (vgl. Heelas und Seel 2003; Knoblauch 2009, 118; 2010b; Sutcliffe 2003, 195–225; Taves und Kinsella 2013).

des Angebotskataloges der Sportzentren aller Schweizer Universitäten; Achtsamkeitsmeditation ist eine beliebte Technik an psychiatrischen Kliniken; und die Rede von Reinkarnation ist längst kein konversationelles Tabu mehr.

## 1.3 Alternative Formen von Medizin

Zu den alternativen Formen von Medizin zählen Behandlungsmethoden, Therapieverfahren und Heilmittel aus dem Bereich der alternativen, komplementären und integrativen Medizin (siehe Kap. 1.3.1). Dass im Rahmen dieser Untersuchung der Begriff der alternativen Medizin verwendet wird, geht auf Robert Jütte zurück, der mit seiner *Geschichte der alternativen Medizin* eine einschlägige medizinhistorische Publikation zum Thema sowie eine stringente Begriffsdefinition vorgelegt hat:[44]

> Als „alternativ" werden im Folgenden Heilweisen bezeichnet, die in einer bestimmten medikalen Kultur, die selbst wiederum einem historischen Wandlungsprozess unterworfen ist, zu einem bestimmten Zeitpunkt oder über einen längeren Zeitraum von der herrschenden medizinischen Richtung mehr oder weniger stark abgelehnt werden, weil sie die Therapieformen der herrschenden medizinischen Richtung teilweise oder völlig in Frage stellen bzw. auf eine unmittelbare und grundlegende Änderung des medizinischen Systems abzielen. (Jütte 1996, 13)

In diesem Sinne wird das gegenkulturelle Moment dieser Formen von Medizin – in Analogie zum Begriff der alternativen Religiosität – zu ihrem zentralen Konstitutivum: Die alternative Medizin stellt einen Gegenentwurf zum medizinischen *Mainstream* dar, womit ihr die konventionelle Medizin zur Konstrastfolie wird:

> Mit dieser Definition des „Alternativen" in der Medizin bzw. in der Medizingeschichte lassen sich zunächst die heute bekannten unkonventionellen Heilverfahren, hinter denen

---

44 Für die Geschichte der alternativen Medizin in Europa vgl. z. B. Jütte (1996; 2010) und Koch (2014; 2015). Unterschiedliche Begrifflichkeiten im Feld der alternativen Medizin diskutieren z. B. Wiesing (2004), Baer (2010), Stuber und Horn (2012) und Gale (2014, 806–807). Hoefert und Uehleke (2009, 10–11) weisen zu Recht darauf hin, dass mit allen Begriffen bestimmte Wertigkeiten einhergehen, die auf das gegenseitige Beurteilen der beiden Akteur_innen, die hier als konventionelle und alternative Medizin gefasst werden, zurückzuführen sind. Im Rahmen der hier vorliegenden religionswissenschaftlichen Außenperspektive wird dieser Grabenkampf zum Gegenstand gemacht, ohne die eine medizinische Ausrichtung über die andere zu stellen. Denn erstens ist es nicht die Aufgabe der Religionswissenschaft, zu beurteilen, was besser ist resp. heilt, und zweitens bauen nicht nur alternative, sondern auch konventionelle Formen von Medizin auf anthropologischen und weltanschaulichen Konzepten auf (vgl. Koch 2006a, 57–58; Riha 2001; 2012).

eine medizinkritische Massenbewegung steht, charakterisieren und von der sogenannten „Schulmedizin" oder der jeweils vorherrschenden medizinischen Richtung abgrenzen. (Jütte 1996, 13)

Aufgrund der Fallauswahl stellt die anthroposophische Medizin das für diese Untersuchung wichtigste Beispiel alternativer Medizin bereit (siehe Kap. 1.3.2). Die anthroposophische Medizin geht auf die Anthroposophie Rudolf Steiners zurück, die von der Religionswissenschaft häufig entweder den Neuen Religiösen Bewegungen (vgl. z. B. Rademacher 2007b, 249–250) oder – aufgrund ihrer historischen Verflechtung mit der Theosophie Helena Blavatskys und Annie Besants – der Esoterik (vgl. z. B. Faivre 2001, 114–115; 10–141; Stuckrad 2004, 209–211; Wichmann 1990, 97–102; Zinser 2009, 17–23) zugeordnet wird. Unabhängig von dieser Zuordnung zeichnet sich die Anthroposophie dadurch aus, dass sie „einige ihrer Ideen erfolgreich über die Gemeinschaftsgrenzen hinaus in die breitere Gesellschaft popularisieren konnte" (Rademacher 2007a, 263) – so auch in die (alternative) Medizin.

### 1.3.1 Alternative Medizin

In Westeuropa zeichnet sich in den letzten Jahrzehnten eine zunehmende gesellschaftliche Akzeptanz alternativer Formen von Medizin ab (vgl. Sturm und Unützer 2000). Durch diese gesteigerte gesellschaftliche, aber auch medizinische Akzeptanz wird die alternative Medizin zunehmend Teil des medizinischen Mainstreams, von dem sie sich abgrenzt, was wiederum auf sich zurückwirken dürfte (vgl. Brown 2013, 155–178; Ruggie 2004).

Dass die Zunahme und gesellschaftliche Akzeptanz der alternativen Medizin aus konventionell medizinischer Perspektive meist mit einer bestimmten Wertung versehen wird (vgl. z. B. Becker et al. 2010), indem sie entweder als eine „Herausforderung" (vgl. z. B. Jeserich 2010) oder als ein „Neuanfang" (vgl. z. B. Bösch 2002) gedeutet wird, lässt sich am Beispiel einer Publikation von Hans-Wolfgang Hoefert und Bernhard Uehleke aufzeigen: Obgleich den beiden konventionell medizinischen Ärzten durchaus daran liegt, in ihrer Zusammenstellung prominenter alternativ-medizinischer Verfahren kein Werturteil vorzunehmen, diskutieren sie deren Wirkung auf der Basis evidenzbasierter Studien, einem genuin konventionell medizinischen Instrument des Wirkungsnachweises (vgl. Hoefert und Uehleke 2009).[45] Das Verhältnis zwischen konventioneller und alternativer Medizin wird aber auch von Seiten alternativ-medizinischer Akteur_innen thematisiert, wie im Falle der anthroposophischen Medizin z. B.

---

45 Für das Beispiel der Meditation im medizinischen Kontext vgl. z. B. Hoefert und Uehleke (2009, 215–226).

am paradigmatischen Begriff der integrativen Medizin resp. Onkologie deutlich wird: Dabei wird integrative Medizin als eine Erweiterung konventioneller Medizin durch anthroposophisch-medizinische Verfahren propagiert (vgl. z. B. Glöckler et al. 2011; Heusser 1999a; 2011; Kienle et al. 2013).

Demgegenüber sind Religionswissenschaft, Religionssoziologie und Religionsethnologie bestrebt, alternativ-medizinische Verfahren und ihr Verhältnis zu konventionellen Formen von Medizin (vgl. z. B. Schoene 1980) resp. Religion (vgl. z. B. Brown 2013; Hall 2013; McGuire 1993) oder beiden (vgl. z. B. Lüddeckens 2013; Brown 2013; Hero 2011a; 2011b; 2012) aus einer dezidiert nicht-normativen Perspektive zu betrachten.[46] Während die Religionsethnologie den Schwerpunkt auf nicht-europäische, indigene und traditionelle Verfahren legt (vgl. z. B. Last 1996; Sax 2009; Sieler 2014), widmen sich religionswissenschaftliche und religionssoziologische Forscher_innen der Darstellung genuin europäischer[47] Verfahren, asiatischer Verfahren im europäischen Kontext[48] sowie der Diskussion allgemeiner Merkmale. Dazu gehören u. a. ihre Referenzen auf *Ganzheitlichkeit* oder alternative Religiosität:

## (1) Referenz auf Ganzheitlichkeit

Die Anschlussfähigkeit alternativ-medizinischer Verfahren scheint maßgeblich durch ihren Anspruch bedingt, eine Alternative oder Ergänzung zur als reduktionistisch, fragmentarisch und mechanistisch wahrgenommenen konventionellen Medizin darzustellen (vgl. McGuire 1993).[49] Dies veranlasst viele Forschende, alternative Formen von Medizin unter dem Begriff der *Ganzheitsmedizin* zusammenzufassen (vgl. z. B. Clarke 2006, 31–34; Fuller 1989;

---

46  Einen Sammelband zur alternativen Medizin aus soziologischer Perspektive haben Gale und McHale (2015) herausgegeben. Eine Zusammenstellung religionswissenschaftlicher Arbeiten zu *Religion, Medicine, and Health* ist bei Routledge in Planung.

47  Ein prominentes Beispiel ist die Homöopathie (vgl. z. B. Degele 1998; 2000; Degele und Dries 2005; Frank 2004; Jeserich 2010; Thurneysen 2006).

48  Als Beispiele alternativer Formen von Medizin, die in den letzten Jahrzehnten im deutschsprachigen Raum erfolgreich Fuß gefasst haben, gelten das Ayurveda (vgl. z. B. Frank 2004; Koch 2005; 2006a; 2006b) und die Traditionelle Chinesische Medizin (vgl. z. B. Platsch 2006). Weiter existiert eine Reihe vereinzelter asiatischer Körperpraktiken – wie Yoga, Tai Chi, Reiki oder Shiatsu –, die seit den 1960er Jahren an gesellschaftlicher Akzeptanz gewinnen (vgl. z. B. Karstein und Benthaus 2012), was sowohl zur Glokalisierung als auch zur Hybridisierung medizinischen Wissens führt (vgl. Stollberg 2002, 151–154).

49  Hero (2011b, 104) weist jedoch darauf hin, dass weder die religiösen Entrepreneure noch die Suchenden aus reiner Unzufriedenheit mit der Schulmedizin zu alternativen Formen der Medizin greifen, sondern auch, weil sie dem Aspekt der Beziehung zwischen Therapeut_innen und Patient_innen eine hohe Bedeutung zuschreiben.

1996, 91–97; Kelly 1990; Koch 2014; Koch und Binder 2013).[50] Dabei ist nicht immer erkennbar, ob die Ganzheitlichkeit ein feldinternes Narrativ (vgl. z. B. Risi 2011a; 2011b) oder eine analytische Kategorie (vgl. z. B. Beckford 1984) ist.[51] Dies verdeutlicht sich am Beispiel der anthroposophischen Medizin, die sowohl in der Selbstdarstellung (vgl. z. B. Glöckler et al. 2011; Heusser 2011) als auch in der Fremddarstellung (vgl. z. B. Brügge 1984) häufig als ganzheitlich beschrieben wird.

Die Referenz auf Ganzheitlichkeit manifestiert sich mit James Beckford sowohl auf der Ebene des Menschen- als auch des Weltbildes: Das Menschenbild alternativ-medizinischer Verfahren ist insofern ganzheitlich, als es einen immateriellen, lebensüberdauernden Kern postuliert, den es zu erkennen, zu verwirklichen und zu entwickeln gilt. Dabei wird die persönliche Entwicklung häufig über die eigentliche Bekämpfung einer Krankheit gestellt; die Konzentration auf das Selbst gilt als Präventivmaßnahme: „Concern for health thus ceases to be marginal to everyday life: it becomes infused in every activity" (Beckford 1984, 263). Auf der Ebene der Weltbilder kommt das Narrativ der Ganzheitlichkeit gemäß Beckford in der Vorstellung eines harmonischen Gleichgewichtes zum Tragen, das sowohl auf das Krankheitskonzept referiert, indem Krankheit als ein Zustand von Disharmonie verstanden wird, als auch auf eine übergreifende Weltkonstitution hinweist: „The world-image of harmony and balance is easily adapted to practical projects designed to pursue such ends as world peace and universal human rights" (Beckford 1984, 265). Wouter J. Hanegraaff ergänzt überdies den Aspekt des *Sinnes*, der häufig auf religiösen Rationalisierungen aufbaue und von der konventionellen Medizin vernachlässigt werde:

> Alternative approaches to healing, in contrast, offer general interpretive contexts for giving meaning to illness. These contexts are generally of a religious (...) nature. (Hanegraaff 1996, 44)

## (2) Referenzen auf (alternative) Religiosität

Eine Vielzahl von Forschenden führt das Erstarken der alternativen Medizin auf ihre (alternativ-) religiösen Referenzen zurück, was von Seiten der konven-

---

50　Andere wiederum kritisieren diesen Begriff als inhaltsleer, da sich auch die konventionelle Medizin um den ganzen Menschen kümmere (vgl. Bock 1993, 38–40). Jütte (1996, 55–56) legt die Geschichte des Begriffes der Ganzheitsmedizin prägnant dar.

51　Zur Einführung in das Narrativ und die Geschichte der Ganzheitlichkeit vgl. z. B. Gloy (1996) und Höllinger und Tripold (2012). Hedges und Beckford (2000) sowie Hanegraaff (1996, 119–158) zeigen auf, inwiefern sich das Narrativ der Ganzheitlichkeit im alternativ-religiösen Feld manifestiert, und Wenzel (2014; 2015) diskutiert alternativ-medizinische Verfahren als Mittel zur ganzheitlichen Begleitung am Lebensende.

tionellen Medizin häufig kritisiert (vgl. z. B. Puustinen 2014), von Vertreter_innen alternativ-medizinischer Verfahren indessen als positiv beurteilt (vgl. z. B. Heusser 2006) wird. Religionswissenschaftler_innen beschränken sich in der Regel darauf, eine hohe Affinität zwischen alternativen Formen von Medizin und Religion (vgl. z. B. Fuller 1989; Knoblauch 2009, 166; Noseck-Licul 2013, 348–350) zu konstatieren, und diskutieren dies häufig vor dem Hintergrund alternativer Religiosität:

> During the 1970s, the New Age Movement and the holistic health movement merged to the extent that it is difficult, if not impossible, for an observer to draw the line between them. (Melton 1990, xix–xx)[52]

Demzufolge können das Ansteigen und die gesellschaftliche Akzeptanz solcher Verfahren als eine Folge des Rückganges konventioneller Formen von Religion (vgl. Hughes 2006) sowie der Zunahmen alternativer Formen von Religion gedeutet werden:

> Es ist offensichtlich, dass viele (...) Techniken auch angewandt werden können, ohne damit eine spirituelle Bedeutung zu verbinden. Sobald eine Person jedoch mehrere dieser Techniken anwendet, steigt die Wahrscheinlichkeit, dass auch eine spirituelle Bedeutung vorliegt und dass die betreffende Person zu unseren „Alternativen" gehört. (Stolz et al. 2011)

Damit zusammenhängend ist nicht immer entscheidbar, ob wir es in der alternativen Begleitung am Lebensende mit alternativen Formen von Religion oder Medizin zu tun haben. Die vermeintlich klare Trennlinie zwischen Religion resp. Medizin verwischt angesichts alternativer Handlungsformen der Begleitung am Lebensende. Doch auch wenn eine klare Grenzziehung nicht immer möglich ist, werden alternative Formen von Medizin unter dem Label der alternativen Medizin zunehmend in die Begleitung am Lebensende integriert (vgl. z. B. Bühring et al. 2011; Kellehear 2003; Vandergrift 2013; Wenzel 2014; 2015).

### 1.3.2 Anthroposophische Medizin und Palliative Care
Die Entstehung und Entwicklung der anthroposophischen Medizin ist eng an Rudolf Steiners (1861–1925) Lebensgeschichte sowie seine Berührungspunkte

---

52 Alternative Formen von Religion, die sich auf Heilung und *Heil* beziehen, werden in der Religionswissenschaft vor allem im Rahmen der Forschung zum New Age (vgl. z. B. Hanegraaff 1996, 42–61; Sutcliffe 2003, 174–194) und zur westlichen Esoterik (vgl. z. B. Zinser 2009, 58–67; Wichmann 1990, 267–272; Levin 2008) oder allgemein im Rahmen gegenwärtiger Religiosität (vgl. z. B. McGuire 2008a, 119–158; Knoblauch 2009, 166–181; Rossi 2007) verhandelt.

mit der Theosophie bzw. der Theosophischen Gesellschaft geknüpft:[53] Nach einer Phase der Unsicherheit, die von Heiner Ullrich (2011) als „Höllenfahrt in Berlin" und von Helmut Zander (2011) als „Wilde Jahre" bezeichnet wird, kam Steiner im Jahr 1900 der Einladung einer bekennenden Theosophin nach und hielt im September in deren Haus einen Vortrag zu Friedrich Nietzsche, über den Steiner in seiner bisherigen Tätigkeit als Akademiker, Schriftsteller, Herausgeber und Mitinhaber des *Magazins für Litteratur* bereits ausgiebig publiziert hatte. Im Januar 1902 trat Steiner der Theosophischen Gesellschaft *Adyar* bei und wurde im Herbst des gleichen Jahres zum Generalsekretär der neu gegründeten Deutschen Sektion ernannt. Es waren verschiedene Gründe – darunter religiöse Auseinandersetzungen über die Gewichtung christlicher Inhalte sowie Führungsunstimmigkeiten mit Annie Besant, die ab 1907 die Leitung der Theosophischen Gesellschaft innehatte und zwei Jahre später einen hinduistischen Jungen aus Indien als Reinkarnation von Christus proklamierte –, die rund fünf Jahre später zum Bruch Steiners und seiner Anhänger_innen mit der Theosophischen Gesellschaft sowie zur Gründung der Anthroposophischen Gesellschaft führten. Diese etablierte sich in den Folgejahren über die Landesgrenzen Deutschlands hinaus, was im Jahr 1920 in der Eröffnung des Johannesbaus in Dornach gipfelte, der zum Hauptsitz der Anthroposophischen Gesellschaft und ab 1923 resp. 1924 der Freien Hochschule für Geisteswissenschaft wurde.[54]

Ab den 1920er Jahren fanden zudem die Vorbereitungen und im September 1922 die formale Gründung der Christengemeinschaft, einer „Bewegung für religiöse Erneuerung", statt. Ihre zentralen Handlungsformen und Wissensstrukturen stammen gleichermaßen aus dem Christentum und der Anthroposophie, was ihr nicht immer unproblematisches Verhältnis zu den etablierten christlichen Kirchen sowie zur anthroposophischen Gesellschaft erklärt, wie Helmut Zander für die Gründungsjahre und die Gegenwart festhält:

---

53  Die folgenden Ausführungen bauen auf Biographien zu Rudolf Steiner von Ullrich (2011) und Zander (2011) sowie Darstellungen zur Theosophie und zur Theosophischen Gesellschaft von Bogdan (2016), Faivre (2001, 107–115, 118–121), Frenschkowski (2008), Stuckrad (2004, 197–215) und Zander (2007) auf.

54  Nachdem der Johannesbau Ende 1923 niederbrannte, konnte der zweite Bau – das heutige Goetheanum – im September 1928 wiedereröffnet werden.

Die Spannungen zwischen „Dornach" und „Stuttgart"[55] hinsichtlich des Verhältnisses der Anthroposophie zur Religion und damit zur Christengemeinschaft bestehen jedenfalls fort. (Zander 2007, 1672)[56]

Aus der Binnenperspektive ist die Christengemeinschaft „als Einrichtung völlig unabhängig von der Allgemeinen Anthroposophischen Gesellschaft, fühlt sich jedoch in den inneren Anliegen und Bestrebungen ‚geschwisterlich' mit ihr verbunden".[57]

Die Beziehung zur Christengemeinschaft wird von Seiten der Anthroposophie indessen immer wieder – und schon von Rudolf Steiner – als vorangehend verstanden, was darauf hindeutet, dass sich die Anthroposophie der Christengemeinschaft als vorangehend und sie überhöhend begreift:

> Warum sollte nicht die Hauptsache als solche geltend gemacht werden, dass man, mit voller Anerkennung des Inhaltes der religiösen Bewegung (...), in den Vordergrund stellt, dass die anthroposophische Bewegung die Schöpferin der religiösen Erneuerungsbewegung ist? (...) Wenn man es gewissenhaft schildert, so war es doch so, dass jüngere Theologen aufgetreten sind, die gesagt haben: Wir sind am Ende, wir sind fertig. Aus der Theologie kann keine Seelsorge mehr gewonnen werden. Die Theologie hat kein Verständnis für das wahre Christentum. Nun brauchen wir die Anthroposophie, die uns das wiederum gibt. (Steiner 1991, 322)

Demzufolge darf die Christengemeinschaft nicht als die Kirche der Anthroposophie missverstanden werden. Und dennoch ist die Christengemeinschaft eng mit der Anthroposophie verbunden: Erstens kommt Rudolf Steiner seit dem eigentlichen Gründungsmoment eine entscheidende Rolle zu. Diese ist jedoch seit jeher ambivalent, wie an Steiners Beteiligung an der formalen Gründung der Christengemeinschaft ersichtlich wird:

---

55  Dornach ist der Hauptsitz der Anthroposophischen Gesellschaft sowie der Freien Hochschule für Geisteswissenschaft; in Stuttgart befindet sich das erste und nach wie vor wichtigste und größte Priesterseminar der Christengemeinschaft – neben Hamburg und Chicago.

56  Die Geschichte der Christengemeinschaft ist nur lückenhaft rekonstruiert: Abgesehen von einzelnen Seiten in Abhandlungen zur Anthroposophie (vgl. z. B. Ullrich 2011, 91–93; Zander 2011, 436–351) sowie einem Kapitel in Zanders Monumentalwerk zur *Anthroposophie in Deutschland* aus dem Jahr 2007 bestehen lediglich Darstellungen aus der emischen Perspektive (vgl. z. B. Gädeke 1992; Schroeder 1990). Während eine religionswissenschaftliche Aufarbeitung der Theologie der Christengemeinschaft – abgesehen von Zander (2007, 1652–1664) und Hapatsch (1996) – noch aussteht, sind die Sakramente der Christengemeinschaft aus der Innenperspektive vielfach dokumentiert (vgl. z. B. Debus 2006; Schroeder 1990, 158–166).

57  www.anthrozueri.ch/adressverzeichnis/religioese-erneuerung, 29.08.2020.

Rudolf Steiner hat betont, dass er die Weihe an Rittelmeyer nicht vollzogen habe. Und doch hat er all die Worte gesprochen und all die Handlungen vollzogen, die seither die Priesterweihe ausmachen, als er die Weihe Rittelmeyer übertrug. (Schroeder 1990, 102)

Der Anthroposoph Hans-Werner Schroeder löst diese Ambivalenz damit auf, dass er Steiners Unwillen, zur Gründungsfigur der Christengemeinschaft stilisiert zu werden, auf sein beliebtestes Bibelzitat „Nicht ich, sondern der Christus in mir" zurückführt und in der Weihehandlung Steiners ein göttliches Mitwirken sieht: „Rudolf Steiner handelte nicht nur in höherem Auftrag, mit ihm und in ihm handelte ein Höherer" (Schroeder 1990, 102).

Zweitens gehen viele Rationalisierungen der Christengemeinschaft, wie die Reinkarnationslehre, die sich von konventionell christlichen Rationalisierungen unterscheidet, auf die Theosophie und Steiner zurück. Und drittens ist eine Vielzahl der Mitglieder der Christengemeinschaft in der Anthroposophischen Gesellschaft aktiv oder in anthroposophische Praxisfelder involviert, die sich nach dem Ersten Weltkrieg etablierten.[58]

Während die Anthroposophie samt ihren Praxisfeldern allgemein als relativ gut erforscht gilt, ist die Forschungslandschaft im Falle der anthroposophischen Medizin als prekär einzustufen: Neben historischen Quellen[59] und anthroposophischen Publikationen[60] existiert nur wenig wissenschaftliche Literatur aus

---

58  Die neben der anthroposophischen Medizin bekanntesten anthroposophischen Praxisfelder sind erstens die Waldorfpädagogik und die Waldorf- oder auch Steinerschulen; und zweitens die biodynamische Landwirtschaft, deren Produkte mittlerweile nicht mehr nur in Reformhäusern, sondern in den Regalen großer Supermarktketten zu finden sind. Daneben sind anthroposophische Einflüsse in der organischen Architektur, der Heilpädagogik und verschiedenen künstlerischen Bereichen ausmachbar.

59  Dazu gehören vor allem Rudolf Steiners Vorträge und Vortragszyklen zu medizinischen Themen, die er in den 1920er Jahren z. T. mit Ita Wegman vor medizinisch interessiertem Publikum hielt (vgl. z. B. Steiner 1989; 1994; 1995; 1997; 2001; 2003a; 2003b; 2010a; 2010c) sowie das gemeinsam mit der Ärztin Ita Wegman herausgegebene Standardwerk *Grundlegendes für eine Erweiterung der Heilkunst nach geisteswissenschaftlichen Erkenntnissen* aus dem Jahr 1925.

60  Diese beinhaltet einerseits Darstellungen zu den Ursprüngen und Anfängen der anthroposophischen Medizin von anthroposophischer Seite (vgl. z. B. Selg 2000a; 2000b; 2006). Andererseits sind dazu Artikel sowie Monographien von anthroposophischen Ärzt_innen, Pflegenden und Therapeut_innen zur anthroposophischen Medizin im Allgemeinen (vgl. z. B. Glöckler et al. 2011; Girke 2012; Kienle et al. 2013), zu anthroposophisch-medizinischen Behandlungsmethoden – wie der Misteltherapie (vgl. z. B. Burkhard 2000, 106–138; Daems 2001, 201–207) –, zu medizinischen und pflegerischen Therapieformen – wie der Hyperthermie (vgl. z. B. Heckel und Dickreiter 2007) und den äußeren Anwendungen (vgl. z. B. Sonn et al. 2010; Thüler 2003) – sowie zu den anthroposophisch-medizinischen Therapien – wie der Maltherapie (vgl. z. B. Collot d'Herbois 1993; Mees-Christeller et al. 2000), der rhythmischen Massage (vgl. z. B. Hauschka 1978) und der Heileurythmie (vgl. z. B. Kirchner-Bockholt 2010)

der Außenperspektive. So liegen neben der hier vorliegenden Untersuchung kaum qualitative Forschungsarbeiten zur anthroposophischen Medizin aus einer nicht-anthroposophischen Außenperspektive vor (vgl. z. B. Arman et al. 2008; Ritchie et al. 2001). Unter Rückgriff auf die historische Literatur zur anthroposophischen Medizin (vgl. z. B. Brügge 1984, 101–125; Dinger 1990; Jütte 1996, 237–261; Krafft 1984; Ullrich 2011, 158–165; Zander 2007, 1455–1578) wird im Folgenden deren Formierung skizziert. Steiner beschäftigte sich schon zu Beginn des 20. Jh. mit alternativer Medizin, was einerseits auf Erkrankungen seiner späteren Ehefrau Marie von Sievers, die sowohl von konventionell medizinischen als auch homöopathischen Ärzten behandelt wurde, zurückgeführt wird (vgl. Zander 2011, 389).[61] Andererseits war Steiner an der therapeutischen Tätigkeit von Felix Peipers' sowie seinem „kleinen Sanatorium" interessiert, in dem Peipers ab 1906 / 1907 farbtherapeutische Behandlungen anbot (vgl. Zander 2007, 1474–1480). Und doch werden die Anfänge der anthroposophischen Medizin in der Regel auf die 1920er Jahre datiert:

## (1) 1920: Die Ärztekurse

Der erste „Ärztekurs", der im März und April 1920 in Dornach von Steiner und Ita Wegman (1876–1943) abgehalten wurde, wird häufig als die „Geburtsstunde" der anthroposophischen Medizin gedeutet. Er führte eine Serie von Vorträgen zu medizinischen Themen an. Auf diese Ärztekurse folgte im September des Jahres 1924 ein Kurs für anthroposophische Ärzt_innen und Priester_innen der Christengemeinschaft, der als „Pastoral-Medizinischer Kurs" bezeichnet wird und mit dem Rudolf Steiner das Ziel verfolgte, „im Sinne einer neuen Pastoralmedizin das Zusammenarbeiten der Theologen mit den Medizinern" zu begünstigen (Steiner 2010a, 1). Dieses Zusammenarbeiten ist nicht mit einem Verschmelzen professioneller Zuständigkeiten zu deuten, und dennoch verwischen in ihm körperliche Heilung und religiöses *Heil*: „Man soll nicht mit der Opferflamme heilen und mit dem Merkurstab Kultus zelebrieren wollen. Aber man soll einsehen, dass beides Gottesdienst ist" (Steiner 2010a, 2).

---

zu zählen. Letztlich gehören aber auch nicht-publizierte Dokumente (graue Literatur) sowie Internetseiten verschiedener anthroposophisch-medizinischer Akteur_innen dazu, wie z. B. anthroposophische Gesundheitseinrichtungen, allgemeine Informationsportale, die Anthroposophische Gesellschaft sowie die Sektion für anthroposophische Medizin der Freien Hochschule für Geisteswissenschaft, einzelne Fach- und Berufsverbände für anthroposophische Medizin, Pflege und Therapie und die Arbeitsgemeinschaft Sterbekultur, die zugleich als Forum für Sterbekultur eine Informationsinternetseite betreibt.

61 In den historisch bedingten Zusammenhang von Homöopathie und anthroposophischer Medizin führen Jütte (1996, 237–261) und Zander (2007, 1514–1522; 2011, 389–407) ein.

## (2) 1921: Das erste anthroposophische Krankenhaus

Im Jahr 1921 eröffnete Ita Wegman das Klinisch-Therapeutische Institut in Arlesheim.[62] Auch nach dem Zerwürfnis zwischen Ita Wegman und Marie Steiner nach Rudolf Steiners Tod blieb das Klinisch-Therapeutische Institut bis in die 1960er Jahre das einzige anthroposophische Krankenhaus und somit neben der medizinischen Sektion am Goetheanum in Dornach und der anthroposophische Heilmittel produzierenden Internationalen Laboratorien AG – heute bekannt unter dem Namen Weleda – das Zentrum der anthroposophischen Medizin. Die spätere Ita Wegman Klinik fusionierte im Jahr 2014 aus finanziellen Gründen mit der onkologischen Lukas Klinik zur Klinik Arlesheim und steht auf der kantonalen Spitalliste.

## (3) 1925: Gemeinsame Publikation von Rudolf Steiner und Ita Wegman

Als Konsequenz der Ärztekurse und als eine Reaktion auf einen inneranthroposophischen Streit um die Handlungs- und Deutungshoheit in anthroposophisch-medizinischen Belangen zwischen Dornach und Stuttgart publizierten Rudolf Steiner und Ita Wegman im Jahr 1925 die erste Monographie zur anthroposophischen Medizin, die nach wie vor als Standardwerk gilt und zum Hauptargumentarium des integrativen Programmes der anthroposophischen Medizin wurde: *Grundlegendes für eine Erweiterung der Heilkunst nach geisteswissenschaftlichen Erkenntnissen*. Diesem Titel entsprechend versteht sich die anthroposophische Medizin nicht in Opposition, aber durchaus in Konkurrenz zur konventionellen Medizin, wie Steiner und Wegman schon im ersten Kapitel formulieren:

> Nicht um eine Opposition gegen die mit den anerkannten wissenschaftlichen Methoden der Gegenwart arbeitende Medizin handelt es sich. Diese wird von uns in ihren Prinzipien voll anerkannt. Und wir haben die Meinung, dass das von uns Gegebene nur derjenige in der ärztlichen Kunst verwenden soll, der im Sinne dieser Prinzipien vollgültig Arzt sein kann. Allein wir fügen zu dem, was man mit den heute anerkannten wissenschaftlichen Methoden über den Menschen wissen kann, noch weitere Erkenntnisse hinzu (...). Sie fügt zu der Erkenntnis des *physischen* Menschen, die allein durch die naturwissenschaftlichen Methoden der Gegenwart gewonnen werden kann, diejenige vom *geistigen* Menschen. (Steiner und Wegman 1977, 7–8)

---

62 Die Rolle Steiners in der medizinischen Praxis am Klinisch-Therapeutischen Institut wird von Helmut Zander kritisch beurteilt: „Der Laienheiler Steiner, ohne medizinische Ausbildung, ein Mann, der durch seine Kontakte mit Ärzten und ins alternativ-medizinische Milieu viel wusste, aber ohne größere praktische Erfahrung war, stieg als Hellseher zur entscheidenden Referenz von Fragen über Gesundheit und Krankheit, im Ernstfall über Leben und Tod auf" (Zander 2011, 406).

Es ist diese Ergänzung um die „Erkenntnisse des geistigen Menschen", die die *geisteswissenschaftliche* und somit *spirituelle* Erweiterung der konventionellen Medizin durch „übersinnliches Erkennen nach naturwissenschaftlichem Vorbild" ausmacht (Heusser 2014, 115). Und gerade darin liegt nach Aussagen gegenwärtiger anthroposophisch-medizinischer Akteur_innen schließlich die Bedeutsamkeit der anthroposophischen Medizin, weil sie darin ihre *Ganzheitlichkeit* entfalte:

> Nur in der Zusammenschau der naturwissenschaftlichen Grundlagen – die voll anerkannt werden – und anthroposophisch-geisteswissenschaftlicher Überlegungen wird eine echte, wirklichkeitsgemäße Ganzheit erkennbar werden. (Daems 2001, 194)

Seit ihren Anfängen wendete sich die anthroposophische Medizin schwer Kranken und Sterbenden zu. Doch erst seit wenigen Jahren lassen sich eine *nicht-medizinische anthroposophische Begleitung* und die *anthroposophische Palliative Care* unterscheiden:

Die nicht-medizinische anthroposophische Begleitung am Lebensende wird durch Laien resp. geisteswissenschaftlich geschulte Begleitende erbracht, die von privaten Initiativen, Netzwerken und Publikationsorganen getragen sind.[63] Zu erwähnen gilt, dass vor allem das *Forum für Sterbekultur*[64] mit seiner Internetseite *www.sterben.ch* auch in nicht-anthroposophischen Kreisen rezipiert wird. So verbucht die Internetseite nach Aussage ihrer Betreiber_innen gute Besuchszahlen; und das Forum wird mittlerweile auch von nicht-anthroposophischen Akteur_innen der Palliative-Care-Landschaft wahrgenommen, was sich in der Kooperation mit der privaten Stiftung *Onko Plus* zeigt: Gemeinsam organisieren die beiden Gesprächs-Cafés zum Thema „Leben und Sterben" in verschiedenen Schweizer Städten.[65] Die Inhalte der Internetseite orientieren sich sowohl an den Grundsätzen der Palliative Care als auch an den zentralen Rationalisierungen der anthroposophischen Medizin: Zuweilen gehen die beiden Hand in Hand – so beispielsweise in der ablehnenden Haltung gegenüber Suizid: „Suizid ist keine Lösung. Er verschiebt nur das Problem" in das Nachtodliche und das nächste Leben.[66] An vielen Stellen werden anthroposophische Inhalte auf das Lebensende bezogen und damit gleichermaßen in den medizinischen Kontext transferiert – wie etwa in der Schilderung der anthroposophischen Jenseits-

---

63 Dazu gehören z. B. die Flensburger Hefte (1995; 1997a; 1997b; 2001).
64 Vgl. www.sterbekultur.ch, 03.02.2020.
65 Vgl.www.onko-plus.ch/wp-content/uploads/2017/08/Flyer_A5_Gespraechs-cafe_Sept_Feb_17_18_v03.pdf, 10.05.2018.
66 Vgl. www.sterben.ch/index.php?id=346, 29.04.2017.

vorstellung.[67] Im Vordergrund steht indessen ganz deutlich das Bestreben, eine anthroposophische Palliative Care zu begründen und zu verbreiten.[68]

So entwickelte sich in den letzten Jahren eine anthroposophische Palliative Care (vgl. z. B. Girke 2012, 1051–1083; Heusser und Riggenbach 2003; Helwig 2003; Hager 2003; Glöckler und Heine 2002). Die wichtigsten Akteur_innen in diesem Praxisfeld sind anthroposophisch aus- und weitergebildete Ärzt_innen, Pflegende und Therapeut_innen, die zwar professionsspezifische Handlungsformen kennen, dabei aber über ein relativ homogenes Set an übergreifenden Rationalisierungen verfügen. Dies ist durchaus erstaunlich, wenn man daran denkt, dass Rudolf Steiners Anthroposophie über ein sehr umfangreiches und komplexes Lehrgerüst verfügt, das aus über 30 Monographien und über 6000 größtenteils verschriftlichten Vortragsmanuskripten besteht.[69]

---

67 Vgl. www.sterben.ch/index.php?id=353, 29.04.2017.
68 Vgl. www.sterben.ch/index.php?id=396, 29.04.2017.
69 Die Gesamtausgabe von Rudolf Steiners Oeuvre ist zumindest teilweise online verfügbar (vgl. http://anthroposophie.byu.edu, 03.02.2020).

# 2. Forschungsstand

Die Begleitung schwer Kranker und Sterbender stellt seit jeher ein Aufgabenfeld der Medizin dar (vgl. Kränzle 2011, 7). Gleichermaßen beteiligen sich religiöse Gemeinschaften daran (vgl. Lutz 2011, 304). Auf diese Gemengelage von Religion und Medizin am Lebensende lassen sich verschiedene Perspektiven einnehmen, wobei die vorliegende Untersuchung sowohl auf medizinische und pflegewissenschaftliche als auch auf sozialwissenschaftliche und insbesondere religionswissenschaftliche Forschungsarbeiten zurückgreift (siehe Kap. 2.1).

Seit dem Wegfallen des christlichen Handlungs- und Deutungsmonopols in Westeuropa im Rahmen des religiösen Wandels der letzten Jahrzehnte fällt die Sterbebegleitung zunehmend ins Aufgabenfeld der Medizin, was ab den 1960er Jahren – im Sinne einer Gegenentwicklung (vgl. Schaeffer 2008, 226–233) – der *modernen Hospizbewegung* Aufschub verlieh und zur Eröffnung einer Vielzahl an Hospizen für schwer Kranke und Sterbende[1] führte (siehe Kap. 2.2), deren zentrale Begleitungsformen und Kerngedanken spätestens ab den 1990er Jahren Einzug ins öffentliche Gesundheitswesen hielten. Dies führte zur Etablierung eines ganz spezifischen medizinischen Praxisfeldes, das sich zu einer eigenständigen medizinischen Disziplin entwickelte: Die *Palliative Care* war geboren. Insofern schon die moderne Hospizbewegung von religiösen Motivationen angeleitet war, erstaunt es nicht, dass das Konzept des *Total Pain* von Cicely Saunders[2] nicht nur die Palliative-Care-Definition der Weltgesundheitsorganisation beeinflusste, sondern auch der Integration religiöser Handlungsformen und Rationalisierungen in die Begleitung schwer Kranker und Sterbender – als *spirituelle Begleitung* resp. *Spiritual Care* – Vorschub leistete (siehe Kap. 2.3).

## 2.1 Religion und Medizin am Lebensende

Dem Zusammenhang von Religion und Medizin wird in der medizinischen und pflegewissenschaftlichen Forschung erst seit den 1990er Jahren zunehmende Bedeutung zugewiesen, was sich an der Zahl der Beiträge zum Thema in medizinischen Publikationen zeigt (vgl. z. B. Sinclair et al. 2006, 466; Jeserich 2011). In empirischen Studien werden nicht nur die persönliche Bedeutsamkeit der Religion und die konkrete Beschaffenheit möglicher Bedürfnisse in diesem Bereich betont und erforscht, sondern auch der positive Effekt individueller

---

1 Für die Begriffsgeschichte von *Hospiz* vgl. z. B. Gruber (2014, 52–54).
2 Clark (1999; 2000, 734), Baines (1995), Müller (2007) und Sugden (2001) führen in das Konzept von *Total Pain* ein.

Religiosität auf die Gesundheit resp. Lebensqualität. Im Vergleich zur allgemeinen Medizin, die vornehmlich kurativ, d. h. auf Heilung ausgerichtet ist, wird der Religion in der Palliative Care, d. h. der auf Linderung sämtlicher Leiden ausgerichteten multiprofessionellen Begleitung am Lebensende eine ungemein höhere Bedeutung zugeschrieben (vgl. Puchalski et al. 2003), was daran liegen kann, dass Religion bei schwer kranken und sterbenden Menschen häufig als Thema erneut oder neu in den Vordergrund rückt (vgl. Speck 1998, 806; Fegg et al. 2008, 244; Weiher 2011, 65; Büssing 2011, 334).

Unter der Prämisse, dass alle Menschen eines Tages sterben, gilt das Lebensende nicht nur als individuelle, sondern als gesellschaftliche Aufgabe, die kulturell unterschiedliche Handlungsformen und Rationalisierungen herausgebildet hat: So variieren Krankheitskonzepte, Konzepte des guten Sterbens und Jenseitsvorstellungen im Verlauf der Zeit, und auch der gesellschaftliche Umgang mit den Themen Krankheit, Sterben und Tod unterliegt ständigem Wandel (vgl. z. B. Ariès 1976; 2009; Kellehear 2007; Paul 2005, 9–16; Strange 2009).[3]

Während das Sterben jedoch ein wahrnehmbarer Prozess ist, der jedem zugänglich ist, entzieht sich der Tod sowohl der subjektiven Erfahrbarkeit als auch der sozialwissenschaftlichen Erforschbarkeit. Die Bewältigung des Lebensendes manifestiert sich indessen als handlungskonstitutive Herausforderung oder als diskursive Aufgabe – und wird so zum Gegenstand thanatologischer Forschung. Seit den 1990er Jahren hat sich im deutschsprachigen Raum vor allem die Thanatosoziologie als wichtige Disziplin etablieren können.[4] So hat der Soziologe Klaus Feldmann ein zur begrifflichen und theoretischen Erfassung des Sterbens mittlerweile verbreitetes Konzept vorgelegt, das das Sterben als sozialen Prozess fasst und entmedikalisiert. Damit wird das Sterben zu einer

---

3 Dies hat ab dem Spätmittelalter zur Entstehung einer christlichen Ars Moriendi beigetragen, die in jüngster Zeit im Sinne einer eurochristlichen „Sterbekultur" oder „Ars Moriendi Nova" wiederbelebt wird. Diese Diskussion wird meist innerhalb der christlichen Ecke des Palliative-Care-Feldes geführt (vgl. z. B. Anderheiden et al. 2008; Arntz 2008; Illhardt 2010; Roser 2012; Schaeffer 2008) oder von außen beobachtet (vgl. z. B. Dresske 2012a; Feldmann 2012; Schäfer et al. 2012a; 2012b).

4 In das Forschungsfeld der Thanatosoziologie führen z. B. Bryant (2007), Faunce und Fulton (1958), Feldmann und Fuchs-Heinritz (1995a), Fuchs-Heinritz (2007), Kearl (1989), Kellehear (2009), Riley (1983) und Walter (1993b; 2008) ein. Die Sammelbände von Becker et al. (1998), Clark (1993), Knoblauch und Zingerle (2005b), Nassehi und Pohlmann (1992) sowie Feldmann und Fuchs-Heinritz (1995b) stellen die wichtigsten soziologischen Theorien zum Thema Sterben und Tod vor. Hinzuzufügen sind die thanatosoziologischen Klassiker: Gorer (1965), der in Großbritannien Einstellungen zum Tod erforschte; Hahn (1968), der das Gleiche für Deutschland unternahm; und Glaser und Strauss (1965), die mit ihrer Studie zur *Awareness of Dying* den Grundstein für die Grounded Theory legten; die Studie wurde nur wenige Jahre später ins Deutsche übersetzt (vgl. Glaser und Strauss 1974).

subjektiven Erfahrung bzw. zu einem diskursiven Thema, das auf das Selbst („das eigene Sterben"), ein anderes Individuum („das Sterben der Anderen") oder ein Kollektiv („das kollektive Sterben") bezogen werden kann (vgl. Feldmann 1997, 80–88; 1998; 2010, 126–139; 2012, 78). Indem sich das *soziale Sterben* nicht nur auf eine Krankheitsgeschichte, ein Therapiekonzept oder eine Prognose bezieht, sondern Veränderungen im Bereich der gesellschaftlichen Positionierung und der sozialen Beziehungen in den Blick nimmt, weist es über den medizinischen Sterbeprozess hinaus: Schwer Kranke und Sterbende ziehen sich in der Regel aus dem gesellschaftlichen Leben zurück und übernehmen – mit Talcott Parsons (1991) – eine Rolle sozialer Devianz[5]; gleichzeitig werden sie zunehmend abhängig von anderen Menschen.

Aus einer historischen Perspektive dominieren in den letzten Jahrzehnten vor allen Dingen die Thesen einer gesellschaftlichen Verdrängung auf der einen und einer Wiederbelebung oder (Re-) Diskursivierung des Todes auf der anderen Seite.[6] Einer der ersten, der auf die gesellschaftliche Verdrängung des Todes hinwies, war Geoffrey Gorer, der im Jahr 1955 die gesellschaftliche Bewältigung des Todes mit dem diskursiven Umgang der Gesellschaft in Bezug auf Sexualität vergleicht:

> In the 20th century, (…) there seems to have been an unremarked shift in prudery; whereas copulation has become more and more „mentionable," (sic!) (…) death has become more and more „unmentionable" *as a natural process.* (Gorer 1955, 50)

Im deutschen Sprachraum wurde diese These vor allen Dingen von den Soziologen Armin Nassehi und Georg Weber aufgegriffen, systemtheoretisch fun-

---

5  Nach Parsons *sick role* Konzept, das im Jahr 1952 als Teil seiner *Theorie sozialer Systeme* entstand (vgl. Parsons 1991), führt Krankheit zu einer zeitweiligen Suspension gesellschaftlicher Aufgaben, zumal die Rolle der Kranken als eine Rolle sozialer Devianz gilt, die gesellschaftlicher Überwachung – durch den medizinischen Stand – bedarf. Für die medizinsoziologische Rezeption dieses Konzeptes vgl. z. B. Turner und Samson (1995, 37–39) und White (2002, 104–116).

6  Für einen allgemeinen Überblick zur Diskussion vgl. z. B. Nölle (1997, 79–96), Salis Gross (1998, 22–34) und Schaeffer 2008, 53–125. Hetzel (2007) führt in die frühe Diskussion der Todesverdrängung ein; Feldmann (2010, 59–79) skizziert die wichtigsten Argumente dieser Diskussion; Ariès (2009, 715–770) zeichnet die Todesverdrängung historisch nach; Brüggen (2005a; 2005b; 2008) verhandelt Ratgeberliteratur zum Thema Sterben und Tod als Beispiel einer Wiederbelebung des Todes; Saake (2008) untersucht mit Hilfe der Diskursanalyse *moderne Todessemantiken* im Kontext der Sterbebegleitung; und auch Schneider (2005) wirft einen diskursanalytischen Blick auf die Begleitung am Lebensende, wenn er die zentralen Merkmale der (Re-) Diskursivierung des Todes in einer Verschiebung des Diskurses weg vom *Problem* des Todes hin zur Differenzierung von Konzepten des guten Sterbens sieht.

diert (vgl. z. B. Nassehi und Weber 1988) und in einen Gesamtentwurf einer *modernen Gesellschaft* integriert (vgl. Nassehi und Weber 1989; Nassehi 1992).[7]

Auf der angelsächsischen Seite griff der britische Religionswissenschaftler Philip Mellor dieses Thema früh und differenziert auf: Obgleich der Tod eine (Re-) Diskursivierung erfahre, indem er als Thema neu in den Vordergrund der Forschung, aber auch des gesellschaftlichen Diskurses gerate, werde er nach wie vor aus dem öffentlichen Raum verdrängt: „Nevertheless, although death is not a forbidden subject, it remains a hidden one in the sense that it is generally sequestrated from public space" (Mellor 1992, 11). Mellor führt dies darauf zurück, dass sich die Organisation, Erfahrung und Bewältigung des Todes in der Spätmoderne privatisiert habe, da die christlichen Kirchen ihr Handlungs- und Deutungsmonopol zunehmend verloren haben.

Raymond Lee seinerseits verbindet mit der (Re-) Diskursivierung bzw. Wiederbelebung des Todes auch Tendenzen einer (Re-) Sakralisierung, was er hauptsächlich auf das Ansteigen alternativer Formen von Religion zurückführt (vgl. Lee 2008, 752–753).[8] Diese weisen mit Lee eine enttabuisierende Kraft auf, die dem Tod dadurch seinen Schrecken nehmen, dass er nicht als Endpunkt, sondern Übergang konzipiert wird: Denn erstens überdauere eine Komponente des Selbst in den meisten alternativ-religiösen Ich-Konzepten und Jenseitsvorstellungen den physischen Tod, und zweitens trage die Erfahrung des Sterbeprozesses und des Todes zur persönlichen Entwicklung bei (vgl. Lee 2008, 753).[9] An anderer Stelle interpretiert Lee alternativ-religiöse Praktiken des „bewussten Sterbens" als Faktoren der religiösen Selbstermächtigung Sterbender – auch gegenüber religiösen Autoritäten:

> Dying persons who practise deathing or similar techniques are individualistically empowered to address the meaning of their own salvation, unencumbered by the symbols of institutional support. (Lee 2007, 230)

Während die Rezeption der These einer (Re-) Diskursivierung des Lebensendes auf diese gesamtgesellschaftliche Bewältigung des Todes abzielt, fokussieren neuere religionswissenschaftliche Forschungsarbeiten auf die Begleitung am Lebensende. Die Arbeiten der US-amerikanischen Religionswissenschaftlerin

---

7  Auch Walter (1996b) verbindet die (Re-) Diskursivierung des Todes mit Konzepten der Moderne und Postmoderne, indem er Idealtypen des traditionellen, modernen und postmodernen Sterbens unterscheidet.

8  Knoblauch (2009) argumentiert in eine ähnliche Richtung, wenn er davon ausgeht, dass die gesellschaftliche Verdrängung des Todes von einer „neuen ‚Kultur des Todes abgelöst" wird, „deren wichtigste Träger in der populären Religion zu suchen sind" (Knoblauch 2009, 261).

9  Neben dem New Age verhandelt Lee (2008, 754–756) das wachsende gesellschaftliche Interesse an Nahtoderfahrungen als Beispiel einer zunehmenden (Re-) Sakralisierung des Lebensendes.

Wendy Cadge zeichnen sich dadurch aus, dass sie vermittels unterschiedlicher Methoden der qualitativen Sozialforschung ein Bild des Geschehens vor Ort, in verschiedenen Einrichtungen des Gesundheitswesens, zeichnet. So geht sie in ihrer Monographie *Paging God* aus dem Jahr 2012 ganz allgemein den Fragen nach, wie Spitäler mit dem religiösen Handeln und Deuten ihrer Patient_innen umgehen und wie sich Seelsorgende und andere Mitarbeitende auf diese einlassen (vgl. Cadge 2012, vii–xii). In anderen Publikationen, die häufig von einzelnen Akteur_innen – wie Seelsorgenden oder Kinderärzt_innen (vgl. z. B. Cadge und Catlin 2006; Cadge et al. 2009; 2011) – handeln, thematisiert sie deren Religiosität oder Rolle in der spirituellen Begleitung und stellt dies in den größeren Kontext soziologischer Fragestellungen (vgl. z. B. Cadge und Fair 2010; Cadge und Konieczny 2014).

Auch die finnische Religionswissenschaftlerin Terhi Utriainen erforscht die konkrete Begleitungspraxis, jedoch nicht in Spitälern, sondern Hospizen. Deren weibliche Mitarbeiterinnen diskutiert sie als „agents of de-differentiation", was sie damit begründet, dass ihre Rolle erst durch die Arbeitsteilung zwischen Ärzt_innen und religiösen Expert_innen entstand und dass ihre Arbeit nun aber häufig als *ganzheitlich* wahrgenommen wird (vgl. Utriainen 2010, 447–448). Dies begründet sie mit der „contemporary spirituality", was dem nahekommt, was hier unter alternativer Religiosität verstanden wird. Diese Formen der Begleitung seien zunehmend auch in anderen Einrichtungen des öffentlichen Gesundheitswesens zu finden: „This makes the impact of the new spirituality much stronger than it would be, if it were just a counter-cultural phenomenon" (Utriainen 2010, 438).[10]

## 2.2 Die Geschichte der modernen Hospizbewegung

Die Geschichte der modernen Hospizbewegung und der daraus hervorge-gangenen Palliative Care ist sowohl aus den Außenperspektiven der Medizin (vgl. z. B. Lutz 2011), Medizingeschichte (vgl. z. B. Stolberg 2011, 237–241; Eschenbruch 2004; Gruber 2014, 49–71), der Sozialwissenschaften (vgl. z. B. Walter 1994, 29–31; 87–90; Kemp 2014, 184–188; Mielke 2007, 115–119; Pfeffer 2005, 58–67; Jordan 2010, 273–275; Hayek 2006, 8–10) und der Religionswissen-schaft (vgl. z. B. Garces-Foley 2006b; 2013) als auch aus der Binnenperspektive (vgl. z. B. Bradshaw 1996, 411–413; Student 1999b; Näf-Hofmann und Näf 2011, 19–30; Müller 2012; Heller et al. 2012, 24–48; Seitz und Seitz 2002; Holder-Franz 2009; 2012, 19–25; Bausewein 2008, 77; Kränzle 2011, 4–5) gut dokumentiert

---

10 Auch die Religionswissenschaftlerin Heller (2010) fokussiert auf Gender-Aspekte in der Begleitung am Lebensende.

– wobei die Grenzen nicht immer ganz klar sind, seit sich die Begleitung am Lebensende unter dem Begriff der *Palliative Care* als eigenes Forschungsgebiet etabliert hat (vgl. z. B. Clark 1998; 2001; 2007; Wright und Clark 2012). Die folgende Darstellung wählt dabei eine dezidiert geschichts- und sozialwissenschaftliche Perspektive auf die Ursprünge der modernen Hospizbewegung.

Obgleich sowohl die breite Öffentlichkeit als auch bestimmte Forschungsdisziplinen gemeinhin den Beginn der *Palliative Care* mit dem Einsetzen der modernen Hospizbewegung auf die 1960er Jahre datiert (vgl. z. B. Feldmann 2010, 150–151), macht der Medizinhistoriker Michael Stolberg in seiner Monographie zur *Geschichte der Palliativmedizin* darauf aufmerksam, dass die Wurzeln der „medizinischen Sterbebegleitung" bis in die frühe Neuzeit zurückreichen.[11] Die Datierung des ersten Sterbehospizes fällt dann gemäß Michael Stolberg sehr widersprüchlich aus und ist nicht vor 1870 anzusetzen, wobei die wichtigen Impulse von Großbritannien ausgingen (vgl. Stolberg 2011, 226–228). Dementsprechend liege die „älteste Einrichtung, die auch nach der Intention der Gründer primär der Aufnahme von todgeweihten und sterbenden Kranken diente", in Irland und sei 1879 von den „Sisters of Charity" unter dem Namen „Our Lady's Hospice for the Dying" gegründet worden (vgl. Stolberg 2011, 229).[12] Gegen Ende des 19. Jh. eröffnete im viktorianischen England eine Reihe mehr oder weniger religiös motivierter Hospize (vgl. Stolberg 2011, 229–231).

Eine neue Ära der Begleitung am Lebensende begann dann in der Tat mit der sogenannt *modernen* Hospizbewegung. Möglich wurde dies durch medizinischen Fortschritt sowie gesellschaftliche Veränderungen. Ab den 1960er Jahren wurde das Lebensende vermehrt zum Thema öffentlicher Debatten, was – gekoppelt an die wachsende Kritik an bestehenden Normen und Hierarchiestrukturen, die in der Medizin durchaus ausgeprägt waren, und die zunehmende Verbreitung alternativer Formen von Religion – zum Erstarken alternativer Formen in der Begleitung am Lebensende führte:

> Alternativmedizinische und esoterische Bewegungen suchten nach Alternativen zur naturwissenschaftlichen Medizin und zum herrschenden Umgang mit den emotionalen und spirituellen Bedürfnissen der Kranken. (Stolberg 2011, 236)

---

11 Gruber (2014, 50–52) geht in seiner Begriffsgeschichte noch weiter zurück, wenn er „Xenodochien" (Gasthäuser für Pilger_innen im Nahen Osten) an den Beginn der Hospizbewegung stellt.

12 Demgegenüber verortet Gruber (2014) das erste Hospiz, im heutigen Begriffsverständnis als eine „Einrichtung, die sich ausschließlich mit unheilbar sterbenskranken Menschen befasst" (Gruber 2014, 60), im Frankreich des Jahres 1842.

In dieser Atmosphäre des Aufbruches boten Sterbehospize eine strukturelle Alternative zum Krankenhaus.[13] Demgemäß ist die Hospizbewegung aus einer Unzufriedenheit mit bestehenden Gesundheitseinrichtungen hervorgegangen, was wiederum mit einem Paradigmenwechsel der Sterbebegleitung korrelierte:

> In diesen Organisationen wird im Gegensatz zum Spital der Sterbende intensiv persön-lich betreut (care) und die medizinisch-technische Behandlung (cure) zurückgestellt. (Feldmann 2010, 151)

Darüber hinaus stellten Hospize auch eine inhaltliche Alternative zur bestehen-den Sterbebegleitungspraxis dar:

> Außerdem können Hospize auch als Kompensationsinstitutionen für die „rituelle Leere" am Ende des modernen Lebens angesehen werden, als Versuche, die in traditionellen Kulturen vorhandenen *rites de passage* (Übergangsrituale) in eine zeitgemäße Form zu bringen. (Feldmann 2010, 152)

Als eine zentrale Figur in diesem Entstehungskontext gilt Cicely Saunders[14], die in der Binnenperspektive zur eigentlichen Begründerin der modernen Hos-pizbewegung erhoben wird.[15] Häufig verbindet sich diese Zuschreibung mit religiösen Aspekten[16], wie z. B. dem folgenden Gründungsmythos zu entneh-men ist:

---

13  Diese Alternativen wurden in der Regel nicht von der Politik oder vom Staat initiiert, wie bei anderen Einrichtungen des Gesundheitswesens üblich, sondern gehen auf Bürger_innenin-itiativen zurück (vgl. Walter 1994, 88; Hayek 2006, 9).

14  Für eine kurze Einführung in das Leben und Wirken Cicely Saunders vgl. z. B. Holder-Franz (2009; 2012), Hartley (2014) und Littger (2014, 82–136). Neben Saunders wird häufig auch Elisabeth Kübler-Ross als „Pionierin" oder „Schlüsselfigur" der modernen Hospizbewegung genannt (vgl. z. B. Stolberg 2011, 236; Eschenbruch 2004; Kemp 2014, 166–170; Walter 1994, 30–31; Lutz 2011, 305; Hayek 2006, 8; Mielke 2007, 118–119; Heller et al. 2012, 37–42; Heller 2014, 104–105), da sie sich ab den 1960er Jahren mit ihrer Monographie *Interviews mit Sterbenden* erstens gegen die öffentliche Tabuisierung des Todes stellte und zweitens einem psychologisierten Konzept von Sterben den Weg bereitete (vgl. Kübler-Ross 2009). Drittens betonte Kübler-Ross immer wieder – v. a. in ihren späteren Arbeiten – die religiöse Seite des Sterbens (vgl. Eschenbruch 2004, 1266–1267), was Walter (1994, 30) dazu veranlasste, ihr den Beinamen „prophetess of the new religion of the self" zu geben, und was sie im Feld alternativer Religiosität bekannt machte (vgl. z. B. Jakoby 2007, 60–69).

15  Darauf, dass Cicely Saunders sich auch selbst an den Anfang der modernen Hospizbewegung stellt, wenn sie das St. Christopher's Hospiz als Gründungsmoment bezeichnet, weist Clark (1998, 43–44) vermittels eines Zitates von Saunders hin.

16  Heller (2014) sowie Garces-Foley (2006b; 2013) fokussieren in ihren Darstellungen zur Ge-schichte der Hospizbewegung auf die religiösen Aspekte.

Es war kurz nach dem zweiten (sic!) Weltkrieg. Cicely Saunders, damals eine junge Krankenschwester, Ende Zwanzig, arbeitete in einem der großen, lauten Londoner Krankenhäuser. Dort begegnete sie David Tasma, einem Mann Anfang Vierzig, dessen Schicksal sie tief berührte. Er, ein polnischer Jude, der eben mit knapper Not dem Holocaust des Warschauer Gettos entkommen war, lag nun auf ihrer Station, unheilbar erkrankt an Krebs. Beide kamen einander näher und teilten miteinander ihre Träume von einem besseren Ort für Sterbende, einem Ort, an dem Menschen wie er noch leben könnten, bis zum Tod. (Student 1999b, 21)[17]

Auf dieser Grundlage gründete Saunders das St. Christopher's Hospiz in London. In der Namensgebung verbirgt sich ein religiöser Anspruch, zumal er in doppeltem Sinne auf die christliche Tradition verweist: Das Hospiz als einer von Ordensleuten geführten Stätte für Pilger_innen, die unter dem Schutz des Heiligen Christophorus, einem der Vierzehn Nothelfer, steht (vgl. Seitz und Seitz 2002, 73; Gruber 2014, 63).[18] Dass Cicely Saunders ihre Arbeit mit schwer Kranken und Sterbenden als eine Berufung verstand, hat sie gemäß David Clark im Briefverkehr mit Vertreter_innen religiöser Gemeinschaften oder christlichen Freund_innen immer wieder betont und letztlich von sich selbst aufs St. Christopher's Hospiz übertragen:

These references gradually shift in character from a preoccupation with personal vocation to a more generalized sense of the St Christopher's project being divinely guided and inspired. (Clark 1998, 48)

Nach Vorbild des St. Christopher's Hospizes stieg die Zahl der Hospize ab den 1970er Jahren vor allen Dingen in Westeuropa und Nordamerika stark an.[19] Die Medizinhistorikerin Isabella Jordan weist in diesem Zusammenhang darauf hin, dass sich mit der Verbreitung der Hospize die Gefahr verbindet, „dass Hospize zunehmend zu solchen medizinischen Institutionen werden, für die sie in ihren Anfängen eine Alternative darstellen wollten" (Jordan 2010, 281). Gemäß David Clark hängt diese These einer vermeintlichen *Säkularisierung*

---

17 Weitere Darstellungen dieses Gründungsmythos finden sich z. B. bei Seitz und Seitz (2002, 69–70). Clark (2001, 355) hebt hervor, dass dieser Gründungsmythos, indem er ein interreligiöses Verständnis suggeriert, mitunter dazu beigetragen habe, Menschen unterschiedlicher Religionszugehörigkeit zu inspirieren, sich in der modernen Hospizbewegung zu engagieren.

18 Kränzle (2011, 4–5) weist darauf hin, dass nicht nur die Pilgerstätten des Mittelalters, sondern auch die Hospize des ausgehenden 19. Jh. in einer christlichen Tradition standen.

19 Dass die Hospizbewegung in Deutschland nur schwer und verzögert Fuß fasste, ist vielfach diskutiert und u. a. mit der Euthanasie der Nationalsozialistischen Deutschen Arbeiterpartei während des Zweiten Weltkrieges begründet worden (vgl. z. B. Stolberg 2011, 240–241; Heller und Pleschberger 2015; Gruber 2014, 68–71; Jordan 2010, 274; Heller et al. 2012; Wiedemann 1999; Pfeffer 2005, 61–67; Student 1999a; Kränzle 2011, 5; Holder-Franz 2012, 20–21).

*der Hospizbewegung* (vgl. z. B. Bradshaw 1996; James und Field 1992) einerseits mit einem ganz bestimmten Verhältnis der Hospizbewegung zu Religion zusammen[20] und ist andererseits mit der zunehmenden Routinisierung der Begleitung am Lebensende verbunden, mit der Institutionalisierungs- und Professionalisierungsprozesse einhergingen (vgl. Clark 2001, 353–354).

## 2.3 Palliative Care und Spiritual Care

Zu den zentralen Bestandteilen der *Hospizidee*, die aus der modernen Hospizbewegung rund um Cicely Saunders in das konventionell medizinische Konzept der *Palliative Care*[21] übertragen wurden, gehören die Ansprüche, ein würdevolles Sterben, eine hohe Lebensqualität sowie Leben bis zuletzt zu ermöglichen und sowohl das Sterben als auch den Tod als Bestandteile des Lebens fassen (vgl. Dichter Research AG 2012; Jordan 2010; Kessler 1997; Student 1987).[22] Damit besteht das Ziel der Begleitung am Lebensende nicht in der Gesundung der Patient_innen, sondern in der „Linderung der Schmerzen" sowie in der „Begleitung" selbst (Saunders, in: Fried 1988, 36).[23] Demzufolge kommt Palliative Care dann zum Zuge, wenn nicht mehr von Heilung auszugehen ist,

---

20  Nach David Clark zeichnet sich dieses Verhältnis der Hospizbewegung zu Religion im Falle der Gründung des St.-Christopher's-Hospizes vor allen Dingen durch die Entscheidung aus, das Hospiz weder als Teil des evangelischen Flügels der Kirche von England noch als eine Neue Religiöse Gemeinschaft – etwa nach Vorbild der Communauté de Grandchamp – zu führen, sondern als eine medizinische Einrichtung, die indessen auf christlichen Grundlagen baut: „St Christopher's would not become a fully-fledged religious community, but undoubtedly it was to become a community of religious motivation" (Clark 1998, 51).

21  Für eine Einführung in die Palliative Care vgl. z. B. Aulbert et al. (2012), Clark (2016), Knipping et al. (2007), Kränzle et al. (2011), MacLeod und van den Block (2019) sowie Roth und Canedo (2019). Lombard (2018) und Meisel (2016) legen die rechtlichen Rahmenbedingungen von Palliative Care dar.

22  Mit dieser Bejahung des Lebens und des Lebensendes verknüpft sich eine starke Abgrenzung gegenüber dem assistierten Suizid, die mit Saunders (1995; 2009) zu einem Hauptnarrativ der gegenwärtigen Schweizer Palliative-Care-Landschaft wurde (vgl. z. B. Borasio 2011, 157–173) und gleichzeitig von vielen Hospizmitarbeitenden religiös rationalisiert wird (vgl. Walter 1994, 30). Saunders ihrerseits warnt primär vor einer Beschränkung der persönlichen Entwicklung: „Denn auf dieser letzten, schwierigen Wegstrecke kann viel erfahren und gewonnen werden, bis der Tod schließlich kommt" (Saunders 2009, 40). Dementsprechend fordert sie eine aktive Auseinandersetzung mit dem Tod, da es vor der eigenen Endlichkeit kein Entkommen gebe: „Dem Tod ins Auge zu sehen heißt auch, zu akzeptieren, dass es für Hoffnungen und Pläne ein Ende gibt" (Saunders 2009, 47). Letztlich verbindet sie mit dieser Auseinandersetzung ein „Vertrauen auf Gott", das davor bewahren soll, angesichts der Unmittelbarkeit des eigenen Sterbens den Lebenssinn zu verlieren (vgl. Saunders 2009, 51).

23  Insofern kann auch der Beginn der „modernen Morphintherapie" auf Cicely Saunders zurückgeführt werden (vgl. z. B. Student und Napiwotzky 2011, 6–7).

wobei kurative und palliative Verfahren durchaus Hand in Hand gehen können, um mögliche Leiden angesichts chronischer resp. unheilbarer Krankheit zu lindern und sowohl den schwer Kranken und Sterbenden als auch ihren Angehörigen eine möglichst hohe Lebensqualität bis zuletzt zu ermöglichen. Dabei werden in der Regel vier aufeinanderfolgende Sterbephasen unterschieden: In der *Präterminalphase* sind die Patient_innen zwar mit einer unheilbaren Krankheit diagnostiziert und konfrontiert, nehmen aber idealerweise und dank der palliativen Begleitung weiterhin am gesellschaftlichen Leben teil. In der *Terminalphase* ist diese Partizipation eingeschränkt und die schwer Kranken sind zunehmend mit Schmerzen und anderen Leiden konfrontiert; diese Phase ist gekennzeichnet durch massive Einschränkungen in der Mobilität und die schwer Kranken und Sterbenden werden zunehmend bettlägerig. In der *Finalphase* oder auch *Sterbephase* ist der Tod absehbar, d. h. die Patient_innen liegen im Sterben (vgl. Gruber 2014, 30–40; Jonen-Thielemann 2012).

Die Begleitung schwer Kranker und Sterbender wird in der Schweiz über die obligatorische Krankenpflegeversicherung vergütet und steht damit allen Einwohner_innen offen. Bezüglich der Versorgungsstrukturen unterscheiden das Bundesamt für Gesundheit (BAG) und die Schweizerische Konferenz der kantonalen Gesundheitsdirektorinnen und -direktoren (GDK)[24] zwischen *Palliative Care in der Grundversorgung* und *spezialisierter Palliative Care*. Während Erstere in allen Gesundheitseinrichtungen stattfinden kann und keine besondere Aus- oder Weiterbildung von Seiten der Mitarbeitenden bedingt, besteht spezialisierte Palliative Care aus mobilen, ambulanten und stationären Angeboten, die z. T. kombiniert und von entsprechend geschultem Personal erbracht werden. Im Grunde bestehen damit drei Organisationsformen der Palliativversorgung: Krankenhaus, Langzeitpflege und Ambulanz (vgl. BAG und GDK 2011; BAG et al. 2012, 10–16).

In Übereinstimmung mit den oben genannten Komponenten der Hospizidee, jedoch unabhängig von der konkreten Organisationsform definiert die Weltgesundheitsorganisation *Palliative Care* im Jahr 2002 wie folgt:[25]

---

24  Neben diesen beiden ist die Schweizerische Gesellschaft für Palliative Medizin, Pflege und Begleitung (palliative.ch) als eine nationale Kollektivakteurin zu nennen. Obgleich ihr keine gesetzgebende Funktion zukommt, nimmt sie eine einflussreiche Position innerhalb der Schweizer Palliative Care ein. Sie vereint sämtliche Akteur_innen aller Landesteile aus den Gesundheitseinrichtungen, Forschungsvertreter_innen aus Medizin, Pflegewissenschaft, praktischer Theologie, sozialer Arbeit etc. und Erbringer_innen von Palliative Care aller Berufssparten.

25  Für eine Diskussion dieser Definition vgl. z. B. Gruber (2014, 66–67), Student und Napiwotzky (2011, 10–11), Schaeffer (2008, 146–150) sowie Barbara Steffen-Bürgi (2007). Letztere betont den revolutionären Anspruch dieser Definition „Vergegenwärtigt man sich, dass die Hospizbewegung eine Reaktion auf die zunehmende Institutionalisierung des Sterbens in

Palliative care is an approach that improves the quality of life of patients and their families facing the problem associated with life-threatening illness, through the prevention and relief of suffering by means of early identification and impeccable assessment and treatment of pain and other problems, physical, psychosocial and spiritual.[26]

Dieses Verständnis einer umfassenden, oft auch als *ganzheitlich* bezeichneten Palliative Care wird gemeinhin auf das *Total-Pain*-Konzept von Cicely Saunders zurückgeführt (vgl. z. B. Holder-Franz 2012, 20; 27; 116–118; Clark 2000; Walter 1994, 98–103; Brown und Walter 2013, 3). Dieses unterscheidet zwischen *physical, mental, social* und *spiritual pain* (vgl. Saunders und Baines 1983, 53–66),[27] wobei die *spirituellen Bedürfnisse* von den Betroffenen häufig nicht zwingend als solche klassifiziert werden müssen (vgl. Kellehear 2000; Rumbold 2012): „Few people today are likely to express their doubts and griefs in terms that are recognizably religious" (Saunders und Baines 1983, 62). Vielmehr gilt es, auf Gefühle von Schuld („guilt") bezüglich der Vergangenheit und Sinnlosigkeit („meaninglessness") angesichts der unheilbaren Krankheit zu achten (vgl. Saunders und Baines 1983, 62–63).[28]

Während *Religion* in diesem Verständnis von Saunders an eine religiöse Tradition resp. Institution gebunden ist, erscheint *Spiritualität* konfessionsungebunden und als individualisierte Form von Religion; sie umfasst weit mehr: „the whole area of thought concerning moral values throughout life" (Saunders 1988, o. A.). Mittlerweile hat sich diese Unterscheidung in der Palliative Care durchgesetzt (vgl. Speck 1998, 805; Zwingmann 2005, 242), wobei der Minimalkonsens in einem breiten Spiritualitätsbegriff besteht: „Spirituality was a broader term that may or may not encompass religion" (Edwards et al. 2010, 753).

Grundsätzlich artikuliert sich eine so verstandene Spiritualität in Form einer existenziellen *Sinnsuche* (vgl. z. B. Fegg et al. 2008; Park 2005; 2013; Mayer und Maier 2011), wobei das Fehlen von Sinn als Inbegriff von *Spiritual Pain*,

---

einem auf Wiederherstellung der Gesundheit ausgerichteten medizinischen System war, in dem Sterben nicht als normaler Prozess, sondern als Niederlage galt, so wird deutlich, welch große Veränderung die Perspektive der Palliative Care darstellt" (Steffen-Bürgi 2007, 31–32).

26 Vgl. www.who.int/cancer/palliative/definition/en, 03.02.2020.

27 Student formuliert die Dimensionen des Schmerzes als Wünsche schwer Kranker und Sterbender, so auch die spirituelle Dimension: Dies ist „der Wunsch, die Sinnfrage (Sinn des Lebens, Sinn des Sterbens u. ä.) stellen und besprechen zu dürfen und die Fragen nach dem ‚Danach' mit all ihren Beängstigungen ausdrücken zu dürfen" (Student 1999b, 23).

28 David Clark weist in diesem Zusammenhang auf den leicht übergriffigen Nachgeschmack hin, der daraus resultiert, dass den Eigenaussagen der schwer Kranken und Sterbenden der *therapeutische Blick* der Sterbebegleitenden übergeordnet wird: „‚Total pain' thus becomes an elaboration of the clinical gaze, a new mode of surveillance and an extension of medical dominion" (Clark 1999, 734).

d. h. als *spirituelles Bedürfnis* gefasst wird (vgl. Saunders 1988)[29] und ein ganz bestimmtes Verständnis von *Spiritual Care* bzw. *spiritueller Begleitung* nach sich zieht:

> Die spirituelle Begleitung (...) begleitet (...) die Menschen (...) auf der Suche nach Lebenssinn, Lebensdeutung und Lebensvergewisserung sowie bei der Krisenbewältigung. (BAG und GDK 2010a, 14)

Damit wird die spirituelle Begleitung zur Aufgabe des gesamten multiprofessionellen Teams. Von Seiten der Patient_innen scheint der Einbezug aller Berufsgruppen in diese Art der Begleitung mehrheitlich gewünscht zu sein (vgl. Vallurupalli et al. 2011, 1; Frick et al. 2006, 238); und auch die Palliativmedizin (vgl. z. B. Borasio 2009, 113), die Pflegewissenschaft (vgl. Walter 2002, 133) sowie die Theologie bzw. Seelsorge (vgl. z. B. Roser und Gratz 2011, 54) unterstützen diese Zuständigkeitsausdehnung größtenteils. Sowohl innerhalb als auch außerhalb des Palliative-Care-Feldes wird sie aber auch kontrovers diskutiert: Die Pflegewissenschaftler Draper und McSherry (2002) weisen auf die mögliche Vernachlässigung konventioneller, d. h. institutionell gebundener Formen von Religion hin, womit Religion als mögliche Ressource im Umgang mit dem Lebensende ausgeschlossen werden kann. Und während die Religionswissenschaftlerin Garces-Foley am breiten Spiritualitätsbegriff vor allem dessen paternalistischen Exklusionscharakter kritisiert, der all das ausschließe, was nicht „spiritual but not religious" sei (Garces-Foley 2006, 14), stört sich der Soziologe Walter an der inklusivistischen Unterstellung einer breiten Definition von Spiritualität, alle Menschen seien spirituell:

> Palliative care is supposed these days to be holistic. (…) But many patients have no explicit religion so, if spiritual is not to be reduced to an option for those who are active believers (which is what generally happens in practice), it has to be defined in a much broader, secular way. (Walter 1994, 101)

Auch die Religionswissenschaftlerin Birgit Heller übt Kritik an der in der Palliative Care weit verbreiteten Meinung, der Mensch sei ein grundsätzlich spirituelles Wesen. Im Umkehrschluss fordert sie, eine „personalisierte und ganzheitliche Pflege und Begleitung" allen schwer Kranken und Sterbenden zukommen zu lassen (Heller 2011, 298) – unabhängig von der Religiosität.

---

29 Während Cicely Saunders die „Suche nach Sinn" an Viktor Frankl bindet, dessen Logotherapie auch im Feld alternativer Formen von Religion hohen Anklang findet (vgl. Saunders 1990), begründet sie Handlungsanweisungen im Umgang mit fehlendem Sinn mit der Hiob-Geschichte aus dem Alten Testament (vgl. Saunders 1988).

Zur Einschätzung entsprechender Bedürfnisse durch das multiprofessionelle Team wurden sogenannte *Spiritual Assessments*[30] konzipiert, wobei sich im deutschen Sprachraum diejenigen Erfassungsinstrumente als prominent erwiesen haben, die auf Saunders Religions- bzw. Spiritualitätsverständnis aufbauen und dabei quantitative und qualitative Ansätze verbinden (vgl. z. B. Anandarajah und Hight 2001, 83; Fegg et al. 2008, 242; Frick et al. 2006, 238). Die Anamnese spiritueller Bedürfnisse baut in erster Linie auf der Beziehung zwischen den Mitarbeitenden und ihren Patient_innen auf, was gemäß den Mitarbeitenden auf die gesamte spirituelle Betreuung zutrifft: „Spiritual care is relational and is given in relationship to others" (Edwards et al. 2010, 764). Auch die Patient_innen verstehen Spiritual Care – gemäß einer Meta-Analyse qualitativer Studien zum Thema Spiritualität in der Begleitung am Lebensende – nicht als eine Maßnahme oder Intervention, sondern als auf die Beziehungsebene bezogen:

> Thus, spiritual care was not a task or intervention, but was expressed in the way care, including physical care, was given in relationships. Ordinariness in life and remaining at home could help. (Edwards et al. 2010, 761)[31]

Diese Art der Beziehungsarbeit benötigt sprachliche Fertigkeiten und Zeit. Insofern die Kommunikation religiöser Themen für viele Mitarbeitende jedoch mit Unsicherheit verbunden ist (vgl. z. B. Olson et al. 2006, 242), führt das Wahrnehmen spiritueller Bedürfnisse für die Mitarbeitenden eine erhöhte Inanspruchnahme mit sich. Zudem sind sie einer konstant hohen zeitlichen Arbeitsbelastung ausgesetzt, was die spirituelle Begleitung zusätzlich betrifft: „Time was both a facilitator and inhibitor of effective spiritual care" (Daaleman

---

30  Kögler und Fegg (2009) stellen eine Reihe quantitativer und mixed-methods Assessments-Instrumente zur Erfassung der Spiritualität von Patient_innen zusammen. Als hilfreich erachten sie die in Deutschland entwickelten Instrumente SMiLE und SPIR. Zwingmann (2005) präsentiert eine Reihe von Erfassungsinstrumenten aus dem angelsächsischen Sprachraum sowie ihre Adaptionen in Deutschland und diskutiert die „Spiritualität / Religiosität" der Patient_innen anhand der Selbsteinschätzung der gesundheitsbezogenen Lebensqualität, wobei die Lebensqualität als übergreifendes Konzept verstanden wird. Dies kann als ideelle Weiterführung eines von der Weltgesundheitsorganisation entwickelten und propagierten Erfassungsinstrumentes gesehen werden, das die Lebensqualität zum entscheidenden Kriterium erhebt (vgl. www.who.int/mental_health/media/en/622.pdf, 03.02.2020). Letztlich geben Zwingmann et al. (2011) einen Überblick über die meisten im deutschsprachigen Raum verwendeten Erfassungsinstrumente.

31  Die Mehrheit der Patient_innen nennt als wichtigste Gesprächspartner_innen entweder Pflegende und Ärzt_innen (vgl. Edwards et al. 2010, 761) oder Familie und Freund_innen (vgl. Hanson et al. 2008), nicht aber Seelsorgende.

et al. 2008, 406).[32] Interessanterweise wird die ständige Auseinandersetzung mit Sterben und Tod von den meisten Pflegenden indessen als weniger belastend wahrgenommen als die fehlende Unterstützung durch die Gesundheitseinrichtung, die die Möglichkeiten der Begleitung deutlich einschränkt (vgl. Käppeli et al. 2007, 4). Das führt schließlich zu einem Graben zwischen dem Bewusstsein zur Bedeutung der spirituellen Begleitung und der konkreten Berücksichtigung spiritueller Bedürfnisse in der Palliative Care (vgl. Sinclair et al. 2006, 469; Olson et al. 2006, 235; Daaleman et al. 2008, 406; Timmins 2013, 123). Gemäß Eychmüller et al. besteht dieser Graben nicht nur in Bezug auf die spirituelle Dimension, sondern auf die Sterbebegleitung im Allgemeinen: Obgleich die Palliative Care zwar in vielen Leitbildern konzeptionell verankert sei, herrsche große Unklarheit darüber, wie sie konkret erbracht werde (vgl. Eychmüller et al. 2009, 41–42).

Neben der Erhebung solcher Einstellungen von Seiten der Mitarbeitenden und der Patient_innen zur spirituellen Begleitung existiert eine Reihe von Forschungsarbeiten, die auf die Religiosität der Erbringer_innen dieser Art der Begleitung selbst abzielt, welche für Saunders eine Conditio sine qua non darstellt:

> There are (...) many people entering this field who have still to consider their own religious or philosophical commitment. This is not an optional extra; it has a fundamental bearing on the way the work is done. (Saunders 1978, 201)

Als Sterbebegleitende_r muss man sich der eigenen Religiosität bewusst sein, die Sinnfrage zumindest gestellt haben, ansonsten kann man die Patient_innen nicht in der Suche nach Sinn unterstützen – so die Programmatik Saunders, die sich bis heute sowohl in der Forschung[33] als auch in der Rhetorik von Aus- und Weiterbildungskursen zur Spiritual Care erhält: „Wir können für Sterbende

---

32 Edwards et al. (2010) nennen als weiteren Hinderungsfaktor die fehlende Ausbildung in der *Spiritual Care* (vgl. Edwards et al. 2010, 761, 766–767). In einer Untersuchung zu mittelfristigen Auswirkungen von Bildung machen Wasner et al. (2005) zwar einen positiven Effekt auf die Sterbebegleitenden aus, über die schwer Kranken und Sterbenden wissen sie indessen nichts zu sagen. Timmins (2013, 136) betont den schmalen Grat zwischen spiritueller Begleitung und Missionierung, der laut Balboni et al. (2014, 1596) ein Grund für die Wichtigkeit ethisch-professionelle Grenzen zwischen Mitarbeitenden und Patient_innen ist. Und Daaleman et al. (2008, 406) heben hervor, dass die Mehrheit schwer Kranker und Sterbender, die nicht hospitalisiert bzw. institutionell versorgt sind, in der Regel überhaupt nicht religiös begleitet werden.

33 Sowohl die Qualität der spirituellen Begleitung durch Ärzt_innen wird an ihre eigene Religiosität geknüpft (vgl. Anandarajah und Hight 2001; Olson et al. 2006) als auch diejenige der Pflege (vgl. z. B. Dach und Osterbrink 2013; Diakonisches Werk der EKD et al. 2010; Friedemann et al. 2002; Grant et al. 2004; Neuhaus 2006; Stevens-Barnum 2002).

nur dann wahre Zuversicht und Inspiration sein, wenn wir uns mit unserer eigenen Angst vor dem Tod auseinander gesetzt (sic!) haben"[34] (Studienkurs „Spirituelle Begleitung von Kranken und Sterbenden" von Sogyal Rinpoche).

Welche Handlungsformen im Rahmen der Spiritual Care schließlich Anwendung finden, wird in pflegewissenschaftlichen Studien (vgl. z. B. Chotkevys 2009), ethnographischen Untersuchungen (vgl. Ellis und Lloyd-Williams 2012, 87–89) sowie quantitativen Erhebungen erforscht. So hat Don Grant erhoben, welche Vorteile Pflegende in der spirituellen Begleitung für die Patient_innen sehen[35] und welche Praktiken zur Erreichung dieser angewandt werden. Die zehn meistgenannten sind:

> Holding a patient's hand (92 %), Listening (92 %), Laughter (84 %), Prayer (71 %), Being present with a patient (62 %), Massage (49 %), Therapeutic touch (43 %), Music therapy (38 %), Guided imagery (36 %), Meditation (34 %). (Grant 2014, 39–40; Prozentzeichen von BZ)[36]

Aus dieser Zusammenstellung geht hervor, dass Spiritual-Care-Praktiken aus dem Fundus (alternativ-) religiöser Handlungsformen stammen (z. B. Meditation) oder aber zur alternativen Medizin gehören können (z. B. therapeutische Berührung oder Musiktherapie), wobei die Trennlinie zwischen alternativen Formen von Religion und Medizin häufig schwer zu ziehen ist, weshalb in der Folge an entsprechenden Stellen von alternativen Formen von Religion resp. Medizin die Rede sein wird.

Auf solche alternativen Formen von Religion resp. Medizin geht die Forschung bislang jedoch kaum ein.[37] Und doch lassen sich ein Anstieg alternativer Formen von Religion und eine zunehmende Akzeptanz alternative Formen von Medizin feststellen, die dem in der Palliative Care gängigen Religions- und Spiritualitätsverständnis zuwiderlaufen, insofern sie unabhängig von religiöser Zugehörigkeit anzutreffen sind, dabei aber gleichzeitig über eine universal

---

34  www.spcare.org/en/pro-edu/calendar/eventdetail/120/30/spirituelle-begleitung-von-kranken-und-sterbenden, 16.03.2017.

35  So stimmen 96 % bis 100 % der Pflegenden damit überein, dass die Patient_innen von Spiritual Care profitierten, weil sie dadurch mehr „Inner peace, Strength to cope, Physical relaxation und Self-awareness" zur Verfügung haben (vgl. Grant 2014, 39).

36  Timmins macht auf eine weitere, stark verbreitete Handlungsform Pflegender aufmerksam, die darin besteht, schwer Kranke und Sterbende an Seelsorgende zu verweisen (vgl. Timmins 2013, 136).

37  Demgegenüber geraten nicht-christliche Religionsgemeinschaften angesichts der Migration zunehmend in den Blick der Palliative Care (vgl. z. B. Dörschug 2011). Auch religionswissenschaftliche Sammelbände zum Thema Sterben und Tod orientieren sich meist am Paradigma der Weltreligionen (vgl. z. B. Garces-Foley 2006a; Heller und Heller 2003), womit sie Gefahr laufen, alternative Formen der Religion resp. Medizin aus ihrer Betrachtung auszuschließen.

gedachte Sinnsuche hinausdeuten. Angesichts dessen stellt sich die Frage der Berücksichtigung alternativer Formen der Begleitung am Lebensende, wie Cobb et al. immerhin andeuten: „Western culture is in transition, and one of the many signs is the emergence of a spiritual discourse that challenges both religious and medical authority" (Cobb et al. 2012, 492). Dies ist umso mehr der Fall, als die Seelsorge, die in der Praxis häufig die Expert_innen der spirituellen Begleitung am Lebensende stellt, häufig nicht in der Lage ist, adäquat auf alternative Bedürfnisse zu reagieren. Somit kann gefolgert werden, dass Religion und Religiosität zwar anerkannte Aspekte der Palliative Care darstellen, aber das Bewusstsein über die zunehmende Verbreitung alternativer Formen von Religion und Medizin noch kaum ausgeprägt ist.[38]

---

38 Nur sehr vereinzelt sind aus dem Feld der Palliative Care Stimmen zu hören, die alternative Formen propagieren – wie z. B. die von Gian Domenico Borasio, der in seinem Bestseller *Über das Sterben* von guten Erfahrungen mit Zen-Meditation bei ALS-Patient_innen berichtet (vgl. Borasio 2011, 98–106).

## 3.  Methodische Vorgehensweise

Den methodischen Erfordernissen eines praxistheoretischen Zugriffes auf soziale Wirklichkeit zufolge (siehe Kap. 1.1.3), gilt es, die Erforschung alternativer Formen der Begleitung am Lebensende als Feldforschung zu konzipieren (vgl. Zeugin 2020b). Während der Feldzugang im Falle des Hospizes über den formalen Kanal einer offiziellen Anfrage zustande kam, konnte der Zugang zum anthroposophischen Krankenhaus über einen im Verlauf der ersten Feldstudie etablierten Feldkontakt erwirkt werden. In einem jeweiligen Erstgespräch wurden der inhaltliche, zeitliche sowie methodische Rahmen geklärt:[1]

Die Feldstudie im Hospiz fand zwischen Februar 2013 und März 2014 statt. Nach einer ersten Phase teilnehmender Beobachtung im Rahmen eines Pflegepraktikums, das zwei Wochen sowie weitere vereinzelte Tage dauerte und sowohl Früh-, Spät und Nachtschichten als auch alle Wochentage umfasste, folgten mehrere Hospitationstage bei weiteren Mitarbeitenden – wie beim Seelsorger, sämtlichen Therapeut_innen und der Sozialdienstmitarbeiterin. An die beobachtende Phase anschließend wurden 17 Interviews mit Bewohner_innen sowie Hospizmitarbeitenden geführt und mit einer Ausnahme ausgewertet.

Im anthroposophischen Krankenhaus wurde die Feldstudie wesentlich komprimierter von März bis Juni 2015 durchgeführt. Diese bestand aus der Teilnahme am regulären Krankenhausalltag, einem Pflegepraktikum, Hospitationen bei verschiedenen Berufsgruppen, dem Besuch nichtalltäglicher Veranstaltungen (z. B. Ärztefortbildungen und Vortragstätigkeiten von Mitarbeitenden) und der Recherche von außerhalb des Krankenhauses lokalisierten Netzwerken – wie der Christengemeinschaft oder Arbeitsgruppe Sterbekultur, einem Fachzweig der Anthroposophischen Gesellschaft Schweiz. Insgesamt wurden 31 Interviews mit schwer Kranken und Sterbenden sowie Sterbebegleitenden geführt, wovon 25 ausgewertet wurden.

Dem Postulat der Methoden-Triangulation folgend (vgl. Flick 2011b, 41–42), wurden beobachtende und befragende Verfahren kombiniert, was die Erfassung „unterschiedlicher Bereiche des untersuchten Gegenstandsbereiches" begünstigte (Flick 2012, 313): Durch beobachtende Verfahren konnten die zentralen Handlungsformen der verschiedenen Akteur_innen und durch befragende Verfahren ihre entsprechenden diskursiven Rationalisierungen erhoben werden

---

1  Während der Zugang zum Hospiz über den Erstkontakt gelegt war, was damit erklärt werden kann, dass Hospize gerne erforscht werden (vgl. Walter 1994, 88), musste die Forschungstätigkeit im anthroposophischen Krankenhaus darüber hinaus von der gesamten Leitung genehmigt werden. Daraus lässt sich eine gewisse Zurückhaltung gegenüber Forschung aus der Außenperspektive ablesen (siehe Kap. 3.3).

(siehe Kap. 3.1). Insofern die Begleitung am Lebensende viele körperorientierte Praktiken umfasst, die ohne oder mit wenig Sprache auskommen, d. h. kaum diskursives bzw. diskursiviertes praktisches Wissen aufweisen, wurden entsprechendes Handlungswissen und diskursivierte Begründungen vermittels schriftlicher Quellen rekonstruiert. Daher wurde Quellenmaterial unterschiedlicher Art – v. a. graue Literatur und organisationsinterne Dokumente – gesammelt, das gleichermaßen in die Analyse einfloss wie die Beobachtungsprotokolle und Interviewtranskriptionen. Diese Kombination verschiedener Verfahren der Datenerhebung trägt zur gegenseitigen Validierung der Datenauswertung bei (vgl. Denzin 1978; Lamnek 2010, 502–503), die sich am theoretischen Codieren der Grounded Theory orientierte (siehe Kap. 3.2).

Obgleich sich ethische Fragen grundsätzlich in jedem Forschungszusammenhang stellen, hat sich die als alternativ aufgefasste Begleitung am Lebensende als forschungsethisch besonders spannungsgeladen herausgestellt, was zum einen daraus resultiert, dass Forschung mit schwer Kranken und Sterbenden immer problematisch ist. Und zum anderen erwies sich die anthroposophische Medizin als ein heikles Forschungsfeld, da die religionswissenschaftliche Außenperspektive von Vertreter_innen des Feldes selbst beobachtet wird (siehe Kap. 3.3).

## 3.1 Datenerhebung

Die Datenerhebung basiert maßgeblich auf einer Reihe von Entscheidungen darüber, welche Situationen, Akteur_innen oder Quellen in Betracht gezogen werden sollen. Diese Entscheidungen orientierten sich an Strategien der Fallauswahl, die nach der Entdeckungslogik der Grounded Theory eine kontinuierliche Anpassung der Erhebung fordern. Dem theoretischen Sampling entsprechend (vgl. z. B. Glaser und Strauss 1974; 2010; Strauss 1991; Strauss und Corbin 1990), erfolgte die Fallauswahl in dieser Untersuchung „auf der Basis von Konzepten, die eine bestätigte theoretische Relevanz für die sich entwickelnde Theorie besitzen" (Strauss und Corbin 1990, 148). Diese „bestätigte theoretische Relevanz" erlangen die Konzepte, wenn sie „beim Vergleichen bei einem Vorfall nach dem anderen entweder immer wieder auftauchen oder ganz offensichtlich abwesend sind" (Strauss und Corbin 1990, 148) oder wenn sie „den Status von Kategorien erhalten" (Strauss und Corbin 1990, 149).

Dementsprechend wurde die Spannbreite der Fallauswahl im Verlauf der Feldstudien zunehmend eingeschränkt: Während anfänglich so viele Konzepte wie möglich erhoben wurden, galt es mit der Zeit den Schwerpunkt auf die Entwicklung von Kategorien zu legen. Insofern war die Datenerhebung zunehmend „auf spezifische Bereiche fokussiert" (Strauss und Corbin 1990, 159) und fand entlang der Problemzentrierung auf diejenigen Formen der Begleitung am Lebensende statt, die im Praxisfeld selbst als alternativ aufgefasst werden. Der Umfang der Fallauswahl bestimmte sich durch die theoretische Sättigung. Selbst Barney Glaser und Anselm Strauss räumen ein, dass es zwar erforderlich wäre, die Entwicklung jeder Kategorie so lange voranzutreiben, bis sie gesättigt ist, dies aber nicht immer möglich sei. Die forschungspraktisch erforderliche Beschränkung auf bestimmte Kategorien kann über die unterschiedliche theoretische Relevanz von Kategorien begründet werden. Hierein zeigt sich letztlich die Gegenstandsbezogenheit dieser Strategie bei der Fallauswahl: „Die Theorie selektiert auf diese Weise selbst, wohin und wie tief sie sich entwickelt" (Glaser und Strauss 2010, 85).

### 3.1.1 Verfahren der Beobachtung

Beobachtungsverfahren sind das Kernstück sowohl der teilnehmenden Beobachtung als auch der Ethnographie[2] und finden erst seit den 1990er Jahren auch innerhalb der religionswissenschaftlichen Forschung zunehmend Verwendung. Aus der gegenwartsorientierten Religionswissenschaft sind sie mittlerweile nicht mehr wegzudenken. Und doch bemängeln Franke und Maske (2011), dass sich die empirische Religionsforschung zwar mit sozialwissenschaftlichen Theorien auseinandersetze, methodische Überlegungen aber kaum diskutiert würden.

Gerade im Zugriff auf Gesundheitseinrichtungen haben sich beobachtende Verfahren mehrfach bewährt (vgl. z. B. Bloor 2001; Goffman 1972; Glaser und Strauss 1974). Dabei sind insbesondere Hospize auf großes ethnographisches Forschungsinteresse gestoßen (vgl. z. B. Dresske 2005a; 2005b; 2007; 2008a; 2008b; 2012b; Hayek 2006; Mielke 2007; Pfeffer 1998; 2003; 2005; Utriainen 2002; 2010).[3]

Wissenschaftliche Beobachtungsverfahren zielen darauf ab, das „Alltägliche, Gewöhnliche und Wiederkehrende" zu erheben,

> um auch für solche Handlungspraktiken zu sensibilisieren, die als selbstverständlich betrachtet werden und damit leicht aus den Reflexionen und Analysen ausgeblendet bleiben. (Friebertshäuser 1997, 510)

---

2  Für ihren historischen sowie methodologischen Zusammenhang vgl. z. B. Lüders (2012). Über den sowohl ethnologischen als auch soziologischen Ursprung der teilnehmenden Beobachtung und der Ethnographie informieren Knoblauch (2001, 124) sowie Franke und Maske (2011, 106–107). Als methodologischer Hintergrund der beiden gilt der Symbolische Interaktionismus (vgl. Lamnek 2010, 498; Flick 2011a, 294).

3  Werner Schneider (2014) führt allgemein in die Ethnographie am Lebensende ein.

Dabei gilt es, in ein Feld eintauchen, um es von außen zu betrachten. Dieses Eintauchen findet zwingend in der natürlichen Lebenswelt der Akteur_innen statt, indem die Forschenden an deren Alltagsleben anschließen (vgl. Lamnek 2010, 499). Gerade bei Forschungsarbeiten im eigenen kulturellen Kontext gilt es, auf Selbstverständlichkeiten zu achten, die aufgrund der Vertrautheit unbeachtet bleiben könnten (vgl. Girtler 2001, 134).

Damit ist die zentrale Herausforderung dieser Verfahren angesprochen, die in der Balance von Teilnahme und Beobachtung besteht. Das Ziel beobachtender Verfahren ist die Rekonstruktion einer Binnenperspektive, jedoch ohne sich diese zu eigen zu machen. Insofern bedarf es einer Mittelposition zwischen innen und außen, zumal die Forscher_innen immer gleichzeitig sowohl Insider als auch Outsider einer sozialen Situation sind (vgl. Spradley 1980, 56–57). Es muss also gleichzeitig Nähe geschaffen und die nötige Distanz gewahrt werden. Was als unlösbares Paradox innerlich zerrissener Forscher_innen erscheint, kann mit Rolf Lindner in einen Vorteil verkehrt werden: „Reflexion bedarf der dialektischen Spannung von Nähe und Distanz zur Alltagspraxis; sie muss sozusagen durch sie hindurch, um über sie hinauskommen zu können" (Lindner 1981, 64).

Von diesem Spannungsverhältnis ausgehend hat sich die Methodendiskussion schon früh und während langer Zeit fast ausschließlich den unterschiedlichen Partizipationstypen gewidmet.[4] Darüber hinaus erscheint es als ein Charakteristikum beobachtender Verfahren, dass sie die Partizipation der Forschenden einschließen: Indem wir beobachten, was geschieht, beteiligen wir uns immer bis zu einem gewissen Grad an der Praxis, die wir erforschen; wir werden also selbst zu Akteur_innen in unserem eigenen Forschungsfeld.

In diesem Sinne zeugte meine berufliche Eingliederung durch das Absolvieren eines Pflegepraktikums und das Hospitieren bei verschiedenen Berufsgruppen von einem hohen Grad an Partizipation am Feldgeschehen.[5] Diese Rollenkonzeption erlaubte mir zwar, an Veranstaltungen (wie Besprechungen, internen Weiterbildungen oder auch informellen Zusammenkünften) teilzunehmen, die Mitarbeitenden vorbehalten sind. Gleichzeitig kanalisierte die berufliche Eingliederung meine Untersuchung auf die Perspektive der Mitarbeitenden – im Gegensatz etwa zur Perspektive schwer Kranker und Ster-

---

4 Dabei beziehen sich viele Typologien auf Schwartz und Schwartz (1955) und unterscheiden vier Typen zwischen vollständiger Teilnahme und reiner Beobachtung (vgl. z. B. Lamnek 2010, 523–526). Demgegenüber unterscheidet Spradley (1980, 58–62) fünf Typen der Teilnahme. Roland Girtler (2001, 64–65) hingegen betont, dass im Verlauf der Forschung meist verschiedene Formen der Teilnahme zum Einsatz kommen.

5 Vgl. zu den Eigenheiten der beruflichen Eingliederung z. B. Girtler (2001, 97–105).

bender sowie ihrer Angehörigen.[6] Des Weiteren führte die organisationshierarchisch hohe Stellung meiner Kontaktpersonen, welche die berufliche Eingliederung ermöglichten und entsprechend anordneten, zu einer bestimmten „Konstellationsabhängigkeit" meinerseits, die wiederum darüber mitbestimmte, an welche Informant_innen und Informationen ich überhaupt gelangen oder nicht gelangen konnte (vgl. Lamnek 2010, 530).

In der klassischen Form der *teilnehmenden Beobachtung* wird sowohl ein hoher Zeitaufwand (vgl. Emerson et al. 2001, 177; Hammersley und Atkinson 2007, 3; Lüders 2012, 391–393) als auch ein möglichst offener und unstrukturierter Zugriff propagiert (vgl. Girtler 1989).[7] Doch selbst James P. Spradley räumt ein, dass sich der Forschungsprozess durch eine kontinuierliche Strukturierung auszeichnet:

> Participant observation begins with wide-focused descriptive observations. Although these continue until the end of the field project (...) the emphasis shifts first to focused observations and later to selective observations. (Spradley 1980, 34)

Demzufolge ging es zu Beginn der Feldforschung darum – ausgehend von der allgemeinen Frage „What is going on here" (Spradley 1980, 73) –, einen ersten Einblick in das Praxisfeld zu erhalten, um daran anschließend fokussierter ins Feld zurückzukehren.[8] Einige Leitlinien dazu stellt Hubert Knoblauch mit seiner *fokussierten Ethnographie*[9] zur Verfügung:

> Die fokussierte Ethnographie kontrastiert vor allem zu den Arten der Ethnographie, in denen eine Feldforscherin sich über lange Zeit in einer fremden Kultur aufhält. Nicht nur

---

6  Während die Perspektive der schwer Kranken und Sterbenden über informelle Gespräche sowie Interviews in die Untersuchung einfloss, verzichtete ich darauf, diejenige der Angehörigen zu erfassen. Dies liegt vor allem daran, dass Angehörige gerade im Falle nicht altersbedingten, sondern krankheitsbedingten Sterbens, das zu einem verfrühten Zeitpunkt im Leben erfolgt, außerordentlich verletzlich sind, so dass der Einbezug ihrer Perspektive mehr Aufmerksamkeit und psychologische Betreuung erfordert hätte, als geleistet werden konnte. Daher geraten die Angehörigen im Folgenden nur aus der Perspektive der schwer Kranken und Sterbenden sowie Sterbebegleitenden in den Blick.

7  Dem stehen systematische Formen der Beobachtung gegenüber, in denen mittels vorab definierter Kategorien ein höherer Grad an Strukturierung erreicht wird (vgl. Beer 2003).

8  Dass die Fokussierung – entgegen der Kritik von Breidenstein und Hirschauer (2002, 126) – erst im Anschluss an eine genaue Kenntnis des Feldes erfolgen kann und somit im Sinne von Spradley (1980, 33–34) auf eine erste offene Beobachtungsphase folgt, verdeutlicht Knoblauch (2002, 130).

9  Dabei beabsichtigt Knoblauch mit der fokussierten Ethnographie (vgl. z. B. Knoblauch 2001; 2002; 2003, 51–55) keinen programmatischen Entwurf darzulegen, sondern lediglich eine bereits bestehende und von vielen Sozialwissenschaftler_innen verwendete Forschungspraxis zu systematisieren und methodologisch zu reflektieren (vgl. Knoblauch 2001, 125–127).

(sic!) dass sie sich auf die eigene Kultur konzentriert; überdies legt sie den Schwerpunkt auf einen besonderen Ausschnitt dieser Kultur. (Knoblauch 2001, 125)

Diese „dezidiert soziologische Form der ethnographischen Praxis" (Knoblauch 2001, 136) zeichnet sich gegenüber herkömmlichen Beobachtungsverfahren im Wesentlichen durch vier Punkte aus: Erstens wird sie in der eigenen Kultur durchgeführt und unterliegt somit anderen methodologischen Prämissen, indem sie an die Vertrautheit der Forscher_innen mit dem Feld anknüpfen kann (vgl. Knoblauch 2001, 133–134). Zweitens baut sie auf kurzen, aber sowohl zeit- als auch datenintensiven Aufenthalten im Feld auf (vgl. Knoblauch 2001, 129–130). Dies führt drittens eine Verlagerung des methodischen Schwerpunkts mit sich, zumal die Auswertung der verschriftlichten Daten eine längere Zeitspanne in Anspruch nimmt (vgl. Knoblauch 2002, 130). Und viertens „konzentriert sich diese Art der Ethnographie vielmehr auf einen bestimmten Ausschnitt eines sozialen Feldes" (Knoblauch 2001, 132). Es ist gerade diese Problemzentriertheit, die erlaubte, nicht auf die Gesundheitseinrichtungen in ihrer Gesamtheit zu fokussieren, sondern den forschenden Blick auf diejenigen Formen der Begleitung am Lebensende zu lenken, die von den Akteur_innen als alternativ aufgefasst werden.

Beobachtungen werden letztlich immer erst durch ihre Aufbereitung auswertbar. Somit hängt die Qualität von Beobachtungsverfahren maßgeblich von den Schreibkompetenzen der Forscher_innen ab, die die ursprüngliche Beobachtung in Schrift übersetzen und somit intersubjektiv nachvollziehbar machen:

> Der Ethnograph „schreibt" den sozialen Diskurs „nieder", er hält ihn fest. Indem er das tut, macht er aus einem flüchtigen Ereignis, das nur im Moment seines Stattfindens existiert, einen Bericht, der in der Niederschrift des Geschehenen existiert und wieder herangezogen werden kann. (Geertz 1987a, 28)

Diese Niederschrift liefert indessen kein reines Abbild sozialer Wirklichkeit. Im Anschluss an Jörg Bergmann ist „die sprachliche Vergegenwärtigung eines abgelaufenen Geschehens immer eine rekonstruierende Konservierung" (Bergmann 1985, 305), da nicht mehr auf das originale Datum zurückgegriffen werden kann.[10]

---

10 Es sei darauf verwiesen, dass selbst die technische Aufnahme von natürlich auftretenden Handlungszusammenhängen und deren Transkription als konstruktive Leistungen der Forschenden verstanden werden müssen (vgl. Bergmann 1985, 317; Gülich und Mondada 2008, 30–32). Zur „Methodologie der Beschreibung" sowie zur Konstruktionsleistung sämtlicher Datenaufbereitung vgl. z. B. Hirschauer (2001).

Zur Verschriftlichung von Beobachtungen werden verschiedene Verfahren empfohlen (vgl. z. B. Spradley 1980, 69–72; Bernard 1994, 181–191). Im vorliegenden Fall hat es sich angeboten, während der Feldaufenthalte erste Feldnotizen anzufertigen. Im Rahmen des Pflegepraktikums erschien dies unproblematisch, zumal das Schreiben als Bestandteil der alltäglichen Arbeitspraxis angesehen wird. Bei den Hospitationen und übrigen Feldbesuchen fertigte ich die Feldnotizen während kurzer Pausen an. Auf diesen Feldnotizen aufbauend verfasste ich möglichst unmittelbar an den Feldaufenthalt anschließend ausführliche Beobachtungsprotokolle, die die Grundlage für die codierende Auswertung darstellten.[11]

### 3.1.2 Verfahren der Befragung

Befragende Verfahren schauen auf eine lange Geschichte innerhalb verschiedener sozialwissenschaftlicher Disziplinen zurück, die je unterschiedliche Befragungs- und Interviewtechniken ausgebildet haben. Innerhalb der Religionswissenschaft haben Kurth und Lehmann (2011) ein Verfahren vorgeschlagen, das eine Verbindung von *narrativem Interview* nach Fritz Schütze (1983) und *problemzentriertem Interview* nach Andreas Witzel (1982; 1985; 1996; 2000) vorsieht und als *narrativ fundiertes Interview* bezeichnet wird.[12]

Dem narrativ fundierten Interview geht es nicht darum,

Meinungen, Einschätzungen, Alltagstheorien und Stellungnahmen der befragten Personen abzufragen, sondern Erzählungen zu deren persönlichen Erfahrungen hervorzulocken. (Nohl 2012, 14)

Insofern sich Erzählungen gegenüber anderen Darstellungsmodi dadurch auszeichnen, dem faktischen Handeln der Akteur_innen näher zu sein, bietet es sich insbesondere für eine praxisanalytische Untersuchung an, Erzählungen zu evozieren. Obgleich Handlungen auch in Deskriptionen und Argumentationen dargelegt werden können, ist es den Akteur_innen in einer Erzählung nicht möglich, sich als Handelnde auszulassen, was in den beiden anderen Modi

---

11 Rosenthal (2011, 110) folgend wurde auf das Führen eines separaten Forschungstagebuches verzichtet. Stattdessen fand die methodische Selbst- und Rollenreflexion innerhalb des Beobachtungsprotokolls statt, das darüber hinaus die folgenden Aspekte umfasst: eine grobe Chronologie des Feldaufenthaltes sowie Beschreibungen einzelner Situationszusammenhänge und deren Teilnehmer_innen, institutionelle Informationen, forschungspraktische Ideen sowie erste theoretische Überlegungen.

12 Eine solche Kombination zweier verschiedener, eigenständiger Verfahren kann man mit Flick (2011b, 312–313), der sich wiederum an Denzin (1978) orientiert, als eine „Within-Method-Triangulation" bezeichnen.

durchaus geschehen kann (vgl. Rosenthal 2011, 153). Dies bedeutet nicht, dass beschreibende und argumentative Sequenzen in Interviews keinen Platz haben dürfen oder als Interviewfehler zu gelten haben. Wenn wir aber rekonstruieren möchten, was die Akteur_innen

> erlebt haben, (sic!) und wie dieses Erleben ihre gegenwärtigen Handlungsformen und Sichtweisen konstituiert, dann empfiehlt es sich, Erinnerungsprozesse und deren sprachliche Übersetzung in Erzählungen hervorzurufen. (Rosenthal 2011, 155)

Vorausgesetzt, dass Erzählungen also einen „Zugang zum Sinn der Erfahrung für die Handelnden" liefern (Knoblauch 2003, 123), erlauben narrativ fundierte Interviews „Einblicke in die soziale Wirklichkeit von Religion" (Kurth und Lehmann 2011, 160).[13]

Im Anschluss ans narrative Interview von Fritz Schütze[14] gelten Stegreiferzählungen als wesentlicher Bestandteil von narrativ fundierten Interviews und werden dabei als Verflechtung einer „äußeren-biographischen Ereignisverstrickung" und einer „inneren-subjektiven Erfahrungsaufschichtung" verstanden (Schütze 1983, 285–286). Das Evozieren von Stegreiferzählungen erwies sich erstens deshalb als geeignet, weil davon auszugehen war, dass sich sowohl die schwer Kranken und Sterbenden als auch die Sterbebegleitenden schon vor der Befragungssituation dazu veranlasst gesehen hatten, sich zumindest punktuell mit sich selbst und ihrer Situation auseinanderzusetzen. Zweitens trugen die Stegreiferzählungen dem Umstand Rechnung, dass sich schwer Kranke und Sterbende in einer schwierigen Lebensphase befinden, in der sie nicht übermäßig mit von außen kommenden Fragen konfrontiert und belastet werden sollten. Drittens wurde mit den Stegreiferzählungen allen Akteur_innen die erzählerische Freiheit zugewiesen, eigene Relevanzsetzungen und Bedeutungszuschreibungen vorzunehmen, was für eine Untersuchung, die als primäre Bestandsaufnahme konzipiert ist, vonnöten ist.

In Rückgriff auf Andreas Witzel zeichnen sich narrativ fundierte Interviews über diese Stegreiferzählungen hinaus über eine gewisse Problemzentrierung aus; diese sieht eine thematische Fokussierung der Befragung im Sinne einer „Orientierung an einer gesellschaftlich relevanten Problemstellung" vor (Witzel 2000, 3). Ermöglicht wird diese Fokussierung durch einen vorab erstellten Leitfaden, der im Interviewgespräch als „Gedächtnisstütze und Orientierungs-

---

13  Zur Rezeption und Verwendung narrativer resp. narrativ fundierter Interviews in der Religionswissenschaft vgl. z. B. Knoblauch (2003, 122–134) sowie Kurth und Lehmann (2011).

14  Für den historischen sowie methodologischen Entstehungs- und Entwicklungszusammenhang des narrativen Interviews vgl. z. B. Küsters (2009, 18–24), Mey (2000, 138), Przyborski und Wohlrab-Sahr (2010, 92–96), Rosenthal (2011, 151–153) und Maindok (2003, 97–99).

rahmen" zur „Sicherung der Vergleichbarkeit" beiträgt (Witzel 2000, 5).[15] Die im Leitfaden formulierten Themenkomplexe erlaubten eine Zuspitzung der Befragung auf diejenigen Handlungsformen und ihre entsprechenden Rationalisierungen, die entweder in der Stegreiferzählung selbst oder in vorherigen Beobachtungssituationen, informellen Gesprächen oder Quellenmaterial als alternativ aufgefasst wurden. Neben der Problemzentrierung erwiesen sich vor allem die Kommunikationsstrategien Witzels als hilfreich, die ein kommunikatives Instrumentarium zur Verfügung stellten, um die zum Teil schwierigen Interviewgespräche mit schwer Kranken und Sterbenden durchzuführen (siehe Kap. 3.3). Zugleich erlaubten sie in den Gesprächen mit Mitarbeitenden durch gezieltes Nachfragen, zwischen Bezugnahmen auf Idealvorstellungen und der konkreten Praxis zu unterscheiden (vgl. Beer 2003, 120).

Die Verbindung der beiden Interviewformen zum narrativ fundierten Interview legitimiert sich einerseits durch die Ähnlichkeit ihres Aufbaus, wobei das narrative Interview stärker auf dem ersten, narrativen Teil aufbaut und das problemzentrierte Interview das Augenmerk auf den zweiten, nachfragenden Teil legt. Andererseits zeugen beide von einer hohen Orientierung an den Relevanzsetzungen und Bedeutungszuschreibungen der Akteur_innen.[16] Und auch wenn das narrative und das problemzentrierte Interview, wie Günter Mey zu Recht hervorhebt, unterschiedliche Kommunikationsverständnisse aufweisen, kommen die Vorteile beider Verfahren in ihrer Kombination vollends zum Tragen: Die Kombination wird zum Korrektiv der erzähltheoretischen Homologisierung von Erzählung und Erfahrung durch das narrative Interview[17] und löst zugleich die oft kritisierte forschungspraktische Problematik der Unterstellung einer universalen Erzählbereitschaft resp. -kompetenz auf (vgl. Mey 1999, 136), die gerade bei schwer Kranken und Sterbenden nicht immer gegeben ist (siehe Kap. 3.3). Auch führt die Kombination beider Verfahren zur Verschiebung der sozialen Beziehung zwischen Forschenden und Akteur_innen weg

15 Im vorliegenden Fall fördert die Ausrichtung der Interviews an einem Leitfaden die Vergleichbarkeit sowohl zwischen den verschiedenen Akteur_innen (Mitarbeitende vs. schwer Kranke und Sterbende) als auch zwischen den beiden Gesundheitseinrichtungen (Hospiz und Krankenhaus).
16 Vgl. z. B. Mey (1999, 146–150; 2000) für einen ausführlichen Vergleich der beiden Verfahren.
17 Diese methodologische Analogie von künstlich erzeugter Stegreiferzählung und faktischer Erfahrungswelt ist innerhalb der qualitativen Sozialforschung viel diskutiert und kritisiert worden (vgl. z. B. Flick 2011a, 237–238; Küsters 2009, 32–34). Die Kritik lässt sich im vorliegenden Fall auch dadurch abschwächen, als nicht auf die Erhebung der gesamtbiographischen Lebenszusammenhänge abgezielt wird, sondern die gegenwärtigen, zugegebenermaßen von der Biographie beeinflussten, Perspektiven der Akteur_innen auf sich selbst, ihr eigenes Handeln sowie das Handeln anderer im Zentrum stehen. Und dass biographische Erzählungen immer „selektive Vergegenwärtigungen" des Lebenslaufes sind, ist spätestens seit Alois Hahn (1995) offenkundig.

von der hierarchisierenden Dyade Erzähler_in – Zuhörer_in hin zu gleichwertigen (Sprech-) Handelnden, was der Künstlichkeit der Interviewsituation entgegenwirkt und sie der Alltagssituation angleicht (vgl. Mey 2000, 143–145).

Ich führte sämtliche Interviewgespräche in ihrer natürlichen Feldsituation sowie in Schweizerdeutsch durch, sofern meine Gesprächspartner_innen nicht standarddeutscher Muttersprache waren. Die Dauer der Interviews mit den Bewohner_innen des Hospizes und den Patient_innen des anthroposophischen Krankenhauses war uneingeschränkt und variierte zwischen einer Stunde und vier Stunden. Die Interviews mit den Mitarbeitenden der beiden Gesundheitseinrichtungen hingegen waren auf eine Stunde limitiert, sofern sie während der Arbeitszeit stattfanden. In einigen Fällen fanden die Interviews auf Wunsch der Mitarbeitenden außerhalb der Arbeitszeit statt und dauerten entsprechend länger. Die Interviews umfassten folgende Phasen:[18]

- In einem *Vorgespräch* legte ich meinen Gesprächspartner_innen die Spezifika des narrativ fundierten Interviews dar. Dies ist deshalb bedeutsam, weil sie sowohl gegen die gängige Vorstellung von Interviews als auch gegen die kommunikative Gattung von Alltagsgesprächen verstoßen.

- Mit der *Einstiegsfrage* zielte ich allgemein darauf ab, zu erfahren, was *Religion* resp. *Spiritualität* – um an die emische Begriffsverwendung anzuschließen – im Leben der Akteur_innen bedeutet.[19] Die Formulierung der Einstiegsfrage variierte, je nachdem ob es sich um ein Interview mit schwer Kranken und Sterbenden oder Mitarbeitenden handelte. Alle Gesprächspartner_innen forderte ich dazu auf, mir von ihrem Leben zu erzählen und dabei darauf zu fokussieren, was ihnen Religion resp. Spiritualität in den jeweiligen Lebensstationen bedeutete. Die schwer Kranken und Sterbenden bat ich zudem, mir zu erzählen, in welchen Situationen ihnen Religion resp. Spiritualität in ihrer jetzigen Lebensphase wichtig sei. Und die Mitarbeitenden sollten von Situationen erzählen, in denen Religion resp. Spiritualität in ihrer Arbeit eine Rolle spielte. In den Interviews mit den Mitarbeitenden führte diese doppelte Einstiegsfrage immer zu längeren Stegreiferzählungen entweder zur religiösen Biographie oder zur beruflichen Tätigkeit; viele schwer Kranke und Sterbende taten sich indessen damit schwer, längere Stegreiferzählungen zu formulieren.

---

18 Die folgenden Ausführungen bauen auf Witzel (1982; 1985; 2000), Flick (2011a, 193–278), Mey (1999, 138–146; 2000), Lamnek (1989, 70–78), Przyborski und Wohlrab-Sahr (2010, 67–91), Küsters (2009, 53–72), Froschauer und Lueger (2003, 63–75) sowie Hopf (2012) auf.

19 Die Doppelung der Begriffe *Religion* und *Spiritualität* stellte sich als ergiebig heraus, da sie den Akteur_innen erlaubte, entweder kommentarlos denjenigen Begriff zu wählen, den sie persönlich als passender erachten, oder aber ihre Erzählung entlang eines Begriffes oder beider Begriffe abzuarbeiten.

– Nach der Stegreiferzählung formulierte ich ad hoc *immanente Nachfragen*, „die auf Themen abzielen, die bereits von den Interviewten zum Gegenstand gemacht wurden" (Przyborski und Wohlrab-Sahr 2010, 83). Ich fragte nach unausgeführten Erzählansätzen, nach unklaren oder ungenauen Passagen. Vermehrt kamen Spiegelungen, Verständnisfragen und Konfrontationen zum Zuge, die nicht auf Narrationen, sondern Deskriptionen und Argumentationen abzielten.

– Erst wenn das „tangentiale Erzählpotential" (Schütze 1983, 185) der Stegreiferzählung ausgeschöpft war, ging ich vermittels *exmanenter Fragen* zu den Themenkomplexen des Leitfadens über. Diese hatte ich sowohl aus der Sekundärliteratur als auch aus vorherigen Beobachtungssituationen, informellen Gesprächen oder Quellenmaterial abgeleitet und beinhalteten bestimmte Formen der Begleitung sowie Konzeptionen von Krankheit, Sterben und Tod. Die schwer Kranken und Sterbenden befragte ich überdies zur Seelsorge. Und die Mitarbeitenden bat ich um ihre Einschätzung von Bedürfnissen, die über das empirisch Wahrnehmbare hinausgehen, sowie nach Beispielen, mit diesen Bedürfnissen umzugehen.

– Im *Nachgespräch* füllte ich mit meinen Gesprächspartner_innen gemeinsam einen Kurzfragebogen aus, was wiederholt aufschlussreiche Erzählungen auslöste. Außerdem unterzeichneten alle eine Einverständniserklärung zur wissenschaftlichen Verwendung der Daten.

Der erste Schritt der Aufbereitung der Interviewdaten bestand in der Erstellung von Gesprächsinventaren. Dies barg den Vorteil, einen Überblick über den Inhalt, den Verlauf und die Struktur des Gesamtgespräches zu erhalten und damit der Schwierigkeit der Selektion zu transkribierender Gesprächsausschnitte entgegenzuwirken (vgl. Deppermann 2008, 31–32; 52). Im Regelfall klammerte ich lediglich das Vor- und Nachgespräch aus der Transkription aus. Die verwendeten Transkriptionskonventionen orientieren sich am Gesprächsanalytischen Transkriptionssystem, beschränken sich dabei indessen auf die zentralen Parameter der Basistranskription, wobei auf die Notation von Tonhöhenbewegungen am Einheitenende verzichtet wurde (vgl. Selting et al. 1998).

## 3.2  Datenauswertung

Ein geeignetes Verfahren der Datenauswertung ist auf den Umfang und die unterschiedliche Verfasstheit qualitativ erhobener Daten abgestimmt. Insofern für die vorliegende Untersuchung sowohl schriftliches Quellenmaterial als auch Beobachtungsprotokolle und Interviewtranskriptionen in gleicher Manier ausgewertet und damit zu einem Datenkorpus vereint werden sollen, bieten sich qualitative Kodierverfahren an.[20]

Das weltweit bekannteste und elaborierteste Kodierverfahren entstammt der Grounded Theory. Das *theoretische Codieren*[21] umfasst drei, nicht aufeinander folgende, sondern sich überschneidende Kodierphasen:[22]

Das *offene Codieren* dient dem Aufbrechen und begrifflichen Erfassen der Daten. In dieser Phase codierte ich möglichst kleingliedrig, um ein breites Spektrum an Codes zu erhalten. Dabei vermied ich die Verwendung theoretischer Codes (z. B. *Jenseitsvorstellung*); stattdessen setzte ich natürliche Codes ein (z. B. *Kamaloka*). Natürliche Codes sind theoretischen zu Beginn des Codierens deshalb vorzuziehen, weil sie näher an den Relevanzsetzungen und Bedeutungszuschreibungen der Akteur_innen sind. In diesem Sinne wurden auf der Textoberfläche manifeste empirische Phänomene der sequentiellen Struktur der Daten folgend in einem Verdichtungs- und Bezeichnungsprozess zu konzeptionellen Codes zusammengefasst. Dabei erschien wichtig, über bloß deskriptives Paraphrasieren hinauszukommen, was über theoriegenerierende Fragen erreicht wurde (vgl. Böhm 2012, 477–478). Durch das ständige Vergleichen und Revidieren dieser Codes wurden die Konzepte zunehmend zu Kategorien verdichtet, was den Übergang zum axialen Codieren markierte.

Das *axiale Codieren* besteht einerseits im Ordnen und Bündeln der Codes zu Kategorien, Subkategorien und ihren jeweiligen Dimensionen. Andererseits sollen die Beziehungen zwischen Kategorien ermittelt werden. Indem ich zunehmend auf theoretische Codes zurückgriff, verdichtete und abstrahierte sich die Codeliste. Zudem vermochte ich mit Hilfe des kontinuierlichen Vergleichens von Textstellen die Ebene konzeptioneller Codes zu verlassen und Kategorien zu entwickeln. Daran anschließend stellte ich eine bestimmte Kategorie ins Zentrum meiner Aufmerksamkeit, verglich sie mit verschiedenen Codes resp. den dazugehörigen Textstellen, so dass zum einen Subkategorien und Eigenschaften entstanden und sich zum anderen um eine jeweilige Kategorie herum ein analytisches Beziehungsnetz entwickelte. Zum Aufdecken des Beziehungsnetzes der Kategorien, der Subkategorien und ihrer Dimensionen wurde auf das Kodierparadigma von Strauss (1991) sowie Strauss und Corbin (1990) zurückgegriffen, das zwischen vier möglichen Beziehungen differenziert und sich vor allem bei der Analyse schwieriger, unzulänglicher Stellen als

---

20 Kelle und Kluge (2010, 56–82) führen überblicksartig in die Kodierung qualitativer Daten ein.

21 Das Auswertungsverfahren des theoretischen Kodierens wurde von Strauss (1991, 56–64; 90–123) sowie Strauss und Corbin (1990, 43–55; 75–93; 94–117) entwickelt.

22 Für die folgende Darstellung zu den drei Phasen des theoretischen Codierens vgl. z. B. Böhm (2012), Knoblauch (2003, 103–109), Flick (2011a, 387–402), Przyborski und Wohlrab-Sahr (2010, 195–198) sowie Rosenthal (2011, 225–227).

lohnenswert herausstellte. Das Kodierparadigma unterscheidet zwischen ur-
sächlichen *Bedingungen* (markiert durch Konjunktionen weil, da oder wegen),
*Kontext*, d. h. der Lage der Ereignisse, *Strategien* im Sinne von bewältigenden,
reaktiven Handlungen und *Konsequenzen*, also dem Ergebnis oder Resultat
einer Handlung.

In der Phase des *selektiven Codierens* wird die Schlüsselkategorie eruiert
und alle weiteren Kategorien, Subkategorien und Dimensionen um sie herum
zu einer datengestützten Theorie integriert. Die Schlüsselkategorie konnte dadurch herausgearbeitet werden, dass das in der Phase des axialen Codierens
erarbeitete Beziehungsnetz zu einem Kategoriensystem verdichtet wurde, an
dessen Spitze sich die Schlüsselkategorie als zentrales Phänomen herausstellte,
das alle anderen Kategorien, Subkategorien und Dimensionen zu umfassen
vermochte.

Uwe Flick entwickelte auf Basis des theoretischen Codierens der Grounded
Theory ein Kodierverfahren für Forschungsprojekte, in denen sich die Konstitution der Vergleichsgruppen nicht erst während der Analyse herausbildet,
sondern aus der Fragestellung ergibt. Bei der vorliegenden Untersuchung derjenigen Handlungsformen und ihrer entsprechenden Rationalisierungen, die von
den Akteur_innen des Praxisfeldes als alternativ aufgefasst werden, wurden
schon vor der Feldforschung folgende Gruppen von Akteur_innen differenziert:
Die schwer Kranken und Sterbenden auf der einen und die Mitarbeitenden
der beiden Gesundheitseinrichtungen auf der anderen Seite, wobei sich diese
weiterhin entlang ihrer Berufsgruppe unterscheiden.

Gemäß diesem von Flick entwickelten *thematischen Codieren* ging ich folgendermaßen vor: Um den „Sinnzusammenhang der Auseinandersetzung der
jeweiligen Person mit dem Thema der Untersuchung" zu erhalten (Flick 2011a,
403–404), begann ich mit der Auswertung eines Einzelfalles. Daran anschließend beschränkte ich die Auswahl eines Vergleichs- oder auch Kontrastfalles
auf die jeweilige Gruppe von Akteur_innen, um zu erheben, „wie sich soziale Gruppen in ihren Perspektiven auf bestimmte Gegenstände oder Prozesse
unterscheiden" (Flick 2011a, 408). Dadurch entstanden einerseits fallgruppen-
spezifische Kategorien, Subkategorien und Dimensionen, die eine Darstellung
der Daten entlang professionsspezifischer Handlungsformen erlaubten. Andererseits konnte dergestalt insbesondere in der Phase des selektiven Codierens
ein fall(gruppen)übergreifendes Kategoriensystem entwickelt werden, das sich
im ständigen Vergleich und über die Gruppe hinaus verfeinerte, erweiterte und
erhärtete. Dies ermöglichte letztlich die Eruierung einer Schlüsselkategorie
sowie die Integration sämtlicher Kategorien, Subkategorien und Dimensionen.

Die Verwaltung und Auswertung der Daten erfolgte mit Hilfe von Atlas.ti,
einer Software für qualitative Datenanalyse. Die Entwicklung von Atlas.ti wurde
im Rahmen eines Forschungsprojektes von Heiner Legewie angeregt, das der

Grounded Theory zuzuordnen ist (vgl. Mühlmeyer-Mentzel 2011, 3). Diese methodologische Nähe trägt dazu bei, dass das Programm sämtliche oben beschriebenen analytischen Schritte des codierenden Auswertungsprozesses unterstützt (vgl. Mühlmeyer-Mentzel 2011). Ein weiteres Kernelement der Grounded Theory, das sich in Atlas.ti bestens umsetzen lässt, ist das Schreiben von Memos. Vor allem für das Bezeichnen von Codes, das Dimensionalisieren von Kategorien und das Entwickeln eines Beziehungsnetzes bot sich das Schreiben theoretischer Memos an: Es „fördert eine Distanzierung von den Daten und trägt dazu bei, über eine nur deskriptive Arbeit hinauszugelangen" (Böhm 2012, 477). So war es schließlich möglich, über das bloße Reproduzieren feldinterner Narrative hinauszugelangen.

## 3.3 Forschungsethik

Noch vor dem ersten Feldkontakt musste bei der Kantonalen Ethikkommission ein Gesuch gestellt werden, da Forschung am Menschen in der Schweiz staatlich reguliert und bewilligungspflichtig ist. Dem Gesuch wurde stattgegeben. In der Folge wurde die Feldforschung von medizinethischen Überlegungen angeleitet. Während die meisten Methodenkapitel klinischer, d. h. medizinischer und pflegewissenschaftlicher Forschungsarbeiten auf die Darstellung und Begründung von Erhebungs- und Auswertungsmethoden beschränkt bleiben, existiert darüber hinaus eine innermedizinische Diskussion darum, welche ethischen Faktoren bei der Forschung mit schwer Kranken und Sterbenden berücksichtigt werden müssen (vgl. z. B. Frewer 2007). Dazu gehören insbesondere das Fehlen eines unmittelbaren Nutzens für die schwer Kranken und Sterbenden, deren Vulnerabilität und klinische Instabilität (vgl. Lübbe 2005, 50–54).

Demzufolge informierte ich die schwer Kranken und Sterbenden darüber, dass aus ihrer Forschungsteilnahme kein unmittelbarer Nutzen für sie resultiert. Dies interessierte die von mir befragten schwer Kranken und Sterbenden weit weniger als angenommen. Während einige einen Nutzen für zukünftige Patient_innen sahen, waren die meisten dadurch zur Teilnahme motiviert, mir in meiner Forschungstätigkeit behilflich zu sein.

Die besondere Vulnerabilität schwer Kranker und Sterbender veranlasste mich dazu, mich den Patient_innen behutsam zu nähern und eine persönliche Begleitung während der gesamten Zeit ihrer Teilnahme am Forschungsprojekt sowie darüber hinaus zu gewährleisten, sofern dies erwünscht war. In vielen Fällen bewegte mich die besondere Vulnerabilität bestimmter Patient_innen schon vorab dazu, eine Teilnahme gar nicht erst in Betracht zu ziehen.

Als größte Hürde bei der Forschung mit schwer kranken und sterbenden Menschen stellte sich ihre klinische Instabilität heraus. Häufig kam es vor, dass sich der Allgemeinzustand eines Patienten resp. einer Patientin zwischen der Eignungsabklärung mit den Mitarbeitenden der Gesundheitseinrichtung, der Kontaktaufnahme mit den schwer Kranken und Sterbenden selbst sowie dem Interviewtermin dermaßen verschlechterte, dass das Interview letztlich nicht stattfinden konnte. Darüber hinaus erwies sich das Führen von narrativ-fundierten Interviews mit schwer Kranken und Sterbenden als schwierig. Viele Patient_innen waren – bedingt durch die Medikation oder ihre fortgeschrittene Krankheit – nur noch über kurze Zeit konzentrationsfähig oder in ihren kommunikativen Kompetenzen stark eingeschränkt. Entgegen der verbreiteten qualitativ-sozialwissenschaftlichen Prämisse idealer Erzähler_innen entziehen sich Menschen am Lebensende zudem häufig den drei Zugzwängen des Erzählens, welche narrativ fundierten Interviews ein theoretisches Gerüst liefern (vgl. Kallmeyer und Schütze 1977, 162). In vielen Fällen konnte ich mit schwer Kranken und Sterbenden, die sich in der Terminal- und Finalphase befanden, daher nur noch kurze, informelle Gespräche, nicht aber vorab terminierte Interviews mit Audioaufzeichnung führen.

In qualitativ-sozialwissenschaftlichen Forschungsarbeiten im deutschsprachigen Raum zur Begleitung am Lebensende hat sich das Bild eines sensiblen Forschungsfeldes eingebürgert, das sich dadurch auszeichnet, modernen und multimodalen Zugängen verwehrt zu bleiben (vgl. Dresske 2005b, 236). Meine Erfahrung zeigte demgegenüber, dass es weder den schwer Kranken und Sterbenden noch den Mitarbeitenden in entsprechenden Gesundheitseinrichtungen Mühe bereitet, bei Interviewgesprächen aufgenommen zu werden. Selbst meinen vereinzelten Bitten, bestimmte Beobachtungssituationen auf Tonband aufzeichnen zu dürfen, kam man in der Regel gerne nach.

Es ist wohl ebenfalls diesem Bild zuzuschreiben, dass viele Forschungsprojekte in diesem institutionellen Setting nicht empirisch ausgerichtet sind (vgl. z. B. Mielke 2007) oder aber auf die Mitarbeitenden fokussieren und schwer Kranke und Sterbende immerhin so weit vernachlässigen, als keine Interviews mit ihnen geführt werden (vgl. z. B. Hayek 2006; Wenzel 2014). Daraus geht wiederum hervor, dass Forschung mit schwer Kranken und Sterbenden, vor allem vermittels befragender Verfahren, große Herausforderungen an die Forschenden selbst stellt, wie auch Christine Pfeffer (2005) hervorhebt, die es als schwierig erachtet, Menschen, die nur noch eine beschränkte Lebensdauer haben, die eigenen thematischen Interessen aufzudrängen.

Weitere forschungsethische Spannungsmomente für die vorliegende Untersuchung hielt die Anthroposophie bereit: Anthroposophische Medizin ist noch kaum zum Gegenstand nicht-anthroposophischer Forschung geworden. Die meisten klinischen Studien zu anthroposophisch-medizinischen Behandlungsmethoden, Therapieformen oder Heilmitteln werden von konventionell medizinisch ausgebildeten Ärzt_innen mit Weiterbildung in anthroposophisch erweiterter Medizin durchgeführt. Häufig sind diese Forschenden mit der Universität Witten / Herdecke, der Alanus Hochschule für Kunst und Gesellschaft, dem Institut für Komplementärmedizin der Universität Bern oder anthroposophischen Spitälern assoziiert. So erstaunt es nicht, dass Forschung zur anthroposophischen Medizin aus der Außenperspektive – auch wenn sie nicht klinisch ausgerichtet, bekenntnisfrei und damit dezidiert nicht an ihrer Wirksamkeit interessiert ist – von den Feldvertreter_innen genauestens beobachtet wird:

> Beforschte Menschen sind keine Forschungsobjekte, sondern beforschte Subjekte, die in der Regel als Beobachtete beobachten, wie sie beobachtet werden, und darauf „irgendwie" reagieren – und das ist keineswegs nur ein ethisches Problem, sondern vor allem ein erkenntnistheoretisches und forschungspraktisches. (Schneider 2014, 85)

Die forschungsethische Herausforderung dieser Zirkularität mutueller Beobachtung besteht darin, als Forschende_r weder zur Stimme der Kritik von außen noch zum Sprachrohr für das untersuchte Feld selbst zu werden. Dass sich die Anthroposophie resp. ihre Vertreter_innen von Forschung aus der Außenperspektive jedoch bedroht fühlen, gilt es auch erkenntnistheoretisch ernst zu nehmen. Das Bedrohungsgefühl kann zum einen darauf zurückgeführt werden, dass die anthroposophische Medizin von Seiten der konventionellen Medizin seit jeher entweder belächelt und kritisiert oder aber gar nicht erst wahr- und ernstgenommen wird. Zum anderen sind in jüngster Zeit Unstimmigkeiten zwischen religionswissenschaftlichen Außensichten und anthroposophischen Selbstdarstellungen entstanden, wobei Letztere auch sehr divers sein können. Aus diesen Gründen fühlen sich viele Anthroposoph_innen unter Generalverdacht gestellt und diskutieren kritische Darstellungen zur Anthroposophie unter dem Begriff der „Anthroposophie-Kritik". Diese ist in der Regel medial vermittelt: Auf eigens dafür eingerichteten Internetseiten,[23] in eigenen Zeitschriften[24] und in Publikationen anthroposophienaher Verlagshäuser (vgl. z. B. Uhlenhoff 2011; Selg 2012) reagieren Anthroposoph_innen auf die Beobachtungen von außen.

Dass die gegenseitige Beobachtung auch forschungspraktische Konsequenzen haben würde, hätte ich zu Beginn nicht gedacht. Unter dem Patronat meiner Kontaktperson bin ich von den Mitarbeitenden des anthroposophischen Krankenhauses mit offenen Armen begrüßt und ohne Misstrauen in die wichtigsten Abläufe eingeführt worden. Meinen Anfragen wurde stets stattgegeben, häufig machten mich Mitarbeitende auf wichtige Veranstaltungen aufmerksam und

---

23 Vgl. z. B. http://anthrowiki.at/Anthroposophie-Kritik, 03.02.2020; www.zander-zitiert.de, 03.02.2020.
24 Vgl. z. B. http://diedrei.org, 03.02.2020.

auch ins informelle soziale Geschehen war ich gut integriert. Erst im Verlauf der Feldforschung, die offenbar außerhalb des anthroposophischen Krankenhauses im weiteren Feld der Anthroposophie Wogen schlug, wurde ich nach Kontakten zu bestimmten religionswissenschaftlichen Anthroposophieforscher_innen gefragt; es wurde hinter meinem Rücken getuschelt; und vor allem anthroposophische Therapeut_innen entfernten sich, sobald ich auftauchte (vgl. P125, Prot. Krank.). Ferner kam ein Interview nur unter dem Vorbehalt zustande, keine Fragen zu stellen, die auf eine kritische Darstellung der anthroposophischen Medizin herauslaufen könnten (vgl. P125: 28–29, Prot., Krank.; P126, Trans., Krank., Arzt.). Und eine Mitarbeiterin zog ihre Teilnahme am Forschungsprojekt nach dem Führen, Transkribieren und Codieren des Interviews schließlich trotz klärenden Gesprächs in nicht-beruflicher Umgebung ganz zurück.

# 4. Professionsspezifische Handlungsformen

Die zentralen Handlungsformen der alternativen Begleitung am Lebensende stammen einerseits aus dem Fundus alternativer Formen von Religion und Medizin. Andererseits gehören auch Interventionen dazu, die im Feld selbst als Spiritual Care bezeichnet werden. Sie finden über die organisationsspezifische Verortung der beiden Gesundheitseinrichtungen Einzug in die alltägliche Praxis: Das Hospiz begleitet hauptsächlich schwer Kranke und Sterbende in allen vier Dimensionen der Palliative Care, wendet dabei aber auch alternativmedizinische, -pflegerische und -therapeutische Verfahren an; im anthroposophischen Krankenhaus werden vor allem in den Bereichen der Onkologie, der Frauenheilkunde und der Geburtshilfe anthroposophisch-medizinische Verfahren angeboten, Palliative Care aber lediglich über die Grundversorgung erbracht. Und doch stellt gerade diese Kombination von alternativer Medizin und Palliative Care das zentrale Moment einer als alternativ aufgefassten Begleitungspraxis dar. In diesem Kapitel wird nun der Frage nachgegangen, welche Berufsgruppen daran beteiligt sind und wie diese professionsspezifische Begleitung konkret aussieht.

Obgleich grundsätzlich alle Mitarbeitenden des Hospizes und des anthroposophischen Krankenhauses alternative Formen der Begleitung am Lebensende praktizieren können, was gleichermaßen von ihrer eigenen religiösen Zugehörigkeit und von ihrer Positionierung im Feld der alternativen Medizin abhängt, gibt es Berufsgruppen – wie die Therapeut_innen (siehe Kap. 4.4) –, die qua professionsspezifischem Selbstverständnis zur Ausübung alternativer Handlungsformen prädestiniert sind. Neben den Therapeut_innen gehören die Ärzt_innen (siehe Kap. 4.1) und Pflegenden (siehe Kap. 4.2) zum medizinischen Kernteam. Während sie gerade in der alternativ-medizinischen Begleitung eng zusammenarbeiten, indem die Pflegenden die Verordnungen der Ärzt_innen – z. B. für eine Mistelinfusion oder einen Herzwickel – ausführen, fördert die Gegenüberstellung ärztlicher und pflegerischer Begleitung auch Konflikte zutage (siehe Kap. 4.3). Ferner bieten beide Gesundheitseinrichtungen psychologische Begleitung an, die von Personen unterschiedlicher psychologischer, psychotherapeutischer resp. anthroposophischer Aus- und Weiterbildung erbracht wird (siehe Kap. 4.5). Während die Akteur_innen der nicht-medizinischen Begleitung am Lebensende einen wichtigen Beitrag zur allgemeinen Begleitung leisten, sind sie unterschiedlich in die alternative Begleitung involviert (siehe Kap. 4.6), was gleichermaßen auf die Seelsorge zutrifft: Während die Mehrheit der Handlungsformen und Rationalisierungen der Seelsorge durch die Vertreter_innen der beiden Landeskirchen nicht zur alternativen Sterbebegleitungspraxis gehört, werden wenige Handlungsformen durchaus als alternativ aufgefasst (siehe Kap. 4.7).

## 4.1 Ärztliche Begleitung

Obgleich die Ärzt_innen des Hospizes und des anthroposophischen Krankenhauses über die gleichen fachärztlichen Erstausbildungen – meist in der Allgemeinen Inneren Medizin resp. Hämatologie und Onkologie – verfügen, unterscheidet sich die ärztliche Begleitung in den beiden Gesundheitseinrichtungen: Die ärztliche Präsenz im Hospiz fällt relativ gering aus, zumal im Hospiz lediglich an zwei Tagen pro Woche die Ärztin Claudia[1] anwesend ist; an den anderen Tagen können Ärzt_innen eines nahe gelegenen Krankenhauses hinzugezogen werden. Außerdem erfolgt die ärztliche Begleitung im Hospiz gemäß einem schriftlichen Leitfaden der Hospizhomepage vornehmlich vermittels einer konventionell medizinischen „Schmerztherapie und Symptomkontrolle" (P138: 9, GrLit., Hosp.); nach individueller Absprache könne diese jedoch durch alternativ-medizinische Methoden ergänzt werden (vgl. P136: 8, GrLit., Hosp.).

Demgegenüber verfügt das anthroposophische Krankenhaus mit den Weiterbildungen und Kompetenzen seiner Ärzt_innen über ein großes Angebot alternativ-medizinischer, v. a. anthroposophisch-medizinischer Behandlungsmethoden, Therapieformen und Heilmittel; sowohl im onkologischen Ambulatorium als auch auf der onkologisch-medizinischen Station. Gemäß einer online publizierten Broschüre besteht deren Hauptanliegen darin, dem „einengenden Blick" der „Schulmedizin" zu entsagen, der den „Mensch[en, BZ] oft auf seinen physischen Körper reduziert". Stattdessen sollen dank der anthroposophischen Medizin die „seelischen und geistigen Bedürfnisse des Menschen" in die Diagnose und Behandlung einbezogen werden (vgl. P151: 2, GrLit., Krank.).

Während das Hospiz also schwerpunktmäßig auf eine konventionelle Palliativmedizin setzt, gehen im anthroposophischen Krankenhaus onkologische und palliativmedizinische Handlungsformen Hand in Hand mit Behandlungsmethoden, Therapieverfahren und Heilmitteln der alternativen Medizin (siehe Kap. 4.1.1). Weiter markieren die Ärzt_innen beider Gesundheitseinrichtungen ihre gesprächsorientierte Begleitung, die über medizinische Themen hinausgehe, als eine Besonderheit ihres professionellen Handelns (siehe Kap. 4.1.2).

---

1  Die Namen aller Informant_innen sind anonymisiert. Bei der Wahl der Pseudonyme wurde darauf geachtet, die Silbenanzahl, mögliche Rückschlüsse auf die Herkunft sowie das Geschlecht beizubehalten. Auch ist das Pseudonym davon abhängig, ob die Informant_innen geduzt (z. B. Claudia) oder gesiezt (z. B. Herr Zumsteg) werden.

### 4.1.1 Palliativmedizin und alternative Medizin

Die konventionell palliativmedizinische Schmerztherapie und die Linderung anderer körperlicher Symptome gelten als primäre Aufgabe einer jeden ärztlichen Begleitung am Lebensende. Darüber, was die Zielsetzungen der Palliativmedizin sind resp. welchen Gewinn die Patient_innen davontragen, herrschen unterschiedliche Rationalisierungen vor: Für die konventionelle Palliativmedizin ist die Symptomkontrolle Selbstzweck, d. h. sie verfolgt das Ziel, einen möglichst schmerz- und beschwerdefreien Sterbeprozess zu ermöglichen. Diese Zielsetzung komplementiert die anthroposophische Medizin durch eine alternativ-religiöse Rationalisierung von *Schmerz*, wie aus einem internen Dokument des onkologischen Ambulatoriums zum „Schmerzkonzept (...) auf der Grundlage anthroposophischer Menschenkunde" hervorgeht, das neben fachlichen Angaben ein Kapitel zum „Schmerz und Leid als Mysterium des Lebens" beinhaltet. Darin wird u. a. an die Bibel,[2] an Viktor Frankl[3] und an Rudolf Steiner[4] angeknüpft (vgl. P62: 72–76, Prot., Krank.).

Dementsprechend werden die im Hospiz mit der Symptomkontrolle verbundenen Topoi der *Lebensqualität* und des *Lebenssinns* im anthroposophischen Krankenhaus vermittels religionsbezogener Begriffe beschrieben und z. B. auf alternative Krankheitskonzepte (siehe Kap. 6.1.1) oder die Vorstellung einer *persönlichen Entwicklung* (siehe Kap. 6.1.3) bezogen.

Eine abweichende resp. besondere Rationalisierung der ärztlichen Praxis der Symptomkontrolle diskursiviert Herr Zumsteg, Onkologe im anthroposophischen Krankenhaus, der im Bereich der Naturheilkunde weitergebildet ist. Er orientiert sein Medizinverständnis hauptsächlich an den Schriften von Carl Gustav Jung und Viktor Frankl, dessen Sinnbegriff über Cicely Saunders auch in der Palliative Care rezipiert wird. Auf dieser Grundlage führt er die hohe *Lebensqualität* einer sterbenden Patientin auf deren individuellen Umgang mit ihrer unheilbaren Krankheit zurück. Diesen erachtet er als gelungen, weil die Patientin vermag, ihrer Krankheit einen Sinn abzugewinnen, d. h. diese zu *akzeptieren*:

> Eine Schlüsselbegegnung war eben mit einer jungen (...) Patientin. (...) Die hat irgendwann (.) ähm mir gesagt, (...) <zitierend: Weißt du, ich habe (1) durch diese Erkrankung Dinge erfahren, die ich NIEmals im Leben auf nem anderen Wege hätte (.) erfahren können. Und ich bin dieser Erkrankung regelrecht dankbar und ich möchte sie nicht mehr missen.> (P91: 23, Trans., Krank., Arzt.)

2  „In der Bibel können wir lesen: ‚Der Schmerz ist ein Begleiter der Menschheit seit der Vertreibung aus dem Paradies (Genesis 3.1–24)" (P62: 74, Prot., Krank.).

3  „Viktor Frankl geht davon aus, dass Leid und Schmerz eine Bedeutung für den Menschen hat (sic!) und darin auch einen Sinn zu finden ist" (P62: 75, Prot., Krank.).

4  Mehrere Zitate aus den *Beiträgen zu Rudolf Steiners Gesamtausgabe*, Nummer 108: „Das Geheimnis der Wunde" (P62: 77, Prot., Krank.).

Dass die Patientin über ihre Krankheit „Dinge erfahren" hat, ist nur möglich, wenn von der Vorstellung einer *persönlichen Entwicklung* ausgegangen wird, die sich zumindest auf die Lebensqualität vorteilhaft auswirkt. Silvan hingegen, der seit vielen Jahren in anthroposophischen Gesundheitseinrichtungen als Onkologe und Palliativmediziner tätig ist, hält es darüber hinaus für möglich, dass sich diese Entwicklung, die durch die „Sinnfrage" angeregt werde, positiv auf den Krankheitsverlauf auswirke: „Ich bin überzeugt davon, dass ähm (-) die Klärung dieser (...) Sinnfrage letztendlich (...) zu besserem Ansprechen führt von unseren Therapien, ja" (P126: 13, Trans., Krank., Arzt.). Darin besteht für Silvan gerade der zentrale Unterschied zur konventionellen Medizin, die diese „Sinnfrage" nicht thematisiere (vgl. P126: 16, Trans., Krank., Arzt.), wobei auch Silvan einräumt, diese eher mit Patient_innen zu besprechen, die eine „adjuvante", d. h. keine „infauste", Prognose hätten (vgl. P126: 17–19, Trans., Krank., Arzt.).

Dieser Konzeption folgend bleibt die Reichweite des *Lebenssinns* vornehmlich auf das diesseitige Leben beschränkt, zumal die „Sinnfrage" – in Silvans Worten – nicht in einem „Abdriften in die Schuldfrage" münden dürfe. Im Gespräch mit Patient_innen weise er diese immer darauf hin, nicht nach dem „Warum", sondern dem „Wozu" zu fragen: „Dann äh (1) ist es positiv und zukunftsgerichtet und [hat, BZ] Potential" (P126: 19, Trans., Krank., Arzt.). Dieses „Potential" impliziert letztlich die Möglichkeit, dass die persönliche Entwicklung, die die Patient_innen durchmachen, im Falle von „besonderen Therapieverläufen" wenn nicht zur (Spontan)Heilung so doch immerhin zur Verzögerung des Krankheitsverlaufes führen kann. Silvan illustriert dies am Beispiel einer Patientin, die „so geistig gearbeitet" hat, dass sie länger lebte, als prognostiziert worden war:

> Also ich hab grad vorhin mit ner Patientin telefoniert, die hat ein ähm (-) Eierstockkrebs, (-) ganz weit fortgeschritten. (...) Und äh (-) und wollte nie Chemotherapie und hat ähm (1) so nen ganz eigenen WEG auch gegangen. (...) Die hat hat so ganz stark so geistig gearbeitet, (-) um (.) um ihre Erkrankung irgendwo im Griff zu halten, durch (-) suggestive Praktiken, Selbstsuggestion und und Meditation und so weiter. Und sie rief jetzt ganz enttäuscht an, (...) weil ja die Erkrankung jetzt doch etwas fortgeschritten (-) wieder sei. Und ähm (2) ich glaub, (1) da war mir jetzt wichtig zu sagen, NEIN, der Erfolg ist TROTZdem da. Ich mein, (-) jeder Andere (-) mit dieser Erkrankung, dieser Ausgangslage wär seit einem dreiviertel Jahr tot, (-) ja. (...) Ich denke, bei dieser Patientin hat das, was sie (.) gemacht hat, (-) ihr irgendwie zu diesem ungewöhnlichen (-) Verlauf (.) da (1) auch beigetragen. Also hat ihr geholfen. (P126: 21, Trans., Krank., Arzt.)

Neben der Schmerztherapie kommen im anthroposophischen Krankenhaus insbesondere Verfahren aus der Orthomolekularen Therapie (vgl. P155: Gr-Lit., Krank.), die anthroposophischen (Krebs)Verfahren der Misteltherapie (vgl. P154: GrLit., Krank.) und Hyperthermie (vgl. P150: GrLit., Krank.) sowie anthroposophische und homöopathische Heilmittel (vgl. P152: 5, GrLit., Krank.) zum Einsatz. Viele dieser ärztlichen Handlungsformen bestehen aus natürlichen Bestandteilen, was Matthias, leitender Arzt im anthroposophischen Krankenhaus, dazu veranlasst, diese „Substanzen" vermittels religionsbezogener Begriffe zu beschreiben und die Verwendung eben dieser durch Ärzt_innen auf Jesus zu beziehen:

> In der Anthroposophie ist ja schon so, dass die Erde als der Leib Christi auch betrachtet wird. (...) Sofern ist das alles, was da aus an an Substanzen aus dieser Welt hervorgeht, auch (-) in der therapeutischen Hand, etwas, was mit ihm zu tun hat. (P94: 7, Trans., Krank.)

Im Vergleich zum anthroposophischen Krankenhaus sind im Hospiz kaum alternativ-medizinische Kompetenzen vorhanden; die hauptverantwortliche Ärztin verfügt über keine Weiterbildungen im Bereich der alternativen Medizin. So erstaunt es nicht, dass die Hospizärztin Claudia die Wirksamkeit alternativ-medizinischer Verfahren auf die „Stärkung des Körpers" beschränkt (vgl. P40: 32, Trans., Hosp., Ärzt.). Ärzt_innen des anthroposophischen Krankenhauses hingegen fassen die Wirksamkeit allgemeiner („allgemeine Stärkung der Kräfte des Patienten", vgl. P60: 25, Prot., Krank.) und deuten mit dem Topos der *Ganzheit* über eine „körperliche" Wirksamkeit hinaus: Mit den anthroposophisch-medizinischen Formen könnten die anthroposophischen Ärzt_innen „Ressourcen auf den verschiedenen Ebenen der äh der menschlichen Existenz" anregen, wie Silvan argumentiert (vgl. P126: 113, Trans., Krank., Ärzt.).

Und doch halten diese Formen in der Beschreibung von Herrn Schmied, dem Leiter der Onkologie, über konventionelle Konzeptionen hinausgehende Möglichkeiten der *Heilung* bereit: Während die Misteltherapie alleine nicht einen Bauchspeicheldrüsenkrebs heilen könne, sondern lediglich die Verträglichkeit einer konventionell medizinischen Krebsbehandlung fördere (vgl. P100: 60, Prot., Krank.), rege sie in Kombination mit einer Hyperthermie-Behandlung durchaus die „Herzenswärme" an und wirke so gegen den Krebs (P100: 64, Prot., Krank.).

### 4.1.2 Gesprächsorientierte Begleitung

Ein Großteil jeder ärztlichen Begleitung besteht aus herkömmlichen Gesprächen mit schwer Kranken und Sterbenden. Wenn in diesen lediglich Testresultate besprochen oder Termine vereinbart werden, die Sprachlichkeit also bloß Begleiterscheinung anderer Praktiken darstellt, werden sie nicht als alternativ aufgefasst. Was hingegen zur alternativen Begleitung am Lebensende gehört, sind ärztliche Handlungsformen, die das Gespräch zum Selbstzweck erheben und damit dezidiert den ärztlichen Zuständigkeitsbereich im Sinne der Therapieplanung, -durchführung und -evaluation ausdehnen, indem sie „andere Themen" mitberücksichtigen. Dieses Überschreiten angestammter Arbeitsbereiche wird von Claudia, der Hospizärztin, über ihr *Gefühl* begründet:

> Ich hab manchmal das Gefühl, ich bin gar nicht mehr ähm (2) nur ne Ärztin (...). Man ist ja schon (-) ne rechte Vertrauensperson auch, der man einfach viel anvertraut und dann kommen plötzlich auch andere Themen (1) ähm (-) hm auch mit mit rein einfach. (P40: 15, Trans., Hosp., Arzt.)

Als erstes Beispiel für *andere Themen* nennt Claudia in der Folge die Beerdigungsplanung einer Patientin, was als deutliche Abweichung von der herkömmlichen Sterbebegleitungspraxis markiert wird: „So was passiert einem natürlich im Spital nicht (-) als Ärztin, ja? Dass jemand (1) anfängt über seine Beerdigung zu sprechen" (P40: 15, Trans., Hosp., Arzt.). Als zweites Beispiel erzählt Claudia von einem Bewohner, der sie nach ihrer eigenen Jenseitsvorstellung gefragt habe (vgl. P40: 17, Trans., Hosp., Arzt.). Obgleich sie dies als unangenehm empfand, habe sie versucht, ehrlich zu antworten:

> Ich weiß auch nicht genau, was dann kommt, aber ich (2) also (-) von meiner ähm (2) ähm (1) Haltung oder Überzeugung her, glaub ich, DASS etwas kommt (-) nach dem nach dem Tod. (P40: 19, Trans., Hosp., Arzt.)

Damit habe sie beabsichtigt, „Hoffnung zu geben und Halt auch also (-) sowohl der ganze Sterbeprozess bis zum Tod als auch NACH dem Tod" (P40: 19, Trans., Hosp., Arzt.). Letztlich formuliert Claudia aber auch ganz klare Grenzen ärztlicher Zuständigkeit; für „tiefergehende Gespräche" sei die Seelsorge zuständig:

> Also, das ähm (2) also (.) da muss ich GANZ klar sagen, das ist ja nun ähm (1) ne eigene Profession und ähm also so tiefergehende Gespräche, (-) was ähm (1) also (-) für für was dann auch n Seelsorger ausgebildet ist, ähm (2) ähm das soll man auch dem Seelsorger lassen, ja? (P40: 27, Trans., Hosp., Arzt.)

Eine solche Grenzziehung zwischen einer ärztlichen und seelsorglichen gesprächsorientierten Begleitung wird zuweilen auch im anthroposophischen Krankenhaus vorgenommen: So unterscheidet Silvan dezidiert zwischen seiner Tätigkeit als Arzt, die zwar *andere Themen* in die gesprächsorientierte Begleitung integrieren könne, und derjenigen der Seelsorgenden, die für spezifischere Themen sowie die rituelle Begleitung zuständig seien (vgl. P126: 33, Trans., Krank., Arzt.). Und auch Herr Zumsteg unterstützt diese Grenzziehung, wünscht sich aber, dass die beiden Professionen gemeinsam, d. h. sowohl im gegenseitigen Austausch als auch miteinander die schwer kranken und sterbenden Patient_innen begleiteten (vgl. P94: 103, Trans., Krank., Arzt.). Für Matthias hingegen, der der Ansicht ist, dass viele seiner Patient_innen in der konfessionell gebundenen Seelsorge keine Gesprächspartner_innen finden, ist es angezeigt, auch als Arzt eine seelsorgliche Begleitung zu übernehmen. Entsprechende Gespräche leite er jeweils mit der Frage ein: „Hand aufs Herz, worum gehts Ihnen?" (P94: 115, Trans., Krank., Arzt.). Diese Begleitungspraxis wird von Matthias aber sowohl in der konkreten Begleitungssituation als auch im Interviewgespräch als abweichend resp. besonders markiert, insofern er mehrmals betont, nicht als Arzt ans Krankenbett zu sitzen:

> Ich sag dann (.) meistens aber dazu, <zitierend: hörn Sie mal, ich zieh jetzt meinen weißen Kittel aus, ich sitze jetzt hier nicht als der leitende Arzt>. (P94: 115, Trans., Krank., Arzt.)

Doch in welcher Rolle sitzt Matthias am Kranken- oder Sterbebett? Den Patient_innen gegenüber stellt er sich „als Mensch" (P94: 115, Trans., Krank., Arzt.), als „zuhörender Zeitgenosse" vor (P94: 121, Trans., Krank., Arzt.); im Interview räumt er ein, in solchen Situationen die Grenzen seiner ärztlichen Zuständigkeit zu übertreten:

> Ich bin mir immer dabei prä präsent, dass dass ich da eine Tätigkeit (.) übernehme, die ich beruflich nicht abdecke, die aber eigentlich ne seelsorgerliche, pastorale ist. (P94: 123, Trans., Krank., Arzt.)

Im Gegensatz zu solchen ausführlichen Gesprächen weitaus verbreiteter ist, dass sich Ärzt_innen des anthroposophischen Krankenhauses im Rahmen herkömmlicher Gespräche *anderen Themen* zuwenden. In ihnen offenbart sich ein weiterer Unterschied zur gesprächsorientierten ärztlichen Begleitung im Hospiz: Die Ärzt_innen des anthroposophischen Krankenhauses überlassen die Initiative nicht den schwer Kranken und Sterbenden. Im Gegenteil sprechen sie andere Themen selber an und thematisieren ohne Weiteres auch eigene Vorstellungen, d. h. alternative Konzeptionen von Krankheit, Sterben und Tod (siehe Kap. 6.1):

> Das Problem unserer Zeit ist, dass die (.) Religiosität für einen Großteil der Menschen (-) verloren gegangen ist. Und ich versuch's meinen Patienten immer zu erklären, (-) ganz einfach, wir haben einen Körper, das ist (.) offensichtlich, und darum kümmert sich die Medizin im Wesentlichen. Wir haben ne Seele, da kümmern sich dann bestimmte (-) Bereiche der Medizin (.) auch drum. (...) Und (.) dann kommt das Thema, ja, wir haben ja nen GEIST. Also Körper, Seele, Geist. (...) Und ich versuch den Patienten (.) klarzu-

machen, dass wenn sie diese dritte Dimension haben, (-) Spiritualität, dass sie dann im Prinzip dreidimensional sind. (...) Und (...) frag schon Patienten auch in den Erstgesprächen, (...) was sie für ne Vorstellung haben. (P91: 3, Trans., Krank., Arzt.)

Während sich Herr Zumsteg in seiner Beschreibung auf Vorstellungen bezüglich des diesseitigen Lebens beschränkt, greift ein anderer Onkologe des anthroposophischen Krankenhauses in der Kommunikation schlechter Testresultate auf positiv konnotierte Jenseitsvorstellungen zurück:

Sie sind ja auch ein sehr bewusster Mensch, der um seine Endlichkeit weiß und glaubt. (...) Dann muss man nicht um jeden Preis leben, weil das, was kommt, auch gut ist. (P61: 61, Prot., Krank.)

## 4.2 Pflegerische Begleitung

Die Pflegenden beider Gesundheitseinrichtungen verhalten sich zurückhaltend, wenn es um Religion geht: So sind religiöse Handlungsformen – wie das Beten – mit schwer Kranken und Sterbenden eher selten; erfolgen sie trotzdem, gehen sie in der Regel entweder auf die Initiative der Patient_innen zurück (vgl. z. B. P99: 75, Trans., Krank., Pfl.) oder ereignen sich am Sterbebett (vgl. z. B. P28: 35, Trans., Hosp., Pfl.; vgl. z. B. P99: 75, Trans., Krank., Pfl.). Auch hinsichtlich der Thematisierung religiöser Themen gegenüber den schwer Kranken und Sterbenden ist eine gewisse Zurückhaltung ausmachbar. Hier herrschen jedoch große Unterschiede zwischen den untersuchten Organisationseinheiten vor: Die meisten Pflegenden des onkologischen Ambulatoriums des anthroposophischen Krankenhauses integrieren ohne Weiteres *andere Themen* in ihre gesprächsorientierte Begleitung (vgl. z. B. P97: 39, Trans., Krank., Pfl.; P99: 75, 155, Trans., Krank., Pfl.). Demgegenüber sind die Pflegenden der onkologisch-medizinischen Station eher zurückhaltend (vgl. z. B. P106: 66–68, Trans., Krank., Pfl.; P109: 38, Trans., Krank., Pfl.), was intern durchaus Kritik erntet (vgl. z. B. P98: 49, Prot., Krank.; P106: 59, Trans., Krank., Pfl.).[5] Auch wenn die Hospizpflegenden entsprechend dem Ideal kommunikativer Offenheit (siehe Kap. 6.2.2) sowohl in der Sterbebegleitung als auch gesamtgesellschaftlich einen offenen Umgang mit Krankheit, Sterben und Tod fordern, sind sie zurückhaltend in der Thematisierung anderer Themen.

Diese etwaige Zurückhaltung kann darauf zurückgeführt werden, dass sich die Pflegenden als Vertreter_innen einer konfessionsunabhängigen, öffentlich-rechtlichen Einrichtung verstehen und die Privatsphäre der schwer Kranken

---

5 Dazu passt, dass die Sparte zur „Palliative Care" auf dem Formular für die Pflegeanamnese oft leer bleibt, was wiederum damit begründet wird, dass jüngere Patient_innen nicht gerne darüber sprächen (vgl. P104: 25, Prot., Krank.; P109: 90, Trans., Krank., Pfl.).

und Sterbenden nicht verletzen wollen. So kritisiert eine Hospizpflegende das Beten einer Pflegenden für sterbende Hospizbewohner_innen, die sich selbst nicht als religiös klassifizieren, in ihrer Erzählung stark:

> Also (.) eine (-) Frau, die hier arbeitet, die ist sehr religiös (2) und sie (-) bei ihr habe ich immer ein bisschen (-) das Gefühl, es ist ein bisschen übergriffig. (-) Sie (2) betet schnell dann mit jemandem, wenn der im Sterben ist. (...) Wenn man ganz genau weiß, (-) derjenige hat NICHTS, aber NULL (-) mit irgendwie (.) Kirche oder (.) Christentum oder sonst irgendwas am Hut, dann ähm (.) find ich das nicht in Ordnung. (P30: 85, Trans., Hosp., Pfl.)

Während religiöses Handeln und die Thematisierung religiöser Themen in der alternativen Begleitung am Lebensende durch die Pflegenden also eher von marginaler Bedeutung sind, besitzen alternativ-pflegerische Praktiken in beiden Gesundheitseinrichtungen einen hohen Stellenwert (siehe Kap. 4.2.1) und werden entsprechend vermittelt (siehe Kap. 4.2.2). Neben diesen institutionell verankerten alternativ-pflegerischen Praktiken gehören *Kleinigkeiten* und *Dasein* zur alternativen Pflegepraxis (siehe Kap. 4.2.3).

### 4.2.1 Alternativ-pflegerische Praktiken

Während die Hospizpflegenden alternativ-pflegerische Praktiken mehrheitlich selbstverordnet und selbständig ausführen, sind die Pflegenden des anthroposophischen Krankenhauses mehr an ärztliche Verordnungen gebunden, wobei diese gemäß Aussagen mehrerer Pflegender „bei einfachen Sachen" (P64: 45, Prot., Krank.) – wie einem Herzwickel, einer Fußeinreibung oder aromapflegerischen Praktiken (vgl. P64: 45, Prot., Krank.; P109: 125, Trans., Krank., Pfl.) – nicht immer zwingend vorliegen müssten. Stattdessen entscheiden die Pflegenden selbst, auf der onkologisch-medizinischen Station insbesondere abends oder in der Nacht und im onkologischen Ambulatorium bei „nervösen" oder „ängstlichen" Patient_innen, um diese „auf den Boden zurück" zu bringen und zu „erden" (vgl. P61: 57, Prot., Krank.).

### (1) Alternative Pflegepraxis des Hospizes

Gemäß internen Dokumenten besteht das alternativ-pflegerische Angebot des Hospizes aus Aromapflege, Fußreflexzonenmassage, Wickeln und Kompressen (vgl. P6: 121–125, Prot., Hosp.; P8: 108, Prot., Hosp.). Institutionell verankert sind diese alternativ-pflegerischen Praktiken seit dem Jahr 2006. Seither steht das „Roseblüete-Zimmer" für die Aufbewahrung alternativ-pflegerischer Utensilien wie Tees, Aromadüfte und Massageöle zur Verfügung; und seither wird wöchentlich ein Pflegefachgespräch zu „basaler Stimulation und Roseblüete" durchgeführt (siehe Kap. 4.2.2). Zudem geht aus den Beobachtungen hervor, dass die Hospizpflegenden weitere alternative, zuweilen auch anthroposophi-sche Pflegepraktiken anwenden, z. B. Einreibungen, und bestrebt sind, die Bewohner_innen darin zu unterstützen, alternativ-medizinische Behandlungs-methoden, Therapieformen und Heilmittel aus früheren Behandlungssettings auch nach dem Eintritt ins Hospiz fortsetzen zu können.

Die alternative Pflegepraxis des Hospizes ist durch das alternative Pflegekon-zept der *basalen Stimulation* gerahmt. Im Stationszimmer stehen entsprechen-de Literatur (vgl. z. B. Bienstein und Fröhlich 2010; Kostrzewa und Kutzner 2009) und interne Informationsmaterialien zur Verfügung, in denen ihre De-finition und Zielsetzung formalisiert sind: Die basale Stimulation baue auf der „Beziehung zwischen Patient und Pflegeperson" auf, wobei Letztere über „Berührung-Bewegungen" die „individuellen Lernprozesse eines erkrankten Menschen" fördern sollen (P14: 91–97, Prot., Hosp.). Zugleich befinden sich im Stationszimmer auch Bücher (vgl. z. B. Sonn et al. 2010; Thüler 2003) und interne Dokumente (vgl. z. B. P54: 3, GrLit., Hosp.) zur alternativen Pflege. In Letzteren ist nachzulesen, dass alternativ-pflegerische Praktiken im Hospiz „ergänzend zur Schulmedizin" sowie zur „Verbesserung der Lebensqualität" und des „Wohlbefindens" angewandt werden (P54: 3, GrLit., Hosp.).

Davon, dass alternativ-pflegerische Praktiken Bestandteil der alltäglichen Pflegepraxis darstellen, zeugt die Sparte zur „Komplementären Pflege" in der Patient_innendokumentation; im Verhältnis zu anderen Sparten bleibt diese jedoch häufiger leer (vgl. P8: 108, Prot., Hosp.). Auf Nachfrage erklärt eine Pfle-gende dies damit, dass alternativ-pflegerische Praktiken häufig „zwüscheddure" oder „i de Nacht" angewendet und dementsprechend nicht in der Patient_in-nendokumentation aufgeführt würden (vgl. P2: 193, Prot., Hosp.).

Die entsprechenden Rationalisierungen lassen sich sowohl aus Beobachtun-gen als auch aus formalen Interviewgesprächen ableiten. Als eine Bewohnerin über starke Rückenschmerzen klagt, wendet Lisa eine Salbe aus Ingwer und Orange an, die aus Thailand komme, wo sie von Naturheilärzt_innen herge-stellt werde: „Das isch e richtige Wundersalbi". Dank dieser Salbe werde sie wohl noch anfangen, an Wunder zu glauben, sagt sie scherzend, während sie die Salbe appliziert (vgl. P14: 57, Trans., Hosp.). Auch wenn Lisas Erzählung von einem humorvollen Umgang mit der Wirksamkeit alternativ-pflegerischer Praktiken zeugt, erscheint sie als besonders rationalisierungswürdig, wobei die Einschätzungen der Pflegenden stark auseinandergehen:

Einige Pflegende argumentieren lediglich für eine *niedrige (weder körper-liche noch darüber hinausgehende) Wirksamkeit*. Auf die Frage, wie sie den Zusammenhang zwischen alternativer Medizin und Religion resp. Spiritualität sehe, antwortet Gertrud, dass für sie kein Zusammenhang bestehe (vgl. P28: 162–163, Trans., Hosp., Pfl.) und dass sie solche Praktiken zwar anwende, aber konventionell medizinische Verfahren vorziehe: „Jetzt da irgendwelchi Chrütli so nomal, also weisch (-) ähm (-) Wickel oder so, nei=ei, dänn han ich lieber grad es richtigs Schmärzmittel" (P28: 179, Trans., Hosp., Pfl.).

Die meisten Hospizpflegenden hingegen schreiben alternativ-pflegerischen Praktiken eine *hohe (sowohl körperliche als auch darüber hinausgehende) Wirksamkeit* zu:

> D Aromatherapie (...) isch zwar (.) nöd so, (-) für mich jetzt, nöd SO wahnsinnig spirituell, will (-) ja (-) ich meine, es isch e Essenz us ere Pflanze, wo im Körper e Würkig zeigt. (-) Aber (.) es isch natürlich (.) ähm (-) scho (.) ich glaub es isch nöd (-) DOCH, doch, en Teil isch finstofflich und e Teil isch nöd finstofflich. (P31: 43, Trans., Hosp., Pfl.)

Häufig werden die altnernativ-pflegerischen Praktiken von den Hospizpflegenden als religiös klassifiziert oder vermittels religionsbezogener Begriffe, wie der Ganzheit, beschrieben. Anne nimmt beides gleichzeitig vor:

> Also (.) komplementäre (.) Me Methoden sind für mich was ähm (.) sehr Ganzheitliches und so (2) gehört das irgendwie genauso dazu wie (3) die Spiritualität oder der Glauben von irgendjemandem. (P30: 95, Trans., Hosp., Pfl.)

Damit stellt Anne einen engen Bezug zwischen alternativen Formen der Religion und der Medizin her: „Es sind häufig Menschen, die (.) die offen sind für komplementärmedizinische Maßnahmen, die auch (1) ähm (1) so spirituell (...) irgendwie e chli offener sind" (P30: 95, Trans., Hosp., Pfl.). Sowohl „komplementärmedizinische Maßnahmen" als auch die *Spiritualität* grenzt sie von konventionellen Formen der Medizin ab: „Das ist für mich (2) das Gegenteil von (1) SO Schulmedizin" (P30: 95, Trans., Hosp., Pfl.) – und markiert beide damit als alternativ.

## (2) Alternative Pflegepraxis des anthroposophischen Krankenhauses

Im anthroposophischen Krankenhaus dominieren anthroposophisch-pflegerische Praktiken die alternative Pflegepraxis; dazu gehören äußere Anwendungen wie Wickel und Kompressen sowie rhythmische Einreibungen. Obgleich Wickel und Kompressen auch außerhalb der anthroposophischen Medizin Verwendung finden, verbinden sich mit ihnen im anthroposophischen Krankenhaus besondere Rationalisierungen. Dazu gehören erstens die verschiedenen *Indikationen* äußerer Anwendungen, die von Schmerzen über Verspannungen und Entzündungen zu seelischer und geistiger Unruhe reichen; und zweitens die Begründung ihrer *Wirksamkeit* über das anthroposophisch-medizinische Konzept kalter und warmer Krankheiten (siehe Kap. 6.1.1), die Heilungskräfte der verwendeten Substanzen oder die Selbstheilungskräfte des Menschen (vgl. P153: 10–11, GrLit., Krank.; P84:

1–2, GrLit., Krank.; P115: 1, GrLit., Krank.). Rhythmische Einreibungen hingegen sind der anthroposophischen Medizin eigen, zumal sie von den beiden Anthroposophinnen Ita Wegman und Margarete Hauschka konzipiert wurden, die damit gleichermaßen die Entwicklung der rhythmischen Massage initiierten (vgl. Hauschka 1978; siehe Kap. 4.4.3).

Für die Aufbewahrung von Materialen und Substanzen sowie für die Vorbereitung steht im anthroposophischen Krankenhaus die „Wickelküche" bereit. Darin liegt ein Leitfaden auf, der neben den obenstehenden Rationalisierungen konkrete Handlungsweisungen bereithält: Äußere Anwendungen sollen „mit innerer Ruhe" vorbereitet werden, während der Applikation ist auf „Ruhe" im Patient_innenzimmer zu achten und anschließend ist eine „Nachruhezeit" einzuhalten, um die Wirksamkeit zu vertiefen. Auch die Pflegenden betonen die Wichtigkeit ihrer eigenen „Ruhe", der „ruhigen Atmosphäre" im Patient_innenzimmer sowie der „Nachruhe" (vgl. P69: 46–58, Prot., Krank.; P115: 1, GrLit., Krank.). Die *Ruhe* trägt gemäß übergreifenden Rationalisierungen zu einem idealen Sterbeverlauf bei (siehe Kap. 6.2.1). Gleichermaßen wird der *Ruhe* aber auch eine Selbstwirksamkeit für die Pflegenden zugeschrieben: „Meischtäns so bi so Fuessiribigä muss ich säge, (-) wird ich sälber au ruhiger, es tuet mir AU guet" (P65: 43, Trans., Krank., Pfl.).

In der alternativ-pflegerischen Begleitung im anthroposophischen Krankenhaus weit verbreitet ist die Anwendung des *Herzwickels* – offiziell Aurum-Lavendel Comp. Unguentum genannt. Der Herzwickel besteht aus Lavendel, Rose und Gold und hat folgende Indikationen:

> Tachykardie; Unruhe; Herzklopfen; Schwäche; psychosomatische Herzbeschwerden; allgemein bei Menschen, die ihre „Mitte" verloren haben; Ängste jeglicher Art. (P115: 1, GrLit., Krank.)

Gemäß den Erzählungen von Frau Hoffmann, einer sterbenden Patientin, hilft er ihr bei „seelischer und geistiger Unruhe", etwa nach dem unangekündigten Besuch ihrer Schwester (vgl. P64: 42, Prot., Krank.).

Auch *Fußeinreibungen* werden bei schwer Kranken und Sterbenden häufig angewendet, zuweilen aber unterschiedlich rationalisiert: Während ihre Wirksamkeit in einigen Fällen auf die Ruhe vor der Nacht beschränkt bleibt (vgl. z. B. P69: 72, Prot., Krank.), kann sie in anderen Fällen durchaus als alternativ aufgefasst werden:

> Es gibt ja Zustände, wo die Patienten so schweben, ob sie eher gehen (1) oder (...) ob sie noch leben (-) und auf der Erde bleiben. Und wenn man dazu zum Beispiel ne Fußeinreibung macht, (-) dann hilft das so (.) diese Entscheidung (.) zu fällen. (P106: 74, Trans., Krank., Pfl.)

In dieser Rationalisierung wird der Fußeinreibung eine Wirksamkeit zugeschrieben, die die Sterbenden in den Momenten zwischen Leben und Tod darin unterstützen, sich für das eine oder andere zu entscheiden. Diese Unterstützung erfolgt nicht im Sinne einer medizinisch indizierten kurativen Maßnahme, sondern verfolgt eine Zielsetzung auf geistiger Ebene: „Es tuet beruhige und helfe LOSla" (P109: 121, Trans., Krank., Pfl.). Damit impliziert das *Loslassen* eine bestimmte Idealvorstellung des guten Sterbens (siehe Kap. 6.2.1) sowie ein Ich-Konzept, das von einer immateriellen, lebensüberdauernden Komponente ausgeht (siehe Kap. 6.1.1; 6.1.2).

Weiter ist die alternative Pflegepraxis sowohl durch die *Ganzkörper- bzw. lokale Hyperthermie* als auch durch die *Misteltherapie* bestimmt. Beide werden von den Ärzt_innen verordnet und von den Pflegenden durchgeführt. Während die Hyperthermie u. a. bei Entzündungs- und Hautkrankheiten, Arthrosen sowie in der Krebsbehandlung eingesetzt wird, beschränkt sich die Misteltherapie auf Letztere (vgl. Burkhard 2000, 106–138; Daems 2001, 201–207; Heckel und Dickreiter 2007; Overstolz 2005, 8–15; P83: 1–2, GrLit., Krank.; P150: GrLit., Krank.). Beide Behandlungsmethoden wurden auf der Basis anthroposophisch-medizinischer Krankheitskonzepte entwickelt, basieren vornehmlich auf der Differenzierung kalter und warmer Krankheiten und appellieren auf der Ebene des Ätherleibs an die Selbstheilungskräfte der Patient_innen (siehe Kap. 6.1.1). In der offiziellen Darstellung werden Verfahren der Hyperthermie und die Misteltherapie primär zur besseren Verträglichkeit konventionell medizinischer Krebstherapien eingesetzt:

> Ziel der Hyperthermie-Verfahren ist es nicht, die Krebszellen direkt durch die Wärme abzutöten. Tumorzellen sollen (...) vielmehr empfindlicher werden gegenüber (...) einer begleitenden Strahlen- oder Chemotherapie. (P150: 2, GrLit., Krank.)

Und doch wird in dieser offiziellen Darstellung auch eine krebsbekämpfende Wirksamkeit immerhin in Aussicht gestellt, indem davon ausgegangen wird, dass die Hyperthermie „Krebszellen zerstören" kann, indem sie „durch den ‚Hitzestress (...) empfindlicher werden gegenüber natürlichen Abbauprozessen" (P150: 2, GrLit., Krank.). Von Seiten der Pflegenden des onkologischen Ambulatoriums wird die Wirksamkeit beider Wärmeanwendungen in der Regel auf die seelische, psychische oder astralische Ebene beschränkt (vgl. z. B. P99: 186–189, Trans., Krank., Pfl.) und von konventionell medizinischen Verfahren abgegrenzt (vgl. P97: 41, Trans., Krank., Pfl.).

Während die Pflegenden für eine Misteltherapie nur wenig Zeit aufwenden müssen, ist gerade die Ganzkörperhyperthermie eine sehr zeitintensive, sowohl gesprächs- als auch körperorientierte Praktik, die die Pflegenden während rund drei Stunden fast ausschließlich beschäftigt. Wie aus Beobachtungen hervorgeht, kommen in dieser Zeit viele handlungsanweisende Rationalisierungen – wie etwa die Aufforderungen, sich auszuziehen, sich hinzulegen, etwas zu trinken etc. – sowie Handlungsrationalisierungen vor, die im Falle von Frau Albrecht, einer ambulanten Patientin, erstens verdeutlichen, weshalb sie sich nicht nur in einem konventionell medizinischen Krankenhaus, sondern auch im anthroposophischen Krankenhaus behandeln lässt: Das seien „zwei Welten". Dort fühle sie sich nicht ernstgenommen; hier gefalle es ihr viel besser, auch weil die Pflegenden „fürsorglicher und herzlicher" seien (P62: 81, Prot., Krank.). Und zweitens offenbaren sich im Gespräch zwischen der Pflegenden und der Frau Albrecht deren Handlungsrationalisierungen: Nach der Hyperthermie werde es ihr oft übel; manchmal müsse sie sich übergeben. Meist sei sie danach einen Tag lang matt, erschöpft und auch traurig. Am übernächsten Tag aber sei sie voller „Energie" und fühle sich „fit und wach". Sie *wisse* zwar nicht, ob es etwas „nütze", aber: „Das ist so anstrengend, das muss nützen" (P62: 79–93, Prot., Krank.). Obgleich die Pflegenden also eigentlich zur Überwachung der Fieberkurve im Behandlungszimmer anwesend sein müssen, bietet sich in der dreistündigen Behandlungszeit die Möglichkeit für Gespräche zwischen Patient_innen und Pflegenden, die einen Selbstzweck erreichen und während derer auch *andere Themen* abgehandelt werden (siehe Kap. 4.1.2).

### 4.2.2 Vermittlungspraktiken

Alternativ-pflegerische Praktiken werden in beiden Gesundheitseinrichtungen in Vermittlungspraktiken eingeübt. Während dies im Fall des Hospizes auf ein wöchentliches Pflegefachgespräch zu Fragen im Zusammenhang mit „basaler Stimulation und Roseblüete" beschränkt bleibt, in dem nacheinander alle Hospizbewohner_innen auf ihre „Empfänglichkeit" für pflegerische Praktiken aus den Bereichen der basalen Stimulation und der alternativen Pflege hin diskutiert werden (vgl. P9: 76–80, Prot., Hosp.), ist im anthroposophischen Krankenhaus Aditi, eine vom Unterstützungsverein angestellte Expertin für anthroposophische Pflege, für eine Reihe von gesprächsorientierten Vermittlungspraktiken zuständig.

Im *Basiskurs*[6] unterrichtet Aditi alle paar Monate neuangestellte Pflegende jeweils zwei Tage in Wickeln und Kompressen sowie rhythmischen Einreibungen. Einen Tag wendet sie darüber hinaus für die Repetition des Erlernten auf. Neben der Vermittlung und Einübung konkreter Handlungsformen führt Aditi gemäß eigenen Aussagen „zwischendurch" und auf einem „low dose level" in „anthroposophisches Hintergrundwissen" ein. Selbst wenn sie das „anthroposophische Menschenbild" vorstelle (siehe Kap. 6.1.1), gehe es weniger ums Theoretische als um die Frage: „Wie nutzen wir das? (...) Wie kann ich das

---

6 Für die Ausführungen zum Basiskurs vgl. P98: 32–36, 50, Prot., Krank.

anwenden, damit es sichtbar wird in der Praxis?" Damit beabsichtige sie, die Pflegenden nicht mit „Mehrwissen" zu verunsichern, sondern „zu stärken", indem sie sie in der „anthroposophischen Anschauung" schule: Man nehme etwas wahr, denke darüber nach und handle dann entsprechend, d. h. „Ich handle, weil ich mich überzeugt habe." In dieser Konzeption gehören zu pflegerischen „Handlungen" entsprechende „Überzeugungen".

Darin, alle Pflegenden unabhängig von ihrer religiösen Positionierung bzw. Zugehörigkeit ins anthroposophische Ich-Konzept einzuführen, sieht Aditi kein Problem: „Die Viergliederung hat ja nichts mit Religion zu tun, sondern mit dem Menschen als geistigem Wesen" (P98: 50, Prot., Krank.). In den Kursen gehe es aber auch um die anthroposophischen Vorstellungen von Karma und Reinkarnation und da betone sie immer, dass das nicht „bindend" sei für die Mitarbeitenden des anthroposophischen Krankenhauses. Sie finde es aber durchaus wichtig, den Pflegenden dies zu vermitteln, damit sie die Visitengespräche nachvollziehen und das Krankenhaus nach außen vertreten könnten.

Aus Aditis Ausführungen zum *bedside teaching*,[7] das sie jede Woche auf der onkologisch-medizinischen Station abhält, geht hervor: Es sei nicht entscheidend, ob eine bestimmte pflegerische Praktik aus dem Bereich konventioneller oder anthroposophischer Pflege entstamme, sondern dass sie auf einer bestimmten *Haltung bzw. Grundhaltung* basiere: „Es geht nämlich nicht nur darum, was mache ich, sondern wie mache ich es. (...) Meine Haltung wird sichtbar im Tun." Demnach besteht das anthroposophische und somit alternative Moment der Pflegepraxis nicht nur in den konkreten alternativ-pflegerischen Praktiken. Grundsätzlich werden all jene pflegerischen Handlungsform als alternativ aufgefasst, die von den Akteur_innen in einer bestimmten Haltung praktiziert und entsprechend diskursiv rationalisiert werden (siehe Kap. 6.2.3).

Diese Haltung üben die Pflegenden in *anthroposophischen Pflegefachgesprächen*[8] ein. Sie kommen ohne die Anwesenheit der Patient_innen aus, sind rein gesprächsorientiert und zielen primär darauf ab, die Begleitung schwieriger Fälle zu besprechen und zu planen. Die anthroposophischen Pflegefachgespräche sind gerahmt durch einen internen Leitfaden, der sowohl Informationen zum konkreten Ablauf als auch zu den anthroposophisch-medizinischen Konzeptionen bereithält: Auf eine allgemeine Einführung ins anthroposophische Ich-Konzept der vier *Wesensglieder* folgt eine Adaption eben dieser ans medizinische Setting, die den vier *Leibern* u. a. die folgenden Handlungsanweisungen zuordnet:

---

7  Für die Ausführungen zum bedside teaching vgl. P98: 42–44, Prot., Krank.
8  Für die Ausführungen zum anthroposophischen Fallgespräch vgl. P116, GrLit., Krank.

- Physischer Leib: „Beobachtungen der Materie, des Raumes", d. h. „Größe, Gewicht, Geschlecht, Alter, Konstitution"
- Ätherleib: „Beobachtung in der Zeit", d. h. „Beobachtung der 7 Lebensprozesse, (...) Ess- und Trinkgewohnheiten"[9]
- Astralleib: „Beobachtung der Stimmung", d. h. „Stimmungslage, Schlafen und Wachen, innere Beweglichkeit, Verhalten, Vorlieben, Abneigung, Lust und Unlust, Schmerz und Freude, Sympathie und Antipathie"
- Ich-Organisation: „Beobachtung der Individualität", d. h. „Biographische Daten wie Geburtsort, Bildung, Tätigkeit, Partner, Kinder, Lebenslauf, Kultur und Religion, aktuelle Lebensumstände, Bewusstseinszustand (...), Selbstbewusstsein" (P116: 5, GrLit., Krank.).

Überdies führt der Leitfaden in die zwölf pflegerischen Gesten nach Rolf Heine ein, der sich eng auf die Ausführungen Rudolf Steiners zu den Tierkreiszeichen stützt (vgl. Heine 2001)[10]: „Hüllen; Ausgleichen; Anregen; Belasten; Erwecken; Bestätigen (Trösten, Hoffen); Aufrichten; Reinigen; Nähren; Entlasten; Schützen; Ordnen, Raum Schaffen" (P116: 12, GrLit., Krank.).

Aus den Beobachtungen geht hervor, dass das anthroposophische Pflegefachgespräch den vorgesehenen Ablauf strikt einhält und sich stark am anthroposophischen Vokabular des Leitfadens orientiert:[11] Die Pflegende Rachel beginnt die Fallvorstellung mit der Begründung ihrer Fallauswahl: Sie habe eine Patientin ausgewählt, die über Lebensmitteln ein Pendel schwinge, um festzustellen, ob sie ihr guttun werden, und sie wisse nicht, „wie man mit diesem Pendelzeug umgehen kann, ohne die Patientin einfach abzustempeln?" Entlang des Formulars mit den Merkmalen zu den vier Wesensgliedern stellt Rachel die Patientin vor und geht z. B. auf den „Astralleib" bzw. die „Stimmung" ein: „Sie sei glücklich im Moment, sagt sie. Sie pendelt im Moment auch nicht." Nach der Fallvorstellung bittet Aditi um „Ergänzungen" durch die anderen Pflegenden. Eine Pflegerin hat beobachtet, dass die Patientin sich genau aussuche, mit wem sie über das Pendeln spreche: „Wer mit Spiritualität zu tun hat und sich dafür interessiert, den krallt sie sich gleich, das spürt sie." Aus dieser „anthroposophischen Anschauung" der Patientin und ihrer als problematisch eingestuften Praxis des Pendelns von Lebensmitteln werden anschließend unter Anleitung der anthroposophischen Pflegeexpertin mögliche Handlungsinterventionen abgeleitet. Indem Aditi zuerst nach den pflegerischen Gesten fragt, stellt sie die *Haltung* über die Handlung. Eine Pflegende schlägt das „Hüllen" vor, um der

9 Zu den sieben Lebensprozessen gehören „Atmung, Wärmung, Ernährung, Absonderung, Erhaltung, Wachstum, Reproduktion" (vgl. P116: 3, GrLit., Krank.).
10 Vgl. www.vfap.de/anthroposophische-pflege/pflegerische-gesten, 03.02.2020.
11 Für den folgenden Abschnitt vgl. P105: 20–40, Prot., Krank.

Patientin „Grenzen des Empfindens" zu geben; und eine andere findet „Bestätigen" wichtig: „Sie weiß, was sie in sich selbst hat. Sie weiß am besten, wie sie sich helfen kann und was sie braucht". Nachdem sich die Pflegenden über die „pflegerischen Gesten" einig sind, fragt Aditi nach konkreten Handlungsinterventionen – in Verbindung zu den vorab eruierten pflegerischen Gesten: „Wir müssen uns fragen, was braucht die Patientin? (…) Was ist ihre seelisch-geistige Nahrung?" Eine Pflegende schlägt äußere Anwendungen vor, um die Patientin zu „hüllen" und zu „erden": „Sie ist so vergeistigt. (…) Sie strebt an, ihr Trauma zu bewältigen, damit sie das los ist und das nicht noch einmal machen muss, wenn sie inkarniert wird." Aditi resümiert: Ein Fußbad mit Rosmarin, „das erdet."

### 4.2.3 Kleinigkeiten und Dasein
Pflegende beider Gesundheitseinrichtungen machen bei den schwer Kranken und Sterbenden Bedürfnisse aus, die über konventionelle und alternative Pflegepraktiken hinausgehen. Diesen begegnen die Pflegenden vermittels Handlungsformen im Zusammenhang mit *Kleinigkeiten* und *Dasein*.

### (1) Kleinigkeiten
Kleinigkeiten ereignen sich häufig zwischendurch oder während des Praktizierens konventioneller oder alternativer Pflegepraktiken – sie sind nicht klar zuordenbar. Und dennoch scheinen sie für die Patient_innen sehr wichtig:

> Die Ziit (-) därf mer sich und söll mer sich au näh. Das SCHÄTZT de Patient WAHNsinnig, [au, BZ] wänns nur GANZ chlini Sache sind. (...) Und segs nur mal es Glas Wasser bringe, (-) eifach SO Sache, (-) das chunt scho extrem guet a. (P109: 145, Trans., Krank., Pfl.)

Obgleich die Kleinigkeiten in der Darstellung Sophies, einer Hospizpflegenden, schwer fassbar sind, machen sie einen Großteil der täglichen Pflegepraxis aus. Indem sie die entsprechenden pflegerischen Handlungsformen als von der „Arbet, won ich im Spital gmacht han" abweichend und insofern als besonders markiert, werden sie zum konstitutiven Bestandteil einer als alternativ aufgefassten Sterbebegleitungspraxis:

> Wänn ich mängisch so vergliche d Arbet, won ich im Spital gmacht han, (-) und d Arbeit, won ich jetzt mache, (2) verwänd ich e rächt große Ateil vo <lachend: mim Arbetstag> (-) druf (-) mich settige Sache z widme, (...) nöd so das andere ganz Fassbare, Klare, (2) wo mer so chan iordne in es Schuelbuech. (P31: 77, Trans., Hosp., Pfl.)

Viele dieser Handlungsformen sind auf den Wunsch der Pflegenden zurückzuführen, ihren schwer kranken und sterbenden Patient_innen in Anbetracht
ihres nahenden Lebensendes „besondere Wünsche" zu erfüllen: „Der Eine
möchte einfach immer ne Mittagsstunde machen und der (.) Nächste (.) hats
gerne immer geRÄUchert" (P30: 41, Trans., Hosp., Pfl.). Im anthroposophischen Krankenhaus wird dieser Wunsch, den schwer Kranken und Sterbenden
„öppis chlises Guets" zu tun, mitunter auf die anthroposophische Ausrichtung
zurückgeführt:

> Für mich ghört das Anthroposophische (...) eifach au dezue, also (.) so chli, (-) ja nöd
> verhätschlä, aber (.) ähm (1) eifach nomal öppis chlises Guets tue, uf än anderi Wiis. (P65:
> 46, Trans., Krank., Pfl.)

Eine kurze Ansammlung von „Hospizgeschichten" zeigt, wie vielfältig diese
Kleinigkeiten ausfallen: Ein Bewohner brachte seine Schlange mit ins Hospiz
und konnte deswegen von einigen Pflegenden nicht betreut werden, weil sie sich
vor Schlangen fürchten, was die Pflegeeinteilung komplett auf den Kopf gestellt
habe; eine Bewohnerin trat im Beisein ihres Hundes ein, konnte diesen aber
nicht mehr selber spazierenführen, so dass dies die Pflegenden übernahmen;
und eine Bewohnerin habe sich mitten in der Nacht gewünscht, Brunnenwasser
zu trinken, woraufhin eine Pflegende losgegangen sei, einen Brunnen zu suchen
(vgl. P10: 37, Prot., Hosp.).

Und auch die Pflegenden des anthroposophischen Krankenhauses praktizieren täglich eine Vielzahl an Kleinigkeiten: Einige Pflegende animieren ihre
Chemo- und Misteltherapiepatient_innen dazu, dem Infusionsbeutel „gute
Worte" beizufügen, woraufhin eine Patientin „Heilung im göttlichen Licht" auf
den Beutel schreibt (vgl. P61: 50, Prot., Krank.; P62: 42, Prot., Krank.). In einem
anderen Fall kommen Pflegende dem Wunsch einer Patientin nach, vor dem
Stechen des Portkatheters den Infusionsbeutel in den Händen zu halten und
durch ein Gebet die Wirksamkeit der Chemotherapie zu erhöhen (vgl. P63: 54,
Prot., Krank.). Dieselbe Patientin wünscht, die Chemo- bzw. Misteltherapie
„ganz bewusst" zu begehen und darum gemeinsam mit ihrer Tochter Sprüche
zu rezitieren oder Lieder zu singen. Um dies zu ermöglichen, wird sie von den
Pflegenden nach Möglichkeit in einem Einzelzimmer untergebracht (vgl. P63:
84, Prot., Krank.).

Die meisten dieser Handlungsformen zeichnen sich durch ein Fehlen institutioneller Verankerung aus.[12]

---

12 Ein institutionalisiertes Beispiel wäre das Platzieren einer Rosenquarzlampe im Zimmer von
Patient_innen in der Finalphase: „Das machen wir bei Sterbenden. (...) Das bringt eine gute
Atmosphäre und Ruhe ins Zimmer und es sieht auch schön aus" (P64: 46, Prot., Krank.).

## (2) Dasein

Auch Handlungsformen des Daseins sind häufig nicht institutionell verankert und werden situativ sowie auf Basis der Initiative und Einschätzung der Pflege als einem Kollektiv oder einzelner Pflegenden durchgeführt. Das Fehlen offizieller Handlungsanweisungen kompensieren die Pflegenden insofern, als sie versuchen, entsprechende Bedürfnisse möglichst früh zu erfassen, noch bevor die Sterbenden nicht mehr ansprechbar resp. bei Bewusstsein sind (vgl. P30: 41, Trans., Hosp., Pfl.). Ist dies nicht mehr möglich, ziehen sie Angehörige hinzu (vgl. P104: 25, Prot., Krank.).

Handlungsformen des Daseins entfalten ihren Höhepunkt in der finalen Phase. Das *Dasein am Sterbebett* besteht zuvorderst in der korporalen Präsenz, kann aber von körperorientierten Praktiken begleitet sein, wie Monika schildert:

> Grad eso bi Stärbende (-) ähm gang ich lieber über über s Körperliche, au a das häre, so über über s Berüehre. (...) Also mich dünkts ebe det det isch au (-) det isch au d Verbindig. (-) Also wenn ich en (-) en (-) Mänsch (-) uf e Art und Wis berüehr, segs, dass ich en en Fueßmassage mach, (-) segs, dass ich ähm eifach au (.) DA bin, präsent bin a emne Stärbebett. (P29: 37, Trans., Hosp., Pfl.)

In dieser Konzeption entfaltet das Dasein erst dann seine Wirksamkeit, wenn mit der körperorientierten Praktik des Berührens – sei dies über eine formalisierte Fußmassage oder bloßen Körperkontakt – ein innerer Zustand verknüpft wird. Denn nur, wenn Monika mit dem „HÄRZ DA" ist (P29: 41, Trans., Hosp., Pfl.) resp. „ganz intensiv DA" ist „gedanklich" (P29: 39, Trans., Hosp., Pfl.), entsteht eine „Verbindig" (P29: 37, Trans., Hosp., Pfl.) zwischen Monika und den Sterbenden. Diese wird von Monika als ein nicht-sprachliches Kommunizieren gedeutet, aus dem sie Anweisungen für ihr eigenes Handeln ableiten kann:

> [Dass ich, BZ] gspüre, luege, au wahrnimm, was brucht er? (...) Und au wäggang oder ebe au nöcher gang, ähm (-) au d Berüehrig dementsprächend apasse. (...) Es isch au (.) es isch wien es Kommuniziere. (P29: 39, Trans., Hosp., Pfl.)

Pflegerische Handlungen am Sterbebett qualifizieren sich in dieser Konzeption nur dann als soziale Praktik des Daseins, wenn die Pflegenden sie in einem bestimmten inneren Zustand verrichten: Die von außen sichtbare korporale Präsenz ist nicht ausreichend. Während Monika diese eigene *Erfahrung* einer „inneren Verbindung" explizit als „SpiritualiTÄT" bezeichnet (P29: 37, Trans., Hosp., Pfl.) und damit als religiös klassifiziert, markiert die Mehrheit der Pflegenden das Dasein als von einer als herkömmlich aufgefassten Sterbebegleitung abweichend – mitunter deshalb, weil dort die Zeit fehle.

Neben diesen selbstverordneten Handlungsformen des Daseins am Sterbebett, die vor allem im Hospiz häufig anzutreffen sind, finden in beiden Gesundheitseinrichtungen organisierte Sitzwachen satt. Sie werden dann kollektiv organisiert, wenn entweder keine Angehörigen anwesend oder die Angehörigen überfordert sind, worüber wiederum eine Differenz zur herkömmlichen Begleitungspraxis markiert wird: „Und das find ich au s Schöni bi üs, mer därf das [= in Rueh (.) nebed dra sitze; P109: 68] au. (-) Im ene andere Akutspital därfsch du das nöd" (P109: 71, Trans., Krank., Pfl.).

Für diese Form des institutionell verankerten Daseins am Sterbebett ist im anthroposophischen Krankenhaus das gesamte multiprofessionelle Team zuständig (P72: 77–78; Prot., Krank.). Im Hospiz organisiert die Pflege allfällige Sitzwachen, wobei sich v. a. Pflegende, freiwillige Mitarbeitende und Pflegepraktikant_innen daran beteiligen.[13]

Aus einer Sitzwache bei Hildegard, einer aufgrund von Hirnmetastasen zuweilen hochverwirrten Bewohnerin Mitte fünfzig, lässt sich eine Liste von Handlungen ableiten, die das Dasein am Sterbebett konstituieren: Frühstück richten; Zähne putzen; gemeinsam die Lilien anschauen; am Bett sitzen und Hildegards Hand streicheln; kleine Handreichungen vornehmen; Haare aus dem Gesicht streichen; Hildegard beim Aufsitzen oder Hinlegen behilflich sein; sie zudecken; mit ihr durchs Zimmer spazieren und aus dem Fenster schauen; Hildegard den Kirschbaum vor dem Haus zeigen; sie sagen hören „das ist Wahnsinn"; sie nicht verstehen und ihre Gestik und Mimik zu interpretieren versuchen; auf ihrem Bett sitzen und gehalten werden; von Hildegard zum Abschied eine Umarmung kriegen (P9: 29, 39–41, 66–75, Prot., Hosp.; P10: 68–77, 82–85, Prot., Hosp.).

## 4.3 Gegenüberstellung der ärztlichen und pflegerischen Begleitung

Aus der Gegenüberstellung von ärztlichen und pflegerischen Formen der Begleitung am Lebensende leiten sich zwei Konfliktfelder ab: Zum einen unterscheidet sich die korporale Präsenz der beiden Berufsgruppen am Sterbebett. Während die Ärzt_innen sich zunehmend zurückziehen, begleiten die Pflegenden die Sterbenden immer mehr und von ärztlichen Verordnungen unabhängig mittels einer hohen korporalen Präsenz am Sterbebett (siehe Kap. 4.3.1). Und zweitens rationalisieren Ärzt_innen und Pflegende die Praktik der palliativen Sedierung

---

13 So übernehme auch ich in meiner Funktion als Pflegepraktikantin Sitzwachen bei mehreren Hospizbewohner_innen (vgl. P7: 54–64, Prot., Hosp.; P9: 29, 39–41, 66–75, Prot., Hosp.; P10: 68–77, 82–85, Prot., Hosp.; P11: 68–70, 76–78, Prot., Hosp.).

sehr verschieden, wobei sich die Pflegenden bezüglich der Ausführung meist durchsetzen (siehe Kap. 4.3.2).

### 4.3.1 Korporale Präsenz

Die Pflegenden sind in allen Phasen des Sterbeprozesses mit Grundpflege beschäftigt, wobei sich viele der konventionellen Pflegepraktiken im Verlauf des Sterbeprozesses verändern. Die Körperpflege wird beispielsweise so lange als möglich den Patient_innen selbst überlassen und erst nach und nach von den Pflegenden übernommen, was vermittels religionsbezogener Begriffe beschrieben wird: Auf der einen Seite soll die Körperpflege einem internen Dokument zufolge eher reduziert werden, um den „Loslösungsprozess" der Sterbenden zu begünstigen (P120: 1, GrLit., Krank.). Auf der anderen Seite begünstigt sie – in einer ganz bestimmten Ausführung – das *Loslassen*: Öpper, wo Müeh hät zum Losla, d Underärm chüel wäsche. (…) Es tuet beruhige und helfe LOSla" (P P109: 117, 121, Trans., Krank., Pfl.).

In der finalen Phase verrichten die Pflegenden neben konventionell pflegerischen und alternativ-pflegerischen Praktiken auch anthroposophische Pflegepraktiken. Während die zumindest auch auf Heilung ausgerichteten Wärmeanwendungen der Hyperthermie und Misteltherapie kaum mehr eine Rolle spielen, werden Aromapflege, basale Stimulation, äußere Anwendungen und rhythmische Einreibungen umso wichtiger, je näher der Tod rückt (siehe Kap. 4.2.1). Gleichzeitig nehmen *Kleinigkeiten* und Handlungsformen des *Daseins* zu (siehe Kap. 4.2.3). Mit dem Fortschreiten des Sterbeprozesses gehen also ein Ansteigen selbstverordneter und selbständiger Pflegepraktiken und eine erhöhte korporale Präsenz der Pflegenden am Sterbebett einher.

Den höchsten Grad korporaler Präsenz erreichen die Ärzt_innen des Hospizes und des anthroposophischen Krankenhauses demgegenüber in der Regel vor der Finalphase, wenn (kurative und) palliative Verfahren aus den Bereichen der konventionellen und alternativen Medizin noch sinnvoll sind. Im Verlauf des Sterbeprozesses nimmt die Vielfalt an Therapiemöglichkeiten jedoch ab, und die ärztliche Begleitung beschränkt sich zunehmend auf das Verordnen palliativ- und alternativ-medizinischer Interventionen, wobei diese immer häufiger nicht mit den schwer Kranken und Sterbenden selbst, sondern mit dem multiprofessionellen Team resp. den Pflegenden abgesprochen und von Letzteren auch durchgeführt werden. Zeitgleich nimmt die im Rahmen ärztlicher Gespräche stattfindende und von den Ärzt_innen als alternativ aufgefasste gesprächsorientierte Begleitung ab (siehe Kap. 4.1.2).

Je näher der eigentliche Eintritt des Todes kommt, umso mehr reduziert sich der Kontakt zwischen den schwer Kranken und Sterbenden und ihren Ärzt_innen, die zwar nicht untätig sind, aber immer mehr im Hintergrund agieren.

Dabei darf zwar nicht vergessen werden, dass viele Ärzt_innen beider Gesundheitseinrichtungen bei den Sterbenden in der Finalphase häufig außerhalb terminierter Visiten „kurze Besuche" abhalten, um ihre palliative Versorgung zu evaluieren oder sich schlicht nach deren Befindlichkeit zu erkunden; zuweilen beteiligen sich Ärzt_innen des anthroposophischen Krankenhauses auch an Sitzwachen. Zum Zeitpunkt des Todes sind die Ärzt_innen jedoch selten am Sterbebett präsent, was von ärztlicher Seite mitunter damit begründet wird, dass die Menschen lieber alleine stürben:

> Ich bin (-) beim Todeseintritt fast nie dabei. (...) AUCH bei Menschen, die ich lange begleitet habe. (...) Menschen suchen sich eben diesen Moment, wo sie für sich sind. (P96: 25, Trans., Krank., Arzt.)

Diese Einschätzung teilen die meisten Pflegenden derweil nicht; sie betrachten ihr *Dasein am Sterbebett* und insbesondere ihr Dabeisein beim Zeitpunkt des Todes als einen besonderen Moment: „[Ich, BZ] find das öppis SEHR Schöns, (...) finds au es Privileg, z därfe det debi sii" (P31: 67, Trans., Hosp., Pfl.). Im Falle einer Pflegenden des anthroposophischen Krankenhauses hat die erste diesbezügliche *Erfahrung* gar einen wesentlichen Einfluss auf ihre Religiosität genommen:

> Die Erfahrig, aso en läbige Mänsch (.) während em Sterbeprozäss und Tod i de Ärm ha (...), das vergiss ich nie meh, gar nie meh. (...) Ich dänk, das isch au so chli das, wo d das Spirituelle bi mir eifach dänn (1) no so chli (.) gweckt hät. (P97: 4, Trans., Hosp., Pat.)

### 4.3.2 Palliative Sedierung

Auch wenn die Gabe von Schmerzmitteln und sedierenden Arzneimitteln in beiden Gesundheitseinrichtungen vermutlich ähnlich ausfällt, unterscheidet sich die organisationsspezifische Praxis der palliativen Sedierung insofern, als damit unterschiedliche Rationalisierungen einhergehen.

Im Hospiz führt die Praxis der palliativen Sedierung kaum zu Konflikten. So wird der Vorschlag der hauptverantwortlichen Ärztin, schwierige Situationen – wie den Sterbewunsch eines Bewohners, der sehr „unruhig" und „belastet" sei – mit einer palliativen Sedierung abzufangen, um die Bewohner_innen nicht „zusätzlich leiden" zu lassen, von den Pflegenden in der Regel befürwortet (vgl. P7: 70., Prot., Hosp.; P11: 85, Prot., Hosp.). Nur in seltenen Fällen wird die palliative Sedierungspraxis von den Pflegenden kritisiert, was einerseits medizinisch begründet wird: Eine Pflegende ist der Ansicht, man sollte die Stimmungsschwankungen der Bewohner_innen nicht immer gleich medikamentös unterbinden. Bei Hildegard wisse man beispielsweise nicht, ob sie wegen der Erkrankung oder den Medikamenten verwirrt sei (vgl. P9: 33,

Prot., Hosp.). Andererseits beschreibt eine andere Pflegende ihren eigenen Wunsch, das eigene Sterben „GANZ klar" erleben zu wollen, weil sie darin die „Entmaterialisierung" und das Freiwerden einer unsterblichen „Energie" sieht, vermittels religionsbezogener Begriffe, und überträgt diesen Wunsch auf die Bewohner_innen (vgl. P31: 31–39 und 67–69, Trans., Hosp., Pfl.).

Auf der onkologisch-medizinischen Station des anthroposophischen Krankenhauses stellt die Sedierungspraxis entlang der professionsspezifischen Grenzziehung zwischen einer männlichen, vornehmlich anthroposophisch sozialisierten Ärzteschaft und den mehrheitlich weiblichen, nur zum Teil anthroposophisch bzw. alternativ-religiös sozialisierten Pflegenden hingegen ein Problem dar.[14]

Viele Ärzt_innen stehen der palliativen Sedierung kritisch gegenüber. Herr Schmied begründet seine Zurückhaltung in der Gabe von Schmerzmitteln und sedierenden Arzneimitteln in der finalen Phase zunächst über seine berufliche *Erfahrung*:

> Bei (.) den sterbenden Menschen (1) machen wir die Erfahrung, dass man häufig (...) in der wirklich letzten Lebensphase die Opiate weglassen kann, also dass (.) das Schmerzempfinden schwindet. (P96: 21, Trans., Krank., Arzt.)

Diese Reduktion sei aber nicht nur deshalb angezeigt, weil das Schmerzempfinden vor dem Tod schwinde, sondern auch, weil es das Ziel sei, „mit möglichst wenig (.) SCHMERZmittel bei möglichst großem Bewusstsein diesen Schritt zu gehen" (P96: 21, Trans., Krank., Arzt.). In diesem Sinne beschreibt er seine Zurückhaltung gegenüber der palliativen Sedierung vermittels der übergreifenden Rationalisierungen des *natürlichen Sterbens bei Bewusstsein* (siehe Kap. 6.2.1) und der *persönlichen Entwicklung bis zuletzt und über den Tod hinaus* (siehe Kap. 6.1.3), und fasst sie damit als alternativ auf.

Unter Rückgriff auf die gleichen Rationalisierungen rät Herr Schmied aber auch zur Gabe von Schmerzmitteln und sedierenden Arzneimitteln, nämlich dann, wenn die Schmerzen in der finalen Phase oder auch zu einem früheren Zeitpunkt im Sterbeprozess so stark seien, dass sie das Bewusstsein unnötig trübten: „Was bringt mir denn das Bewusstsein, wenn ich damit nichts anfangen kann?" (P96: 21, Trans., Krank., Arzt.). Um dies zu illustrieren, erzählt Herr Schmied von einem Patienten, bei dem die Gabe von Schmerzmitteln und

---

14 An dieser Stelle muss klargestellt werden, dass die Pflegenden des onkologischen Ambulatoriums weitaus häufiger anthroposophisch sozialisiert resp. anthroposophisch-medizinisch interessiert und versiert sind als die Pflegenden der onkologisch-medizinischen Station. Die professionsspezifische Grenzziehung fällt demnach bloß deshalb so deutlich aus, weil die Pflegenden des onkologischen Ambulatoriums nicht an der palliativen Sedierungspraxis beteiligt sind.

sedierenden Arzneimitteln ein *schmerzfreies, aber doch natürlichen Sterbens bei Bewusstsein* ermöglichte. Dieser Patient habe einst zu ihm gesagt:

> Ich führ ein sehr meditatives Leben (-) und ich möchte nicht in diesem (1) meditativen Leben, in dem ich eine sehr freie geistige Beweglichkeit brauche, gestört werden. (P96: 21, Trans., Krank., Arzt.)

Dagegen sei nichts einzuwenden. Als der Patient aber nach einigen Wochen von seinen Schmerzen übermannt worden sei, habe er – also der Arzt – doch zur Einnahme von Schmerzmitteln geraten. Und der Patient habe positive Bilanz gezogen:

> Der Schmerz tritt wie in den HINtergrund und damit ist mein Geistesleben eigentlich freier. (...) Ich bin eigentlich wacher im Geist. (...) Wenn dieser (.) Teufelskreis durchbrochen werden kann, dann ist plötzlich, tatsächlich MEHR (.) Raum für innere Freiheit. (P96: 21, Trans., Krank., Arzt.)

Demgegenüber tendieren die Pflegenden des anthroposophischen Krankenhauses, die qua Berufsstand über weniger symbolische Macht verfügen, dazu, lieber Schmerzmittel und sedierende Arzneimittel einzusetzen als die Ärzt_innen.[15] Diesbezügliche Gespräche zwischen Pflegenden und Ärzt_innen verlaufen, wie eine Pflegende erzählt, häufig konfliktgeladen: Frau Hoffmanns Sterben habe sich über zwei Wochen hingezogen, und sie habe seelisch gelitten. Eine entsprechende Anfrage der Pflege habe der Arzt damit kommentiert, „wir seien nicht belastbar", was nicht stimme: „Die Ärzte sehen auch nur eine Momentaufnahme, wir sind immer da" (P104: 24, Prot., Krank.). Letztlich wurden den Wünschen der Pflege also stattgegeben: „Wir sagen Bitte bei den Morphinen und beim Dormikum und die Ärzte sagen, nur wenn es nicht mehr anders geht. Am Ende kriegen wir es aber" (P104: 24, Prot., Krank.).

Aus dieser Erzählung folgt, dass die Gabe von Schmerzmitteln und sedierenden Mitteln vermutlich häufiger erfolgt, als die Ärzt_innen wünschen. Der Grund, warum sich die Ärzt_innen nur teilweise durchsetzen, ist darin zu sehen, dass die Begleitungspraxis nicht nur von ihrer entsprechenden Rationalisierung abhängt; viel eher ist sie von der korporalen Präsenz der Pflegenden in der finalen Phase und den gesundheitspolitischen Rahmenbedingungen bestimmt und nicht zuletzt muss sie wirtschaftlich rentabel sein.

---

15 Wobei es natürlich auch Ausnahmen gibt (vgl. z. B. P99: 155–169, Trans., Krank., Pfl.; P109: 59–62, Trans., Krank., Pfl.).

## 4.4 Therapeutische Begleitung

Im Hospiz wird zwischen internen und externen Therapien unterschieden. Zum internen Angebot gehören die Atem- und Kunsttherapeut_innen, die über eigene Räumlichkeiten verfügen, aber unterschiedlich abgerechnet werden: Während die atemtherapeutische Begleitung von den Bewohner_innen grundsätzlich selbst übernommen werden muss, wenn sie nicht über eine entsprechende Zusatzversicherung verfügen, ist die Kunsttherapie von der Hospizstiftung finanziert. Darüber hinaus werden bei Bedarf externe Therapeut_innen – v. a. in den Bereichen der Physiotherapie und Lymphdrainage – hinzugezogen und vermittels ärztlicher Verordnung über die Grundversicherung der einzelnen Bewohner_innen abgerechnet.[16]

Im anthroposophischen Krankenhaus ist das Therapieangebot vornehmlich anthroposophisch ausgerichtet und besteht aus rhythmischer Massage, Mal- und Gestaltungstherapie sowie Heileurythmie. Mehr als die Hälfte der Krankenhauspatient_innen nimmt dieses Angebot in Anspruch (vgl. P147: 6–7, GrLit., Spit). Erfolgt dies im Rahmen der anthroposophischen Fallgruppe A96Z (siehe Einleitung), sind die Kosten über die Grundversicherung gedeckt; sind die Therapien bloß begleitend, müssen die Kosten entweder selbst getragen oder über die Zusatzversicherung abgerechnet werden. Neben den anthroposophischen Therapeut_innen sind Physiotherapeut_innen im anthroposophischen Krankenhaus angestellt, deren Begleitung die obligatorische Grundversicherung vollständig deckt, sofern die Behandlung ärztlich verordnet ist und von anerkannten Therapeut_innen erbracht wird.

Während die Akteur_innen der alternativen Sterbebegleitungspraxis die anthroposophischen Therapien in der Regel ganz grundsätzlich aufgrund ihres *geisteswissenschaftlichen* Fundamentes als alternativ auffassen, werden in den meisten Therapien bestimmte Praktiken über ihre Wirksamkeit als abweichend resp. besonders markiert bzw. bestimmte Komponenten, die für die Therapieform konstitutiv sind, entweder als religiös klassifiziert oder vermittels religionsbezogener Begriffe beschrieben. So beschreibt der Physiotherapeut des Hospizes den Körper „als heilig" (siehe Kap. 4.4.1); Vera, die Atemtherapeutin des Hospizes, klassifiziert ihr professionelles Handeln, das erlaube, den „Uratem" nach körperlichen oder seelischen „Blockaden" wieder fließen zu lassen,

---

16 Sporadisch werden auch Tier- oder Musiktherapeut_innen ins Hospiz geholt. Während die tiergestützte Therapie unentgeltlich ist, wird die Musiktherapie individuell abgerechnet. Da während der Feldstudie weder Musik- noch Tiertherapeut_innen im Hospiz anzutreffen waren, wird lediglich die tiergestützte Therapie aus der Perspektive einer Bewohnerin reflektiert (siehe Kap. 7.2.2).

als „spirituell" (siehe Kap. 4.4.2); die Kunsttherapeut_innen beider Einreichungen hingegen klassifizieren entweder das Bild oder die Farbe als „spirituell" (siehe Kap. 4.4.4); und die rhythmische Masseurin (siehe Kap. 4.4.3) sowie Heileurythmistin (siehe Kap. 4.4.5) des anthroposophischen Krankenhauses markieren die Pentagramm-Einreibung resp. das *Halleluja* als abweichend resp. besonders (siehe Kap. 6.1.1).

### 4.4.1 Physiotherapie

Unter den Physiotherapeut_innen beider Gesundheitseinrichtungen herrscht eine große, nicht organisationsspezifische Disparität vor: Einige wenden ausschließlich konventionelle Handlungsformen an, andere hingegen kombinieren konventionelle und alternative Therapieansätze – wie Reto, Physiotherapeut des Hospizes, und Laura, Physiotherapeutin im anthroposophischen Krankenhaus.

Sowohl Reto als auch Laura verfügen über alternativ-therapeutische Weiterbildungen, die ihr professionelles Handeln sowie dessen Rationalisierung beeinflussen und bedingen, dass beide ihre physiotherapeutische Begleitung zwar als primär körperorientiert auffassen, sie aber durch Sprache ergänzen und nicht nur den Körper, sondern auch den Ätherleib (Reto) resp. die seelische Ebene behandeln (Laura).

Obgleich die physiotherapeutische Begleitung nicht beobachtet werden konnte, lässt sich aus den Interviewgesprächen ableiten, dass die Diskursivierung *anderer Themen* eher selten ist: Während Reto seine Patient_innen „öppedie" fragt, „öbs a Reinkarnation glaubed" (P92: 25, Trans., Krank., Ther.), überlässt Laura die Initiative bei der Thematisierung „religiöser Vorstellige" ihren Patient_innen, nimmt sich selbst zurück und sieht ihre Rolle hauptsächlich im „Zuelose", zumal sie nicht „Seelsorgerin oder äh Psychotherapeutin" sei (P92: 8, Trans., Krank., Ther.). Dass solche Themen überhaupt Teil ihrer physiotherapeutischen Begleitung am Lebensende sein dürfen, führt sie auf die Besonderheit des anthroposophischen Krankenhauses zurück (vgl. P92: 8, Trans., Krank., Ther.).

Reto, der Physiotherapeut des Hospizes, ist craniosakraltherapeutisch weitergebildet und anthroposophisch sozialisiert. Dies erklärt sich biographisch damit, dass er eine Steiner-Schule besuchte, sich mit der Anthroposophie Rudolf Steiners auseinandersetzte und während einiger Zeit Menschenweihehandlungen der Christengemeinschaft besuchte, deren „Ritualhaftigkeit" er jedoch nicht „tragend" fand (vgl. P32: 3, Trans., Hosp., Ther.). Obgleich die „Craniosprache" ganz bestimmte „Usdrucksforme" kenne, zieht Reto die „anthroposophischi Nomenklatur" vor, weil er sich darunter besser etwas vorstellen könne.

Um die Wirksamkeit seiner physiotherapeutischen Begleitung zu rationalisieren, unterscheidet Reto zwischen dem physischen Körper und dem „Ätherkörper": „S einte isch wie d Materie und s andere isch eigentlich das, wo das beläbt" (P32: 39, Trans., Hosp., Ther.). Diese *wissen*orientierte Legitimierung wird erhärtet durch seine *gefühl*basierte „Überzeugung":

> Was ich eifach au merke vom Schaffe, mer hät sicher zwei Lieber, oder? (...) Das gspürt mer irgendwie, dass das (-) das sind würklich ZWEI Sache. (1) Also, da bin ich scho überzügt. (P32: 15, Trans., Hosp., Ther.)

Indem Reto beide Ebenen – den Ätherkörper (vgl. P32: 39, Trans., Hosp., Ther.) und den physischen Körper (P32: 31, Trans., Hosp., Ther.) – vermittels religionsbezogener Begriffe beschreibt, fasst er sein professionelles Handeln als Alternative zur herkömmlichen Begleitung am Lebensende auf. An dieser kritisiert er vor allem das Fehlen einer postmortalen Begleitung Verstorbener (vgl. P32: 45, Trans., Hosp., Ther.), was daher rührt, dass Reto den Tod nicht als Ende, sondern das Sterben als einen Prozess des *Loslassens* bzw. Loslösens der Wesensglieder deutet (vgl. P32: 15, Trans., Hosp., Ther.; siehe Kap. 6.1.1). Dementsprechend versucht er, diesen Prozess – die nachtodliche Entwicklung seiner Patient_innen – noch zu deren Lebzeiten dergestalt zu beeinflussen, dass er ihren Füßen besondere Aufmerksamkeit zukommen lässt. Dies sei nicht medizinisch indiziert, sondern wird von Reto damit begründet, dass die Füße möglicher Austrittsort der nicht-physischen Komponenten des Menschen seien:

> Es git ja au Bilder, wo (1) wo mer seit, d Lüt gäched übers Muul use, (-) <lachend: wänn mer stirbt.> Oder sie gäched über d Füess use. (...) Und und d Füess sind mir doch immer irgendwie wichtig. (2) Und das (...) isch jetzt medizinisch wahrschinlich nöd so wichtig. (...) Aber döt döt chunt viellicht scho e chli öppis (2) Spirituells, won ich dänke, (1) (1) es LOHNT sich mit eme Bei, dass er au na das gspürt, so langs möglich isch. (P32: 25, Trans., Hosp., Ther.)

Laura ihrerseits ist neben ihrer physiotherapeutischen Anstellung im anthroposophischen Krankenhaus als Shiatsu-Therapeutin sowie Tai-Chi- und Qi-Gong-Lehrerin tätig. Sie sei stark vom Taoismus geprägt (vgl. P92: 3, Trans., Krank., Ther.), was ihre physiotherapeutische Begleitung durchaus beeinflusse: wenn sie vor allem bei schwer Kranken und Sterbenden „passive Maßnahmen" anwende, „won ich halt (-) dänn na dä Meridian behandle" (P92: 8, Trans., Krank., Ther.).

Die Wirksamkeit dieser Handlungsformen verortet Laura sowohl auf der körperlichen als auch auf der seelischen Ebene: „Das (...) chan dänn au öppis uslöse, dass äh (-) Träne flüssed, ebe Spannige sich lösed (-) oder öppert chan (1) iischlafe (...) und entspanne" (P92: 8, Trans., Krank., Ther.). Während in Retos Fall unklar ist, ob er die besondere Behandlung der Füße gegenüber den schwer Kranken und Sterbenden begründet, thematisiert Laura das Mitbehandeln der Meridiane je nach Allgemeinzustand der Patient_innen explizit. Sie markiert dies zwar als Abweichung von der herkömmlichen physiotherapeutischen Praxis, empfindet es aber nicht als problematisch:

> Aber s isch nöd so, dass ich äh (2) ja per se zerscht en Ufklärig mache, well ich jetzt au nöd s Gfühl han, (...) dass das e Behandligsform isch, wo (3) wo ich übergriffig wirde i irgend enere Form. (P92: 12, Trans., Krank., Ther.)

### 4.4.2 Atemtherapie[17]

Vera, die Atemtherapeutin des Hospizes, arbeitet nach Ilse Middendorf auf der Grundlage des „erfahrbaren Atems" und kommt – abgesehen von diskursiven Einleitungs- und Beendigungssequenzen – mehrheitlich ohne Sprache aus. Dazu passt Veras Markierung der Atemtherapie als primär „KÖRpertherapeutisch" (P19: 20, Trans., Hosp., Pat., Ther.) und zugleich „schwer fassbar"; Atemtherapie sei lediglich durch die „Sälbsterfahrig" erlebbar (P19: 14, Trans., Hosp., Pat., Ther.).

Als Bedingung einer erfolgreichen Atemtherapiesitzung führt Vera die „Bereitschaft" beider Beteiligter an, sich auf das Gegenüber einzulassen:

> Und am Afang ischs halt eifach au es Ilah gägesitig, gäll? (...) Aso wenn öpper au nöd Bereitschaft hät sich izlah, chan ich eigentlich au gar nüt mache. Kä Chance. (P19: 6–8, Trans., Hosp., Pat., Ther.)

Während Vera die Bereitschaft der schwer Kranken und Sterbenden über körperliche Berührungen wahrnehme, führt Marianne, eine Hospizbewohnerin, dies auf eine „energetische Warnähmig" zurück (P19: 9–11, Trans., Hosp., Pat., Ther.).[18] Marianne beschreibt in der Folge eine *innere Verbindung* und klassifiziert eine darauf aufbauende atemtherapeutische Begleitung als religiös:

> Obwohl das [Atemtherapie, BZ] zwar AU öppis isch, wo mer total mechanisch natürlich chan mache, (1) aber (...) bi ihre [Vera, BZ] hät (...) das en sehr spirituelle Touch. (P31: 83, Trans., Hosp., Ther.)

Wie Marianne, die zwischen einer „mechanischen" und einer „spirituellen" Atemtherapie unterscheidet, grenzt sich Vera von einer atemtherapeutischen

---

17 Im anthroposophischen Krankenhaus werden atemtherapeutische Praktiken im Rahmen der physiotherapeutischen Begleitung angewandt (siehe Kap. 4.4.1) und hier deshalb nicht thematisiert.

18 Diese „energetische Wahrnehmung" wird von Marianne nicht auf eine äußere Beziehung, sondern eine *innere Verbindung* bezogen, wie sie z. B. auch gegenüber den Therapiehunden empfindet (siehe Kap. 7.2.2).

Begleitung am Lebensende ab, die aus „Wellness" und „oberflächlichi Behandligsmethode" bestehe (P34: 25, Trans., Hosp., Ther.) und die ihrer Meinung
nach nicht wirksam sei: „es passiert GAR nüt" (P34: 23, Trans., Hosp., Ther.).
Doch was „passiert" aus Veras Sicht konkret?

Die Zielsetzungen Veras sind vielschichtig: In erster Linie unterstütze sie
schwer Kranke und Sterbende bei der Verarbeitung ihrer als defizitär wahrgenommenen Krankheits- und Behandlungsgeschichte, indem sie ihnen dazu
verhelfe, den eigenen Körper wieder als „Ort vom Wohlfühle" zu erleben (P19:
2, Trans., Hosp., Pat., Ther.). Ferner wolle sie den schwer Kranken und Sterbenden einen „Zuegang zu sich sälber" ermöglichen, wobei der Atem den
schwer Kranken und Sterbenden als „Hilfsmittel sich sälber z gspüre" fungiere
(P19: 4, Trans., Hosp., Pat., Ther.). Zugleich zeige der Atem ihr als „Leitlinie"
an, welche Körperstellen therapiebedürftig seien (vgl. P19: 16, Trans., Hosp.,
Pat., Ther.). Diese doppelte Funktionalisierung des Atems setzt sich fort in der
Wahrnehmung körperlicher Beschwerden durch die Atemtherapeutin resp.
biographischer Problemstellen durch die schwer Kranken und Sterbenden und
mündet über die diskursive Implizierung dieses Zusammenhanges von Körper
und Biographie[19] in der letzten Zielsetzung:

> Wenn ich merk, hey, da isch e so ne Blockade, dänn (...) frög ich viellich au mal, merksch
> du, wie härt, dass es isch? (...) Und de chunts meistens, (...) <zitierend: aso weisch, ich
> ha halt mal.> (...) DÄNN passiert uf en Art öppis, aso d Verlinkig zu mim eigene Körper.
> (P19: 20, Trans., Hosp., Pat., Ther.)

Darin besteht nunmehr das Gegenteil von „Wellness", d. h. es „passiert" etwas,
das über „oberflächlichi Behandligsmethode" hinausgeht: „Wenn DAS passiert,
wenn sie sälber de Transfer chönd mache, (...) dänn findet eigentlich öppis
statt" (P19: 20, Trans., Hosp., Pat., Ther.). Dass dieses Abstrahieren der eigenen
Körperlichkeit im Herstellen eines Zusammenhanges zwischen Körper und
Biographie[20] häufig mit starken emotionalen Reaktionen einhergehe, trägt
nach Vera wesentlich zur „Bewegig" und „Lebändigkeit" „bis zum Schluss" bei

---

19 In diesem Zusammenhang widerspiegelt sich der historische Entstehungszusammenhang der
   Atemtherapie: Die Atemtherapie wurde zu Beginn des 20. Jhd. im Kontext „einer sozialen
   Bewegung mit Betonung der Selbsterfahrung durch Atmung, Tanz und Gymnastik" (Hoefert
   und Uehleke 2009, 293) begründet und war schon in ihren Anfängen auf einen mehrfachen
   Anspruch ausgerichtet: „Erstens als Mittel zur Erhaltung der sog. Volksgesundheit (...), zweitens als Vehikel zur Selbstfindung bzw. Selbstbefreiung von bürgerlichen Zwängen" (Hoefert
   und Uehleke 2009, 289).

20 Dass Vera an dieser Stelle von einer Verbindung biographischer Erlebnisse und körperlichen
   Empfindens spricht, erschließt sich aus dem Gesprächskontext, zumal sie erstens unmittelbar
   zuvor darlegte, die biographischen Vorgeschichten der schwer Kranken und Sterbenden vor
   der Erstkonsultation meist nicht zu kennen (P19: 20, Trans., Hosp., Pat., Ther.). Und zweitens

und gehört für sie „is Läbe oder id Spiritualität vom Einzelne" dazu (vgl. P34: 13, Trans., Hosp., Ther.). Bei schwer Kranken und Sterbenden zeige sich dies zuweilen darin, dass sie keine „Chraft" mehr hätten, den Atem zu kontrollieren, weshalb er sich wieder „natürlicher" zeige – wie der „Uratem" zu Beginn des Lebens – was als religiös klassifiziert wird:

> Und (.) das isch für mich eigentlich d Spiritualität, das au wieder dörfe zuezlah. (...) Mich so z zeige, wien ich bin, heißt, min Atem frei flüsse lah. (...) Und das isch das, won ich ähm (2) viellicht uf de Atem bezoge als Spiritualität eräbe. (3) Atem (1) isch isch, was DU bisch, oder? (P34: 21, Trans., Hosp., Ther.)

### 4.4.3 Rhythmische Massage

Die rhythmische Massage ist eine der drei anthroposophischen Therapien des anthroposophischen Krankenhauses und basiert auf den „Grundformen" der rhythmischen Einreibung, wie sie von den anthroposophischen Ärztinnen Ita Wegman und Margarethe Hauschka zwischen 1920 und 1940 aus der schwedischen Massage abgeleitet und um geisteswissenschaftliche Erkenntnisse erweitert wurden. Mittlerweile ist die rhythmische Massage eine eigenständige Therapieform samt Berufsgattung (vgl. Hauschka 1978, 92–93).

Heike ist eine der rhythmischen Masseur_innen im anthroposophischen Krankenhaus. Ihre therapeutische Begleitung baut auf einer „Verbindung" zwischen ihr selbst und ihren Patient_innen auf, die sie mit religionsbezogenen Begriffen beschreibt: Sie setze „im Seelischen" bzw. „im Energetischen" an, was über formalisierte körperliche Berührungen der rhythmischen Massage zu einer starken *Präsenz im Hier und Jetzt* führen könne: „Wenn ich dann die Hände (-) dran lege an den Körper, dann (-) bin ich GANZ dort. (...) Und das wär ja vielleicht diese (.) spirituelle Ebene auch" (P122: 44, Trans., Krank., Ther.). Diese religiöse Klassifizierung der *Erfahrung* einer Präsenz im Hier und Jetzt begründet sich über Heikes Ich-Konzept, das den Menschen mit „Körper, Seele und Geist" als mit „allem in Verbindung" stehend deutet; sowohl „mit allem, was auf der Erde sich befindet", als auch mit dem „Kosmos" (P122: 16, Trans., Krank., Ther.).

Doch lösen die rhythmischen Berührungen nicht nur in der Therapeutin selbst etwas aus: „Durch die Berührung (...) steigt (-) im Klienten ja ganz viel auf, ganz viel Seelisches auf" (P122: 32, Trans., Krank., Ther.). Dadurch könne für die Patient_innen eine „MIni kleine Erleuchtung" entstehen (P122: 32, Trans., Krank., Ther.). Um ein Beispiel für eine solche Erleuchtung zu illustrieren, erzählt Heike von einer Patientin:

---

deutet sie körperliche „Blockaden" über das atemtherapeutische Konzept des „Uratems" durch biographische „Erfahrige" (vgl. P34: 21, Trans., Hosp., Ther.).

Letztens war das mal so, sie zog sich ab (.) und wir waren noch im Gespräch und auf einmal (-) zwickts (.) im Rücken bei ihr. (...) Wir haben gar nicht viel dann mehr sagen müssen, (-) sondern (1) sie hat selber gemerkt, es war bei dem und dem Thema. (...) Und ihr kommen aber öfter solche (.) äh (-) Erinnerungen, wann jetzt (.) der Schmerz da und da kam. (P122: 34, Trans., Krank., Ther.)

Aus dieser Erzählung geht einerseits hervor, worin eine solche Erleuchtung bestehen kann: nämlich im Herstellen eines Zusammenhanges zwischen einer körperlichen Empfindung und einem biographischen Erlebnis. Andererseits wird deutlich, dass eine rhythmische Massagetherapiesitzung in der Regel nicht nur sprachlich umrahmt wird, sondern rhythmische Berührungen und Sprache häufig Hand in Hand gehen: „Und dann findet natürlich auch so was wie n Gespräch (.) statt" (P122: 32, Trans., PSR).

Weitere Zielsetzungen und Wirksamkeiten ihres professionellen Handelns beschreibt Heike vermittels anthroposophischer[21] und anthroposophisch-medizinischer Begriffe[22]: Auf der körperlichen Ebene betreibe sie „Symptom(.)behandlung", um einen Patienten darin zu unterstützen, „sich in seinem Leib (-) wohler [zu, BZ] fühlen. (1) Von INnen wohler [zu, BZ] fühlen" (P122: 38, Trans., Krank., Ther.). Ferner zielt sie in der unmittelbaren Behandlung auf den Ätherleib, insofern sie versuche, ein „Erlebnis" „im Ätherischen" zu beschaffen (vgl. P75: 69, Prot., Krank.), weil gerade schwer Kranke und Sterbende „oft nicht SO viel an (...) Ätherkraft" hätten (P122: 38, Trans., Krank., Ther.). Und letztlich verfolgt Heike immer ein „Fernziel":

Weil ichs ganz ganz wichtig finde, dass jeder, der mit dem Menschen zu tun hat, wirklich (-) TIEF davon überzeugt ist, dass (.) bis zum letzten Atemzug, und das IMmer und zu jedem Zeitpunkt, der Prozess wieder umgekehrt werden kann, (-) vom Geistigen. (P122: 38, Trans., Krank., Ther.)

Um dieses Ziel zu erreichen, gehe sie auf das „Bestreben" der Menschen ein, sich als „Ganzheit" wahrzunehmen, zumal „alles (-) in diesem menschlichen Organismus (...) mit (.) allem verbunden sein (.) WILL" (P122: 38, Trans., Krank., Ther.). Gerade schwer Kranke und Sterbende nähmen sich häufig nur noch partiell wahr (P122: 40, Trans., Krank., Ther.), weil „bestimmte Bereiche

---

21 Dass Heike ihr professionelles Handeln anthroposophisch rationalisiert, hängt damit zusammen, dass sie sich selbst als der anthroposophischen „DENKweise" zugetan beschreibt, seit sie mit der Anthroposophie in Kontakt gekommen sei; bis dahin habe sie sich „immer SONder gefühlt" (P122: 4, Trans., Krank., Ther.).
22 Neben dem anthroposophischen Ich-Konzept stellt die funktionale Dreigliederung eine wichtige Rationalisierung für die rhythmische Massage dar, zumal über das rhythmische System von „Atmung und Kreislauf" an die „Selbstheilungskräfte" der Patient_innen appelliert wird (vgl. P153: GrLit., Krank.; Hauschka 1978, 92–100; siehe Kap. 6.1.1).

oder Gebiete (.) wie (-) aus dem Gesamten" herausfielen und hintergründig würden (vgl. P122: 40, Trans., Krank., Ther.). Dieser Fragmentierung hält Heike ein ganzheitliches Ich-Konzept entgegen: „Wenn sich alle Teile verbinden, dann dann kann dieses Erleben sein, dass alles gleichzeitig wahrgenommen wird" (P122: 40, Trans., Krank., Ther.).

Als eine wichtige Handlungsform in diesem Zusammenhang, die gerade bei schwer Kranken und Sterbenden, neuerdings aber auch bei Menschen in „Entscheidungs- oder Grenzsituationen" indiziert sei, gilt die Pentagramm-Einreibung (vgl. Hauschka 1978, 125–128),[23] „weil die ganz stark (...) die Ich-Kräfte" anspreche und die Patient_innen „wieder ganz zu sich (...) führe" (P122: 86, Trans., Krank., Ther.). Mit der Pentagramm-Einreibung erreiche man also „ein Zusammenführen aller Wesensglieder" (P122: 70–72, Trans., Krank., Ther.). Damit vermöge sie einen schwer kranken und sterbenden Patienten „in seiner Gesamtheit" anzusprechen und damit seinen Sterbeprozess positiv zu beeinflussen, indem „das (-) äh Rauslösen dann, wenns (-) äh ins Sterben geht, leichter fällt" (P122: 64, Trans., Krank., Ther.).

Wie dies konkret vonstattengeht, lässt sich auf der Grundlage einer Selbsterfahrung nachskizzieren: Mit einer Salbe aus Gold und Lavendel macht Heike jeweils kurze kreisende Bewegungen an den fünf Stellen des Pentagramms von Leonardo Da Vinci, dabei dem natürlichen „Energiefluss" folgend, wie „der Rudi" – wie sie Rudolf Steiner verniedlichend bezeichnet – ihn erkannt habe: vom Kopf zum rechten Fuß, zur linken Hand, über die „Körpermitte" zur rechten Hand, zum linken Fuß und wieder zurück zum Kopf. Zuletzt legt sie ihre Hand aufs Herz; aber ohne direkten Körperkontakt.[24] Es folgt eine 20-minütige „Nachruhe" (vgl. P75: 66–67, Prot., Krank.).

Während in diesem Fall die Pentagramm-Einreibung von einem einleitenden Gesprächsteil begleitet war (vgl. P75: 66, Prot., Krank.), fällt sie in der Finalphase, wenn Patient_innen nicht mehr ansprechbar resp. bei Bewusstsein sind, stärker körperorientiert aus. Zuweilen kann sie ganz ohne Sprache auskommen. Dies wird von Heike indessen als „kritisch" eingestuft, da es auch Patient_innen gebe, die die rhythmische Massage zwar ganz lange „geLIEBT

---

23 Gegenüber Patient_innen ziehe sie die Bezeichnung „Fünf-Stern-Einreibung" vor, um der Praktik den Anschein von „Hexenbrimborium" zu nehmen (P122: 86, Trans., Krank., Ther.).

24 Ob das Handauflegen genuiner Bestandteil der Pentagramm-Einreibung darstellt, ist nicht eindeutig, zumal Heike andeutet, dass es nicht direkt zur rhythmischen Massage gehört (vgl. P122: 59, Trans., Krank., Ther.). Und dennoch wendet Heike das Handauflegen auch außerhalb der Pentagramm-Einreibung an, was mit ihrer Weiterbildung in „Somatic Experiencing" zusammenhängen könnte. Diese Methode der Traumaheilung nach Peter A. Levine sei zwar nicht vor einem anthroposophischen Hintergrund entwickelt worden, aber damit durchaus „kompatibel"; beide Verfahren seien „spirituell", aber eben „überkonfessionell" (vgl. P98: 63, Prot., Krank.).

haben", aber „kurz bevor sie wirklich über die Schwelle gehen" nicht mehr gerne berührt werden (P122: 64–66, Trans., Krank., Ther.), was Heike mit ihrem anthroposophisch-medizinischen Ich-Konzept begründet: „Sie lösen sich ja grad aus dem Leib" (P122: 66, Trans., Krank., Ther.).

### 4.4.4 Künstlerische Therapien

Obwohl sich ein Großteil kunsttherapeutischer Handlungsformen der Sprache bedient, konzipieren die künstlerischen Therapeut_innen beider Gesundheitseinrichtungen ihr professionelles Handeln als eine Alternative zu gesprächsorientierten Praktiken, da man über nichts anderes als über das Bild reden müsse (vgl. P60: 62, Prot., Krank.). In dieser Konzeption bleibt das Gespräch zweitrangig; das künstlerische Schaffen und das Bild stehen im Vordergrund:

> Also ich glaube, (...) dass die Bilder oder das kreative Werk, was im im Atelier entsteht, (...) Bilder der Seele sind (-) oder Ausdruck der Seele. (-) Und dass Bilder (.) ähm (1) sehr viel (-) früher oder intensiver oder (-) hm (3) ähm vielleicht mehr auf den Grund gehen (2), als das manchmal die Sprache kann. (-) Manchmal fehlen einem die Worte. (P33: 37, Trans., Hosp., Ther.)

Indem Sandra Bilder als Ausdruck für das sprachlich schwer Fassbare sowie als „Ausdruck der Seele" beschreibt, verortet sie ihre kunsttherapeutische Begleitung primär auf der „seelischen Ebene" und zielt mit ihrem professionellen Handeln auf ein *seelisches Heil*. Dieses seelische Heil kann sich durch das Anregen „innerster Fragen" einstellen (P138: 11, GrLit., Hosp.), die zu *Veränderungen* führen. Solche Veränderungen können sowohl durch das künstlerische Schaffen und das Bild als auch durch gesprächsorientierte Formen der kunsttherapeutischen Begleitung angeregt werden, wie Sandra erzählt:

Gemeinsam mit einer Bewohnerin habe sie Briefe an die Angehörigen geschrieben, weil „es schwierig war, (...) über den jetzigen Zustand zu sprechen" (P33: 47, Trans., Hosp., Ther.). Dank dieser Briefe habe die Bewohnerin das „Thema ansprechen können", was von Sandra als „heilend" beschrieben wird, indem es etwas „verändert" habe: „Da hab ich dann das Gefühl, ähm Kunsttherapie ähm nützt was. Kunsttherapie verändert was. Und (.) Kunsttherapie kann heilend sein" (P33: 47, Trans., Hosp., Ther.). Bezogen auf das gemeinsame Briefeschreiben mit der Bewohnerin bestand das seelische Heil darin, dass „das Sterben und das Loslassen und das Verabschieden besprochen werden konnte" (P33: 51, Trans., Hosp., Ther.). Diese Thematisierung bewältigungswürdiger Aspekte mit Angehörigen habe sich begünstigend auf den Sterbeprozess der Bewohnerin ausgewirkt, da sie „ruhiger und angenehmer (-) und zufriedener war (-) zu gehen" (P33: 51, Trans., Hosp., Ther.), was Sandra als religiös klassifiziert: „Spirituell würd dann (...) bedeuten, dass (...) die Seele ne Unterstützung

oder ne Heilung ähm bekommen hat, die sie in dem Moment gebraucht hat"
(P33: 51, Trans., Hosp., Ther.).

Sandras Umgang mit dem Sterben und Tod ist geprägt durch das Narrativ
einer *Nahtoderfahrung*: Dieses Erlebnis habe sie dazu veranlasst, ihre „Hochsensibilität" als solche anzuerkennen, eine „Ausbildung in Medialität" bzw. im
„Heilen im Trance" zu absolvieren[25] und das Jenseits als einen schönen Ort zu
erfahren; es habe ihr „die Angst einfach vor dem (.) vor dem Tod (.) genommen"
und durch ein „Glücksgefühl" ersetzt, „dass es eben nach dem Tod etwas gibt,
was viel, viel größer ist als das, was wir hier erleben" (P33: 21, Trans., Hosp.,
Ther.).

Auf die Frage, inwiefern sie dies in ihre kunsttherapeutische Begleitung
einbeziehe, reagiert sie zunächst abgrenzend:

> Also ich gehe NICHT hin und ähm (.) sage jedem Bewohner, (2) weißt du, es ist gar nicht
> so schlimm, wenn du stirbst. Ähm (.) ich weiß, wo du hingehst. Da ist alles schön und
> toll. (P33: 33, Trans., Hosp., Ther.)

Komme das Gespräch aber von selbst darauf oder habe sie das *Gefühl*, „dass es
jemandem helfen würde, wenn ich davon berichte, dann mach ich das natürlich"
(P33: 33, Trans., Hosp., Ther.). Häufiger integriere sie ihre Erfahrung jedoch in
Gespräche mit Angehörigen nach dem Tod der Bewohner_innen, die wissen
wollten, ob es den Verstorbenen gut gehe und wo sie jetzt seien, da ihr die
Nahtoderfahrung ein „Gefühl von Kompetenz" verleihe (P33: 33, Trans., Hosp.,
Ther.).

Darüber hinaus setzt Sandra ihre *medialen Fähigkeiten* als ein Instrument
zur Planung und Evaluation ihres professionellen Handelns ein: Erstens sei
es ihr dank ihrer Hochsensibilität möglich nachzuempfinden, wie die Bewoh-
ner_innen sich fühlten (P33: 75, Trans., Hosp., Ther.). Und zweitens befähige
sie diese dazu, eine Interpretation des Bildes vorzunehmen, das – im Gegenteil
zur Sprache – den Lauf der Zeit aufgrund seiner materiellen Beschaffenheit
überdauere (vgl. P33: 75, Trans., Hosp., Ther.). So könne sie am Bild ablesen,
ob ein „Thema abgeschlossen ist", und daraus schließen, „es hat sich jetzt was
verändert" (P33: 41, Trans., Hosp., Ther.).

Entgegen Sandras Verortung der Wirksamkeit auf der seelischen Ebene verfolgt Rosmarie, anthroposophische Mal- und Gestaltungstherapeutin im anthroposophischen Krankenhaus, Zielsetzungen auf mehreren Ebenen, nament-
lich der „geistig-seelischen" und der „körperlich-organischen" (P103: 47, Trans.,

---

[25] Ihre medialen Fähigkeiten setzt Sandra nicht professionell ein; sie nutzt sie bloß für sich selbst,
um „Kontakt zur geistigen Welt, auch dann ganz engen Kontakt mit (-) mit den Verstorbenen
zu haben" (P33: 15, Trans., Hosp., Ther.).

Krank., Ther.). Obgleich die Maltherapie auf dieser letztgenannten Ebene zwar nicht primär „heilend" sei (vgl. P60: 52, Prot., Krank.; P142: 2, GrLit., Krank.), zielt Rosmarie durchaus darauf, über die „Bedeutungen von Farben" (P60: 59, Prot., Krank.) und ihre „Analogie mit einem bestimmten Organ" (P60: 61, Prot., Krank.) Einfluss auf den Körper zu nehmen.

In Anlehnung an die „goetheanische Farbenlehre" und die anthroposophische Malmethode *Licht, Finsternis und Farbe* nach Liane Collot d'Herbois (1993) hat für die anthroposophische Mal- und Gestaltungstherapeutin also jede Farbe einerseits ihre eigene geistig-seelische Bedeutung: „Orange steht für Euphorie, die aber im Gegensatz zum Gelben immer noch Bodenhaftung hat" (P59, Prot., Krank.). Wenn sie also den Patient_innen in einer angeleiteten Malsequenz eine bestimmte Farbe reicht, hat diese einen Stellvertretercharakter:

> Wänn ich öppertem Rot gibe, (...) denn mein ich, gib ich ihm e Verwandligschraft. (...) Und ich gib ihm DAS (3) und (2) ich rede über d Farb. (...) Und ich gib em MEH wie Rot. (P103: 39, Trans., Krank., Ther.)

So beabsichtigt Rosmarie in der Begleitung eines sterbenden Patienten, diesen mit der Farbe Rot noch einmal „GANZ wach" zu machen, um ihn anschließend auf das Sterben vorzubereiten: „Nachene bring ich ihn is Violett, id Rueh, (-) id Nacht ine" (P103: 43, Trans., Krank., Ther.).

Und andererseits assoziiert die anthroposophische Kunsttherapie mit den Farben bestimmte körperliche Organe: „Das türkis-blau zum Beispiel, das steht für die Nieren und die Leber" (P60: 61, Prot., Krank.). Solche Rationalisierungen diskursiviert Rosmarie nicht nur ex post gegenüber anderen Mitarbeitenden des Krankenhauses oder im Interviewgespräch, sondern auch in der Interaktion mit den Patient_innen selbst, wie aus der maltherapeutischen Begleitung von Frau Hofer hervorgeht: Diese ist seit einigen Wochen ambulant im anthroposophischen Krankenhaus in Behandlung, um den Tod ihrer Mutter zu verarbeiten, wie sie selbst erzählt. An die letzte Therapiesitzung anknüpfend schlägt Rosmarie vor, mit dem „Violetten" weiterzumachen, aber heute ins „Ultraviolette" zu gehen. Über solche Handlungsanweisungen hinaus überträgt Rosmarie die Bedeutung der Farben auf die Situation Frau Hofers: „Das Ultraviolette auf unserer Haut kann man zwar messen, aber nicht wahrnehmen." Und so sei es doch mit dem Himmel auch. Der sei noch „weit offen", so kurz nach dem Tod ihrer Mutter (vgl. P75: 52–57, Prot., Krank.).

Die zentralen Rationalisierungen der alternativen Kunsttherapie, d. h. die geistig-seelischen Bedeutungen der Farben und deren körperlich-organische Analogien, erlauben es Rosmarie also, eine Interpretation des künstlerischen Schaffens und des Bildes vorzunehmen, was Rosmarie als „Krönung" ihrer maltherapeutischen Begleitung auffasst (vgl. P60: 58–62, Prot., Krank.) und vermittels religionsbezogener Begriffe aus der Anthroposophie beschreibt:

> Ich probiere us em obere Mensch, us em Geschtig-Seelische, (-) is Körperliche z würke. Aber ich chan ja nöd direkt (...) is Körperliche würke. (...) Ich chan nume über (-) über d Seeleglieder. (P103: 47, Trans., Krank., Ther.)[26]

Des Weiteren entfaltet sich für Rosmarie eine letzte Wirksamkeit ihrer Begleitung nach dem Tod der Patient_innen: „Wa (.) ich au scho gmacht han, Mensche, (...) wo über d Schwelle sind, dass ich (...) nachane es Bild gmacht han für sie" (P103: 23, Trans., Krank., Ther.). Die Indikation einer solchen postmortalen Begleitung begründet sich durch ihr Ich-Konzept und ihre Jenseitsvorstellung, die stark anthroposophisch-medizinisch gefärbt sind (vgl. P103: 19, Trans., Krank., Ther.; siehe Kap. 6.1.1).

### 4.4.5 Heileurythmie

Die Eurythmie ist eine anthroposophische „Bewegungskunst", die von Rudolf Steiner (1980b; 2003a) entwickelt wurde und in der Anthroposophie als „geistige Schöpfung" gehandelt wird (Kirchner-Bockholt 2010, 19). Schon früh wurde die Eurythmie unter der Bezeichnung Heileurythmie in die anthroposophische Medizin überführt. Beide bauen auf dem eurythmischen Alphabet auf, demzufolge allen Vokalen und Konsonanten bestimmte Bewegungen entsprechen (vgl. P85: 1, GrLit., Krank.), wobei Rudolf Steiner noch zu Lebzeiten bestimmte Bewegungsabfolgen von Vokalen sowie Konsonanten – sozusagen eurythmische Wörter – geschaffen hat (vgl. Kirchner-Bockholt 2010).

Die Heileurythmie wird im anthroposophischen Krankenhaus entweder „aktiv im Stehen, Sitzen oder Liegen" oder aber „passiv" praktiziert (vgl. P85: 2, GrLit., Krank.). In der passiven Heileurythmie nehmen die Heileurythmist_innen die Bewegungen selbst vor: Entweder bewegen sie bestimmte Körperteile der Patient_innen oder sie führen den Patient_innen die Bewegungen vor, was der heileurythmischen Begleitung performative Züge verleiht (vgl. P98: 25, Prot., Krank.).

Als eine Sonderform der passiven Heileurythmie wurde im anthroposophischen Krankenhaus die präoperative Heileurythmie entwickelt. Von einigen Belegärzt_innen der Chirurgie und Anästhesie werde sie jedoch kritisch betrachtet, erzählt Rita, diejenige Heileurythmistin des Krankenhauses,

---

26 Eine Möglichkeit, in der Begleitung Kranker, aber nicht schwer Kranker und Sterbender, aus dem Geistig-Seelischen auf das Körperliche zu wirken, sieht Rosmarie darin gegeben, ihre Patient_innen dazu anzuregen, einen Rückblick auf die eigene Biographie zu werfen. Das sei entscheidend für den Heilungsprozess, da in der Biographie häufig die Ursachen für die Krankheit lägen (vgl. P60: 53, Prot., Krank.).

die vornehmlich dafür zuständig ist (vgl. P66: 29, Prot., Krank.). Während diese die Heileurythmie grundsätzlich als „Hokuspokus" abtun, begründet Mara – eine andere Heileurythmistin – ihre Kritik in Übereinstimmung mit anthroposophisch-medizinischen Konzeptionen (siehe Kap. 6.1.1): In der Heileurythmie arbeite das Ich mit dem Astralischen. Wenn sie also passiv arbeite, wirkten ihre Ich-Kräfte auf den Astralleib der Patient_innen; das zehre an ihren eigenen Kräften (vgl. P72: 34, Prot., Krank.) und könne leicht „übergriffig" werden (vgl. P102: 99–103, Trans., Krank., Ther.).

Obgleich die Heileurythmie in erster Linie als eine Bewegungstherapie gilt, basiert die heileurythmische Begleitung zu einem wesentlichen Teil auf Sprache: Auf der Grundlage einer ausführlichen Anamnese, die biographische und diagnostische Aspekte vereint, werden Behandlungsplan sowie -ziel vereinbart; die Bewegungsabläufe werden nicht nur von den Patient_innen resp. an ihnen vorgenommen, sondern diskursiv angewiesen und rationalisiert; und anschließend wird die Therapie gemeinsam evaluiert.

Unter Umständen kann die Sprache gar zum Selbstzweck der heileurythmischen Begleitung werden, wie aus einer Fallgeschichte Maras hervorgeht: Mit einem schwer kranken Patienten, der sich auf eine „nicht-spirituelle" Art und Weise mit seinem Lebensende auseinandersetze, arbeite sie über passive Formen „rein physisch", wobei ihre eigentliche Unterstützung aber im „Gespräch über das Sterben" liege: „Und DAS wars eigentlich, es war nicht die physische Behandlung" (P102: 64: Trans., Krank., Ther.). In seltenen Fällen kann die heileurythmische Begleitung Maras sogar rein gesprächsorientiert ausfallen: Obwohl sie „eigentlich Heileurythmie machen müsste" (P102: 61, Trans., Krank., Ther.), gebe sie folgendem Wunsch schwer Kranker und Sterbender durchaus nach: „Mit ihnen red ich (.) möchte ich über s Sterben reden" (P102: 53, Trans., Krank., Ther.). Denn diesen „Mut (.) zur SpiritualiTÄT", den habe sie (P102: 55, Trans., Krank., Ther.).

Mit der Heileurythmie werden „alle Ebenen des menschlichen Wesens angesprochen und dadurch Selbstheilungskräfte aktiviert" (P141: 2, GrLit., Krank.). Diese unterschiedlichen Zielsetzungen und Wirksamkeiten beschreibt Mara vermittels anthroposophischer Begriffe: Bei schwer Kranken und Sterbenden versucht sie durch eigens entwickelte Übungen dem „Wuchern des Krebses" entgegenzuwirken (vgl. P72: 51, Prot., Krank.).

Je weiter der Sterbeprozess indessen fortschreitet, desto eher richtet sie ihr Handeln an Behandlungszielen aus, die „nicht nur physisch" sind (vgl. P102: 74, Trans., Krank., Ther.). Dies begründet Mara über ihr Krankheitskonzept, demzufolge die Ursachen von Krankheit u. a. im Seelischen lägen:[27] Diese Ursachen

---

27 Darüber hinaus begründet Mara die Entstehung von Krankheiten auch über das Konzept des Karmas (siehe Kap. 6.1.1)

gehe sie gemeinsam mit den Patient_innen an, indem sie in ihrer heileurythmischen Begleitung dem „Prinzip der Polarität" (P98: 27, Prot., Krank.) folgend frage: „Fließ ich mehr AUS, seelisch, oder bin ich (.) zu sehr in mir gehalten?" (P102: 31, Prot., Krank.). Sie beantworte die Frage nicht für die Patient_innen, sondern schaffe bloß den „Rahmen" und „die Eurythmie sorgt für den Rest" (P102: 13, Trans., Krank., Ther.). So könne etwas „Gemeinsames" entstehen (vgl. P102: 19, 59, Trans., Krank., Ther.), das Mara über das Narrativ des „Dritten" – „eins ist die Eurythmie, eins bin ich und eins ist das (.) Gegenüber" (P102: 13, Trans., Krank., Ther.) – als religiös klassifiziert: Denn aus diesem „Dritten" entsteht ein „MoMENT von (2) zu seinem eigenen Ursprung zurückzukommen, zu seinem eigenen (.) spirituellen Kern (-) hinein (.) fühlen" (P102: 13, Trans., Krank., Ther.).

An einer Fallgeschichte illustriert Mara, dass dieses Vorstoßen zum „spirituellen Kern" selbst bei einer ganz „BÜRgerlichen" Patientin möglich sei, wenn sie „ZUlässt nach innen zu schauen" (P102: 23–25, Trans., Krank., Ther.) und die „ehrlichsten Fragen" der eigenen Persönlichkeit, des Ichs zu stellen: „Wer bin ich? (...) Was soll ich hier auf dieser Welt? (...) Und warum hab ich die Krankheit?" (P102: 27–29, Trans., Krank., Ther.).

Dieses „Dritte" – d. h. der „spirituelle Kern" der Heileurythmie – entfalte sich auch, wenn sie am Sterbebett das *Halleluja* mache. Das Halleluja ist ein auf Rudolf Steiner zurückgehendes eurythmisches Wort, das seit jeher in der anthroposophischen Begleitung schwer Kranker und Sterbender bedeutsam und mit folgendem Spruch von Rudolf Steiner assoziiert ist: „Ich reinige mich von allem, was mich am Anblicke der Gottheit hindert" (Kirchner-Bockholt 2010, 82).

Obgleich das Halleluja ein „DEUTlich christliches Wort" sei, „ist es frei von Religion" (P102: 90, Trans., Krank., Ther.). Und doch sei sie immer vorsichtig, wenn eine entsprechende Verordnung bei Sterbenden vorliege, die sie nicht schon vorher gekannt habe und die nun nicht mehr ansprechbar resp. bei Bewusstsein seien (P102: 136–138, Trans., Krank., Ther.); auch halte sie sich zurück, wenn jemand „da große Ängste hat, dass das jetzt um irgendeine Bekehrung oder Religion geht" (P102: 93–95, Trans., Krank., Ther.); und selbst an der Abschiedsfeier mache sie das Halleluja – im Sinne einer *postmortalen Begleitung* – bloß „innerlich", damit das auf die Angehörigen „nicht sektisch wirkt" (P102: 129, Trans., Krank., Ther.; siehe Kap. 5.2.1).

Aus Maras vielen Erzählungen von Situationen mit sterbenden Patient_innen des anthroposophischen Krankenhauses oder aus anderen Arbeitskontexten, in denen sie die heileurythmische Handlungsform des Hallelujas anwandte, geht hervor, dass sie es als „Geschenk" empfindet, Menschen in der Finalphase zu begleiten (vgl. P102. 49, Trans., Krank., Ther.). Ihre alternative Sterbebegleitungspraxis beschreibt sie vermittels der religionsbezogenen Begriffe einer

Patientin als „Brücke zwischen Leben und Tod" (vgl. P102: 38, Trans., Krank., Ther.), deren Höhepunkt dann erreicht sei, wenn sich eine *Erfahrung* der „geistigen Welt" einstelle (vgl. P102: 117, Trans., Krank., Ther.). Dabei nehmen *Nahtoderfahrungen*, die sich in der heileurythmischen Begleitung oder im Anschluss daran ereignen, eine besondere Stellung ein. So erzählt Mara zunächst von einer sterbenden Patientin, die nicht mehr ansprechbar resp. bei Bewusstsein zu sein schien und zu der Mara von der behandelnden Ärztin gerufen wurde, um die Patientin in ihrer Entscheidung zu unterstützen, „geht [sie, BZ] mehr in die Lebensseite oder mehr in die Sterbeseite" (P102: 136, Trans., Krank., Ther.):

> Dann fing ich an mit dem Halleluja. (-) Du wenn ich das NICHT selber erlebt hätte, es war IRre, plötzlich, noch NIE Eurythmie gemacht. (...) Also das H, A macht sie nicht, aber plötzlich macht sie die Ls liegend so mit, ja? (...) Und da hab ich dreimal Halleluja gemacht, und sie hat alles mitgemacht. (P102: 136, Trans., Krank., Ther.)

Mara legitimiert dieses „Mitmachen" des Hallelujas über die Implizierung einer Nahtoderfahrung der Patientin: „Die war WIRKlich in diesen Zwischenwelten. (-) Und sie hat sich von oben gesehen so, (...) dass ich das mach und deswegen hat sie mitgemacht" (P102: 138, Trans., Krank., Ther.).

Im Falle einer weiteren Patientin führte Maras passive heileurythmische Begleitung zum Re-Erlebnis einer früheren Nahtoderfahrung, woraufhin die Patientin Mara gebeten habe, „diesen Weg in den Tod mit ihr [zu, BZ] gehen" (P72: 38, Prot., Krank.). Auf diese Bitte hin habe sie in den Tagen vor dem Tod der Patientin „ganz intensiv mit ihr das Halleluja geübt" (P72: 38, Prot., Krank.). Als sie dann im Sterben lag, sei auch ihr Mann anwesend gewesen; zu dritt hätten sie das Halleluja gemacht und die Frau sei „wirklich just in dem Moment verstorben" (P72: 38, Prot., Krank.). Mara führt dies nicht auf ihr eigenes professionellen Handeln, sondern auf die Heileurythmie selbst zurück: „Das sei doch wahnsinnig, was die Heileurythmie an Erlebnissen freilegen könne" (P72: 38, Prot., Krank.).

## 4.5 Psychologische Begleitung

Im Hospiz, das Palliativstationen in seiner offiziellen Darstellung als „psychosoziale Intensivstationen" bezeichnet (P138: 10, GrLit., Hosp.), ist Nina für die psychologische Begleitung zuständig. Sie ist konventionell psychologisch aus- und psychotherapeutisch weitergebildet. Im Vergleich dazu fällt das Spektrum der psychologischen Begleitung im anthroposophischen Krankenhaus breiter aus: Neben der psychoonkologischen Beraterin Katja, die auf die Begleitung von Krebspatient_innen spezialisiert ist, stehen allen Patient_innen psychotherapeutische und psychiatrische Angebote zur Verfügung,[28] die „offen" sind für „Fragen nach den Sinnzusammenhängen" und die „großen, existentiellen Lebensthemen" (P156: 3, GrLit., Krank.). Demzufolge ist die psychologische Begleitung hauptsächlich gesprächsorientiert, wobei bestimmte Gesprächsthemen als abweichend resp. besonders markiert werden und damit zum Teil der alternativen Sterbebegleitungspraxis werden.

Nina, die Psychotherapeutin des Hospizes, geht in ihrer psychologischen Begleitung der Hospizbewohner_innen primär auf die *Sinnfrage* sowie „s Hinderlah vo irgend emene Erbe" ein (vgl. P37: 39, Trans., Hosp., Psych.). Grundsätzlich sieht sie sich zuständig für diesseitsbezogene Themen und weniger für das Jenseits. Entlang dieser Grenzziehung differenziert sie die Zuständigkeitsbereiche von Psychotherapie und Seelsorge: Sie bespreche „s Abschlüsse DA", „s Sterbe" und „wie isch de Weg (.) dethi" (P37: 39, 41, Trans., Hosp., Psych.); die Seelsorge kümmere sich darum, „was isch nach em Tod" (P37: 39, Trans., Hosp., Psych.). In der Regel rühre diese Arbeitsteilung auch von den Bewohner_innen selbst her (vgl. P37: 41, Trans., Hosp., Psych.); zuweilen gebe es jedoch Bewohner_innen, die der Seelsorge gegenüber kritisch eingestellt seien, so dass es zu einer Thematisierung des Jenseits in der psychologischen Begleitung komme. Dies falle dann eher „MEH philosophisch (...) und meh au so gar nid so fescht uf sich bezoge, sondern (-) au so chli allgemeiner" aus (P37: 49, Trans., Hosp., Psych.).

Katja, die Psychoonkologin des anthroposophischen Krankenhauses, ist in erster Linie für „Konkretes" zuständig, d. h. für allgemeine Informationen, das Verweisen an andere Fachkräfte oder aber organisatorische Belange, was sich gleichermaßen auf den Krankheitsverlauf und Sterbeprozess wie auch die Zeit nach dem Tod beziehen kann (vgl. P88: 3, GrLit., Krank.; P108: 22, Trans., Krank., Psych.). Aber auch durch diese *Konkreta* versuche sie, die schwer Kranken und Sterbenden zu einer *aktiven Auseinandersetzung* mit ihrer Situation anzuregen (vgl. P108: 22, Trans., Krank., Psych.).

Dass Katja darüber hinaus indessen „Raum" für *andere Themen* schafft (vgl. P108: 18, Trans., Krank., Psych.), beschreibt sie vermittels des Narratives *sich gesehen und gehört fühlen* (P108: 20, Trans., Krank., Psych.). Diese Formen der psychoonkologischen Begleitung klassifiziert Katja über einen Selbstbezug auf ihr *Gefühl* als religiös:

---

28 Diese reichen von konventionell medizinischer Psychiatrie über anthroposophisch erweiterte Psychotherapie (v. a. Biographiearbeit) zur Logotherapie nach Viktor Frankl. Obgleich gerade die Biographiearbeit und Logotherapie alternative Handlungsformen bereithalten, ist vor allem die psychoonkologische Beraterin in die Begleitung schwer Kranker und Sterbender involviert.

Ich han au immer s Gfühl, aso das isch jetzt viellicht würklich e chli komisch, wänn ich das säge, aber (...) ich glaub selbscht i däne Beratigsgspräch würkt öppis (2) Spirituells <langsam: dur mich> dure. (P108: 18, Trans., Krank., Psych.)[29]

Der psychologischen Begleitung am Lebensende sind in der Konzeption von Nina und Katja *professionsideologische Grenzen* gesetzt, die für Nina dann erreicht sind, wenn Hospizbewohner_innen „Überzügige" haben, die „nid förderlich sind für die Person" (P37: 53, Trans., Hosp., Psych.) – als Beispiel nennt sie Höllenvorstellungen. Bei solchen versuche sie zuerst herauszufinden, ob sie nicht doch eine „Funktion" resp. „öppis Guets" hätten (P37: 53, Trans., Hosp., Psych.). Ist dem nicht so, suche sie mit den Bewohner_innen gemeinsam nach etwas, „wo funktionaler isch und wo weniger bedrohlich isch" (P37: 53, Trans., Hosp., Psych.). Katja hingegen empfindet die fehlende *aktive Auseinandersetzung* mit der Krankheit und dem eigenen Sterben einiger Patient_innen als schwierig, was sich durch ihre Idealvorstellungen eines guten Sterbens erklärt (siehe Kap. 6.2.1). Sie bewältigt dies damit, dass sie innerlich für diese Menschen betet und sich darauf besinnt, dass diese Menschen ein Anrecht auf einen individuellen Sterbeprozess haben (vgl. P108: 24, Trans., Krank., Psych.).

Zugleich hat jede gesprächsorientierte Begleitung am Lebensende *pragmatische Grenzen*, die darin bestehen, dass sich der Allgemeinzustand der schwer Kranken und Sterbenden kontinuierlich verschlechtert, wobei vor allem der Verlust kognitiver sowie kommunikativer Kompetenzen eine gesprächsorientierte Begleitung schwierig macht: Wenn die Hospizbewohner_innen „kognitiv jetz nümme ähm (.) so uf de Höchi" sind, um „intellektuelli Gspröch" zu führen, appelliere sie auf die „Gfühlsebeni", erklärt Nina. Denn „basali Gfühl" wie z. B. „Angst" könne man noch lange ausdrücken. In solchen Situationen übernehme sie häufig mehr Gesprächsanteile, stelle konkrete Fragen und gehe eher auf biographische Erlebnisse als auf abstrakte Themen ein (vgl. P37: 99–101, Trans., Hosp., Psych.). Demgegenüber komme sie „ganz (.) klar a mini Gränze", wenn sich „öppert (...) GAR nid chan usdrucke" (vgl. P37: 103, Trans., Hosp., Psych.). Grundsätzlich erachte sie es dann als sinnvoller, „öppis körperzentrierts z mache"; die Bewohner_innen also kunsttherapeutisch oder atemtherapeutisch zu begleiten (P37: 101, Trans., Hosp., Psych.). Und dennoch versucht Nina ihre Begleitung so lange wie möglich aufrecht zu erhalten, wie am Falle Hildegards deutlich wird, die sie selbst dann noch begleitetet, als sich diese nicht mehr verbal ausdrücken kann:

---

29 Diese Selbsteinschätzung Katjas kulminiert in der Konzeption ihrer früheren Tätigkeit als Pflegende im anthroposophischen Krankenhaus als „gläbti (1) Nächschteliebi", was ihrer Ansicht nach durch entsprechende Rückmeldungen von Patient_innen validiert wird: „Es (...) isch mir viel passiert, (...) dass d Lüt gseit händ, <zitierend: Us ihne strahlt so öppis, wenn sie chömmed, wirds hell. Es isch, wie wänn en Engel chäm>" (P108: 20, Trans., Krank., Psych.).

Mängmal muess es dänn au gar nümme gredt si, sondern dänn cha mer au eifach ähm (.) use, go laufe, und (.) und DAS het dänn ehner de (-) de therapeutisch Effekt. (P37: 105, Trans., Hosp., Psych.)

Und letztlich sind vor allem der psychoonkologischen Beraterin des anthroposophischen Krankenhauses über die gesundheitspolitischen Vorgaben und ihren professionsspezifischen Leistungsauftrag *wirtschaftliche Grenzen* gesetzt, vor allem was die Praktizierung alternativer Handlungsformen betrifft:

Mir händ eigentlich kei Ziit zum d Lüt ghöre und gspühre. (...) Ich muess ja en Output ha, ich chan ja nöd eifach finde, jetzt sitzt mer chli da, hebed Händli, ich strahl e chli us mir use und d Lüt händ e chli Freud. (P108: 20, Trans., Krank., Psych.)

Und dennoch sei es „DA" im anthroposophischen Krankenhaus „weniger schwierig als imne andere Spital" (P108: 20, Trans., Krank., Psych.), was die Alternativität bestimmter psychologischer Begleitungsformen betont.

## 4.6 Nicht-medizinische Begleitung am Lebensende

Auch Mitarbeitende nicht-medizinischer Berufsgruppen sind in die Begleitung schwer Kranker und Sterbender eingebunden: Die Sozialdienstmitarbeitenden beider Gesundheitseinrichtungen partizipieren an multiprofessionellen Fallgesprächen (siehe Kap. 5.1) und unterstützen schwer Kranke und Sterbende in sozialen Belangen, d. h. sie klären Finanzierungsfragen und organisieren Anschlusslösungen (vgl. P88: 4, GrLit., Krank.; P136: 8, GrLit., Hosp.). Über eine solche gesprächsorientierte Begleitung könne sich eine „Vertrauensbeziehung" entwickeln: „Und die kann durchaus lange Bestand haben, sodass ehemalige Patientinnen und Patienten sich mit Fragen später wieder an die Fachfrauen wenden" (P88: 4, GrLit., Krank.). Die spitaleigene Zeitschrift markiert dies als eine der Besonderheiten des anthroposophischen Krankenhauses. Insgesamt wird jedoch nur ein kleiner Teil sozialarbeiterischer Handlungsformen als alternativ aufgefasst.

Auch die freiwilligen Mitarbeitenden des Hospizes nehmen an den multiprofessionellen Fallgesprächen teil (siehe Kap. 5.1) und bringen „ein Stück Leben von außen mit hinein" (P138: 13, GrLit., Hosp.). Die Freiwilligen sind in der Regel zwischen 25 und 70 Jahre alt und übernehmen an mindestens einem halben Tag pro Woche ehrenamtliche Tätigkeiten in den Bereichen Verwaltung, Hotellerie und Begleitung. Gerade in der Begleitung treten sie in einen engen Kontakt mit den Bewohner_innen, die sie regelmäßig und relativ selbständig besuchen, um sowohl gesprächs- als auch körperorientierte Praktiken auszuüben: „Spazieren gehen, Vorlesen, Kaffeetrinken, auf einen kleinen Ausflug begleiten, aktiv zuhören (sic!) oder einfach Da-sein" (P135: 2, GrLit., Hosp.). Diejenigen Freiwilligen des Hospizes, die eine große Affinität zu alternativen Formen von Religion und Medizin haben, thematisieren dies offenbar auch in ihrer Begleitung schwer Kranker und Sterbender (vgl. z. B. P38, Trans., Hosp., NichtMed.); andere hingegen agieren nicht im Praxisfeld der alternativen Begleitung am Lebensende (vgl. z. B. P35, Trans., Hosp., NichtMed.).

Während die Freiwilligen des Hospizes fester Bestandteil des interdisziplinären Teams sind, beschäftigt das anthroposophische Krankenhaus keine freiwilligen Mitarbeitenden. Aus einem Gespräch mit den Leitenden der *Arbeitsgemeinschaft Sterbekultur*, einem Fachzweig der Anthroposophischen Gesellschaft Schweiz, geht zwar hervor, dass es im entsprechenden anthroposophischen Krankenhaus auf Basis individueller Vereinbarungen immer wieder zu nicht-medizinischen Sterbebegleitungen durch Angehörige oder Interessierte der Arbeitsgemeinschaft kommt. Im Rahmen der Feldstudie im anthroposophischen Krankenhaus konnte dieser Form der Begleitung jedoch nicht beobachtet werden.

Mit Bezug auf alternative Formen der Begleitung am Lebensende stellt die Ernährung ein wichtiges Thema dar: So kommt der Haushaltsdienst des Hospizes nicht nur individuellen Ernährungswünschen, die verschiedene, auch religiös motivierte Diäten einschließen können, nach, sondern achtet aus eigenem Ansinnen auf eine biologische Ernährung; dementsprechend bezieht das Hospiz u. a. Produkte des Yamagishi-Vereins, einer Neuen Religiösen Gemeinschaft.[30]

Und auch das anthroposophische Krankenhaus verpflichtet sich dazu, u. a. „regionale, biologische (...) Produkte" zu verwenden (vgl. P140: 7, GrLit., Krank.), was der offiziellen Darstellung zufolge damit begründet wird, dass die „Ernährung" einen positiven Einfluss auf den „Heilungsprozess" habe:

> Ernährung in der Krankheit ist immer auch eine Unterstützung im Heilungsprozess. Deshalb verfolgen wir bei der Zusammensetzung unserer Menüs neben den anthroposophischen Ernährungsgrundsätzen auch medizinisch-therapeutische Gesichtspunkte. (P69: 64, Prot., Krank.)

Aus diesem Grunde bietet der Chefkoch des anthroposophischen Krankenhauses je nach Bedarf Ernährungsberatungen an, in denen er einen „ganzheitlichen Ansatz" verfolge und „körperliche und geistige Aspekte" in die Beratungsgespräche einbeziehe, um „den ganzen Menschen wahrzunehmen" (vgl. P134: 2, GrLit., Krank.). Des Weiteren sind die Mitarbeitenden der Hotellerie im anthroposophischen Krankenhaus für die „Teeküche" sowie das Verabreichen

---

30 Der Yamagishi-Verein betreibt auf den Grundlagen ihres Begründers Miyozō Yamagishi einen gemeinschaftlich organisierten Landwirtschaftsbetrieb in Hagenbuch im Kanton Zürich und liefert biologische Landwirtschaftserzeugnisse aus (vgl. www.yamagishi.ch, 22.05.2017).

von „medizinischen Tees", die in der Regel von Ärzt_innen oder Pflegenden verordnet werden, zuständig. Auf einer großen Tafel in der Teeküche ist jeder Tee samt seiner „Zubereitungsart" sowie „Wirkungen und Besonderheiten" aufgelistet. Verveine habe beispielsweise eine „ausgleichende Wirkung" (vgl. P69: 60–68, Prot., Krank.), was ans anthroposophische Krankheitskonzept eines Ungleichgewichtes der Wesensglieder erinnert (siehe Kap. 6.1.1).

Dass der Ernährung im anthroposophischen Krankenhaus eine besondere Rolle zukommt, lässt sich erstens am „dualen System" ablesen, das rund um die Ernährung bestehe, wie Matthias, Leiter der Inneren Medizin, beobachtet: Dieses unterscheide Mitarbeitende eines „engen anthroposophischen Kerns" vom Rest; ein Teil der Mitarbeitenden im anthroposophischen Krankenhaus könne nämlich mit einem Gemüse-Curry nichts anfangen und brauche eine Bratwurst mit Zwiebelringen zum Mittagessen (vgl. P57: 17, Prot., Krank.). Und zweitens widerspiegelt sich darin der allgemein hohe Stellenwert von Ernährungsfragen in der Anthroposophie (vgl. z. B. Leroi; Pedersen 2006), die u. a. von der „inkarnierenden Wirkung verschiedener Nahrungsmittel" ausgeht (Pedersen 2014), was nur durch eine geisteswissenschaftliche, biodynamische Landwirtschaft überhaupt erst möglich sei.

## 4.7 Seelsorgliche Begleitung

Gemäß der offiziellen Darstellung des Hospizes sind die Seelsorgenden zwar konfessionell gebunden, die Seelsorge selbst ist aber überkonfessionell und steht demgemäß allen Bewohner_innen und auch Mitarbeitenden zur Verfügung – unabhängig von ihrer religiösen Positionierung bzw. Zugehörigkeit (vgl. P138: 10, GrLit., Hosp.). Die überkonfessionelle Seelsorge bietet Begleitung an

> bei Fragen rund um das Thema Spiritualität, bei existenziellen Grundfragen nach Sinn und Endlichkeit des begrenzten Lebens wie auch bei der Frage nach dem Aufgehobensein in einem größeren Ganzen. (P138: 10, GrLit., Hosp.)

Zugleich sind ritualisierte Formen der Seelsorge möglich. Dazu gehören „Rituale wie Abendmahl, Kommunion, Krankensalbung, Gebet" (P138: 10, GrLit., Hosp.). Wenn die Hospizbewohner_innen nicht mehr ansprechbar resp. bei Bewusstsein sind oder wenn ihre religiöse Positionierung bzw. Zugehörigkeit von derjenigen des katholischen Seelsorgers abweicht, praktiziert dieser Handlungsformen des *Daseins*, die zuweilen als abweichend resp. besonders markiert werden (siehe Kap. 4.7.1).[31]

---

31 Diese Rekonstruktion beschränkt sich auf die Jahre 2012 und 2013. In dieser Zeit war im Hospiz einzig ein katholischer Seelsorger mit einem Pensum von 20 % an zwei Halbtagen pro

Demgegenüber ist die seelsorgliche Begleitung im anthroposophischen Krankenhaus – wie in den meisten öffentlichen Spitälern in der Schweiz – konfessionell organisiert. Neben der seelsorglichen Begleitung durch Priester_innen der Christengemeinschaft (siehe Kap. 4.7.2) sind die lokalen Vertreter_innen der beiden Landeskirchen im Krankenhaus anwesend, jedoch nicht in die alternative Begleitung am Lebensende involviert: In der Regel holen die beiden Seelsorgenden am Empfang eine Liste ab, auf der die Religionszugehörigkeit der Patient_innen vermerkt ist, und werden anschließend nur bei Patient_innen der eigenen Konfession vorstellig. So gehen diejenigen einer Begleitung durch die konfessionelle Seelsorge verlustig, die offiziell keine Religionszugehörigkeit aufweisen. Zumal alternative Formen von Religion auch innerhalb der Landeskirchen anzutreffen sind, kommen die beiden Seelsorgenden aber durchaus mit Patient_innen in Berührung, die pendeln, Yoga praktizieren oder auf ein anthroposophisches Ich-Konzept referieren. Aus dem Fehlen entsprechender Referenzen in den Interviewgesprächen mit den beiden Seelsorgenden der katholischen und reformierten Landeskirche lässt sich jedoch ableiten, dass solche Formen von Religion häufig weder als solche erkannt noch in die Begleitung integriert werden (vgl. z. B. P74. Trans., Krank., Seel.; P110, Trans., Krank., Seel.; P127, Trans., Krank., Seel.). Zugleich ist diesbezüglich eine gewisse Überforderung ausmachbar: So erzählt Herr Alber, reformierter Seelsorger, zwar von vereinzelten Begegnungen mit Patient_innen,

> die (2) sich ganz en eigeni Philosophie und Religion ufbaue händ, (...) wo dänn irgend sones Bedürfnis händ, das z erchläre und dänn (-) e halb Stund chönd doziere. (P110: 21, Trans., Krank., Seel.)

Und unter Rückgriff auf das Konzept des Daseins versucht Herr Alber, auch diese zu begleiten, indem er „DA isch für (-) für dä Beträffend" (P110: 23-

---

Woche tätig, der vom Hospiz selbst eingestellt und entlohnt wurde. Ab Januar 2014 wurde diese Anstellung aufgelöst und an die „Spital- und Klinikseelsorge der katholischen Kirche im Kanton" übertragen. In der Folge entsandte die reformierte Kirche eine eigene Seelsorgerin zu 10 % ins Hospiz. Diese organisationsstrukturellen und personellen Veränderungen haben Auswirkungen auf das Praxisfeld der vormals überkonfessionellen Seelsorge, was hier jedoch nur angedeutet werden kann: Wurde der katholische Seelsorger bis dahin bei allen Bewohner_innen vorstellig, teilt er sich nun mit einer Vertreterin der reformierten Landeskirche auf. Obgleich die beiden sich im Erstkontakt mit Hospizbewohner_innen nicht über ihre Konfession definieren, was daraus hervorgeht, dass sich Herbert bloß als „Seelsorger hier im Haus" vorstellt (vgl. P16: 66, Prot., Hosp.), und ihre Zuständigkeiten nicht ausschließlich entlang der Religionszugehörigkeit organisieren, sondern sich darüber hinaus von pragmatischen Aspekten – wie dem Arbeitstag, der Beziehung oder auch dem Geschlecht – leiten lassen, werden sie von den Hospizmitarbeitenden, die häufig den Erstkontakt (mit)herstellen, als Vertreter_innen ihrer jeweiligen Landeskirche wahrgenommen und den schwer Kranken und Sterbenden gegenüber auch dergestalt vorgestellt.

25, Trans., Krank., Seel.). Und doch ist er sich unschlüssig, ob das noch zur Seelsorge gehöre (vgl. P110: 23, Trans., Krank., Seel.).

### 4.7.1 Überkonfessionelle Seelsorge: Dasein

Handlungsformen des *Daseins* machen für Herbert, den Seelsorger des Hospizes, einen großen Teil seiner Arbeit aus: „N Großteil meiner Seelsorge is (.) DAsein" (P21: 70, Trans., Hosp., Seel.; auch: P36: 63, Trans., Hosp., Seel.). Sie bauen auf seinem Vermögen auf, einen individuellen „Zugang" zu den Bewohner_innen zu schaffen (vgl. P36: 85, Trans., Hosp., Seel.). Eine so konzipierte Seelsorge scheint nicht mit formalisierten Handlungsformen auszukommen; vielmehr sind diese am Einzelnen auszurichten: „Die Kunst ist es, (-) DIE Angebote zu finden, die passen. (1) (-) Und nicht (...) DAS ist Spiritualität und SO musst du es machen" (P36: 88, Trans., Hosp., Seel.).

Demzufolge greift Herbert vor allem in der Begleitung schwer Kranker und Sterbender, die sich entweder grundsätzlich von Religion oder von konventionellen, d. h. vornehmlich christlich-kirchlichen Formen von Religion abgrenzen oder aber nicht mehr ansprechbar resp. bei Bewusstsein sind, auf Handlungsformen der Daseins zurück. Entlang dieser Indikationen lassen sich gesprächs- und körperorientierte Formen des Daseins differenzieren.

### (1) Gesprächsorientiertes Dasein

Das *gesprächsorientierte Dasein* zeichnet sich durch die Diskursivierung einer Vielzahl von Gesprächsthemen aus, die vom Fehlen religiöser Referenzen auf der Gesprächsoberfläche („dann is nich Religion, Gott, Glaube (.) Thema, sondern (-) der kleine Sohn oder Fußball"; P21: 70, Trans., Hosp., Seel.) über das *Abschiednehmen* (im Sinne einer *aktiven Auseinandersetzung* mit der eigenen Situation; vgl. P36: 63, Trans., Hosp., Seel.) zur „Versöhnung" mit der katholischen Kirche reichen: „Seelsorgerische Arbeit ist manchmal Versöhnungsarbeit (-) mit den Verletzungen, die Menschen in Kirche gemacht haben" (P36: 116, Trans., Hosp., Seel.).[32]

Die Diskursivierung solcher Gesprächsthemen erfolgt erstens in offiziellen seelsorglichen Gesprächen, die Herbert im Zimmer der Bewohner_innen abhält und u. a. mit der Frage beginnt: „Wohin geht deine SEHNsucht im Leben?"

---

32 In diesem Sinne ist auch Herberts religiöse Positionierung von einer bestimmten Abgrenzungs-rhetorik gegenüber dem Katholizismus geprägt: Erstens äußert er sich kritisch gegenüber anderen katholischen Seelsorgenden, die „den Zugang zu Gott verschütten" (P36: 55, Trans., Hosp., Seel.) und als „Hardliner" das „Nichtakzeptieren von anderen Religionen oder Konfessionen" durchscheinen lassen (P21: 90–92, Trans., Hosp., Seel.). Und zweitens kritisiert er mehrfach die katholische Kirche als „verwaltet" (P36: 100, Trans., Hosp., Seel.) und sich „selbst abbauend" (P36: 79, Trans., Hosp., Seel.).

(P36: 57, Trans., Hosp., Seel.). Dabei „gehts wirklich um die Fragen der Spiritualität oder (...) des Übermateriellen, Übersinnlichen" (P36: 57, Trans., Hosp., Seel.). Gleichwohl sei die Frage nach der Sehnsucht weniger abstrakt und auf mehr Bewohner_innen anwendbar als direkte „Fragen der Spiritualität" (s. o.), mit denen die meisten nichts anzufangen wüssten (vgl. P36: 57, Trans., Hosp., Seel.), weil die Antworten „auf ner (-) eher gefühlsmäßigen Ebene" lägen (P36: 61, Trans., Hosp., Seel.). In dieser Gesprächseinstiegsfrage deutet sich Herberts Religionsbegriff an: Während es durchaus Menschen ohne Religionszugehörigkeit gibt, scheinen grundsätzlich alle Menschen spirituell zu sein (vgl. P36: 63–67, Trans., Hosp., Seel.).

Zweitens kommt es in den öffentlichen Räumlichkeiten des Hospizes zu „ANscheinend zufälligen Begegnungen" (P36: 69, Trans., Hosp., Seel.), die von Seiten der Bewohner_innen indessen nicht als seelsorgliche Begleitung wahrgenommen werden, wie aus Mariannes Abgrenzung gegenüber einer konventionellen Seelsorge hervorgeht: Sie nehme das „Agebot" der Seelsorge nicht in Anspruch, „well de Seelsorger isch Theolog, ja. Das isch rein (-) DÄ Wäg. (...) Ich ha das Agebot abgelehnt. (...) Ich han em gseit gha, ich dänke andersch" (P17: 168, Trans., Hosp., Pat.). Obschon Herbert diese informellen seelsorglichen Gespräche durchaus als Teil seiner seelsorglichen Begleitung auffasst, ist er sich bewusst, in seiner Begleitung Mariannes an bestimmte „Grenzen" zu stoßen, was er selbst mit seiner mangelnden *Erfahrung* begründet (P21: 84, Trans., Hosp., Seel.):

> Schwierig wirds dann, wenn ich keine Erfahrung habe. SO. Die Erfahrung von Marianne in diesen esoterischen Sachen, sach ich jetz mal, ohne das, (-) wertneutral, aber der Begriff, (-) ich HABS nicht. Das is für mich Glatteis. (P21: 76, Trans., Hosp., Seel.)

Dieser Schwierigkeit begegnet Herbert damit, sich selbst als Person aus dem Gespräch zurückzunehmen, Marianne erzählen zu lassen, ihr zuzuhören, sich für sie zu interessieren (vgl. P21: 68, Trans., Hosp., Seel.), d. h. für sie *dazusein*: „Dass ich einfach dasein kann. (...) Auch wenn (...) SIE auch weiß, dass ich da anders ticke" (P36: 142, Trans., Hosp., Seel.).[33]

Darüber hinaus kommt der Seelsorger in der Begleitung von Bewohner_innen abweichender resp. fehlender religiöser Positionierung bzw. Zugehörigkeit aber auch dann an seine „Grenzen" (s. o.), wenn er diese als minderwertig

---

33 Insofern dies von Marianne indessen nicht als seelsorgliche Begleitung wahrgenommen wird und kein anderes gesprächsorientiertes Angebot besteht, das primär auf religiöse Bewältigung zielt, ist fraglich, ob Bewohner_inner wie Marianne in diesem Bereich ausreichend begleitet werden.

einstuft: „Die Frage ist ja immer, was was (-) stützt, was fördert, was ist ne Ressource? Und auf der anderen Seite, was schadet?" (P36: 147, Trans., Hosp., Seel.). Entlang dieser Fragen und seiner eigenen religiösen Positionierung bzw. Zugehörigkeit klassifiziert er Mariannes „Glauben" als „hilfreich" (P21: 68, Trans., Hosp., Seel.), weil sie sich an etwas „bindet", das „Halt gibt" (P21: 119, Trans., Hosp., Seel.). Der „Patchwork-Religiosität" hingegen spricht er eine positive Funktionalität deutlich ab: „DA nehm ich was raus und DA nehm ich was raus und mach mir (...) n bunten Strauß. (...) Und ich bezweifle, dass das letzten Endes HILFT" (P21: 105, Trans., Hosp., Seel.). Um ein Beispiel dieser Form von Religiosität zu nennen, erzählt Herbert von einer ca. 30-jährige Patientin, in deren Zimmer sich religiöse Gegenstände (Buddha-Statuen, Gebetssteine, Bücher vom Dalai Lama; Ganesha-Statue), Minerale (Rosenquarz-Lampen und Salzsteine) und Traumfänger befinden, die auf Nachfragen Herberts bezüglich ihrer Bedeutungen jedoch keine zu nennen vermöge, sondern lediglich auf ihre glück- und harmoniebringende Wirkung hinweise. Hebert deutet dies im Anschluss ans seelsorgliche Gespräch als ein „Suchen", das nicht „zielführend" sei (vgl. P20: 50–54, Prot., Hosp.).

Daraus folgt, dass das gesprächsorientierte Dasein für eine überkonfessionelle Seelsorge Handlungsmöglichkeiten bereithält, um Hospizbewohner_innen zu begleiten, die sich entweder grundsätzlich von Religion oder von konventionellen, d. h. vornehmlich christlich-kirchlichen Formen von Religion abgrenzen. Und dennoch sind diese Handlungsformen durch die religiöse Positionierung bzw. Zugehörigkeit des katholischen Seelsorgers begrenzt. Dies kann entweder zum Abbruch seiner seelsorglichen Begleitung oder aber dazu führen, dass in der überkonfessionellen Seelsorge neben gesprächsorientierten zunehmend körperorientierte Handlungsformen angewendet werden.

## (2) Körperorientiertes Dasein

Je mehr sich der Allgemeinzustand der schwer Kranken und Sterbenden verschlechtert, umso mehr Bedeutung erlangt das *körperorientierte Dasein*. Die entsprechenden Handlungsformen sind vielfältig: „Ob das (1) jemandem (-) n Glas Wein (.) geben ist oder jemandem ne Geschichte vorlesen oder (...) einfach da sitzen und schweigen" (P36: 98, Trans., Hosp., Seel.). Auch gemeinsam spazieren zu gehen oder im Garten zu sitzen und sich die Sonne aufs Gesicht scheinen zu lassen (vgl. P36: 63, Trans., Hosp., Seel.) gehört dazu.

Alle diese Handlungsformen zeichnen sich dadurch aus, dass Sprache nicht Selbstzweck, sondern nebensächlich ist. Spätestens dann, wenn die Sterbenden nicht mehr ansprechbar resp. bei Bewusstsein sind, reduziert sich die Verwendung von Sprache weiter. Zudem sind körperorientierte Handlungsformen des Daseins sehr zeitintensiv, was der Seelsorger von der Begleitung anderer Berufsgruppen abhebt: „Seelsorge ist, denke ich, erstmal (-) ähm dieser Zeitbegriff. (1)

Zeit zu haben für (2) wo sonst keiner Zeit hat" (P36: 63, Trans., Hosp., Seel.).[34]
An einer Fallgeschichte illustriert Herbert ferner, dass die Besonderheit seiner
Begleitung nicht darin liege, „Zeit zu haben", sondern sich Zeit zu nehmen:
Vor einem Abendessen mit den Stiftungsräten habe er mit einer Bewohnerin,
deren Mobilität und kommunikative Fähigkeiten stark eingeschränkt waren,
vereinbart, sie im Zimmer abzuholen und ihr das Essen einzugeben, kurz: den
Abend mit ihr zu verbringen. Das habe „Vertrauen (...) geschaffen. (1) Dass ich
mir einfach diese Zeit genommen habe. Und ähm DA war für sie, ne? (P36:
92–98, Trans., Hosp., Seel.).

Seine größte Bedeutung entfaltet das *körperorientierte Dasein am Sterbebett*
der Bewohner_innen. Doch was bezweckt Herbert mit diesem zeitaufwän-
digen körperorientierten Dasein am Sterbebett, wenn die Bewohner_innen
möglicherweise nicht mehr ansprechbar resp. bei Bewusstsein sind? Aus Herberts Ausführungen und Fallgeschichten lässt sich eine dreifache Wirksamkeit
rekonstruieren:

- Auf ihn selbst bezogen gewähre ihm das körperorientierte Dasein am Sterbebett einen Moment der *Ruhe* (vgl. P36: 102, Trans., Hosp., Seel.). Darüber
  hinaus rege es ihn dazu an, *andere Themen* zu reflektieren (P36: 102, Trans.,
  Hosp., Seel.), die die Bewohner_innen („Was ist denn das für n Mensch?")
  oder aber abstraktere Fragen („Ist es jetzt noch n Mensch oder ist es nur
  noch ne Hülle?") betreffen (P36: 104, Trans., Hosp., Seel.).
- Auf den Sterbenden bezogen fällt Herberts Einschätzung weniger eindeutig
  aus: „Dann kann ich sagen, pff, ich glaub eh, dass ers mitkriegt" (P36: 102,
  Trans., Hosp., Seel.) – wobei mit „es" seine „Wertschätzung" gemeint ist:
  „Da ist jemand, der ist es wert, dass man (...) dasitzt" (P36: 106, Trans.,
  Hosp., Seel.).
- Auf die „Umliegenden", d. h. die Mitarbeitenden und die Angehörigen be-
  zogen rege er damit eine Diskussion zu gesellschaftlichen (und zugleich
  religiösen) Fragen an: „Ist das noch lebenswert, dieses Leben?" (P36: 106,
  Trans., Hosp., Seel.).

In Ausnahmefällen wendet Herbert das körperorientierte Dasein auch bei
schwer Kranken und Sterbenden an, deren Allgemeinzustand zwar noch relativ
stabil ist, deren Begleitung sich aber aus anderen Gründen schwierig gestaltet.
Um dies zu veranschaulichen, erzählt Herbert von einem außergewöhnlich

---

34 Über dieses Merkmal der Zeit grenzt sich für Herbert die Seelsorge von der psychotherapeuti-
schen Begleitung Ninas ab: „Die Frage ist, ob sies tun würde? (2) Einfach ne halbe Stunde da
sitzen? (...) Oder ob sie einfach weitergehen würde, ne? (...) Find ich absolut in Ordnung. (1)
Sie muss (...) ja da nicht sitzen. (3) Mein Verständnis als Seelsorger ist aber DOCH. (...) Ich
hab auch manch ähm anderes zu tun, aber ich sage, NEE, und gerade deshalb (-) nehm ich
mir jetzt auch diese Zeit" (P36: 106, Trans., Hosp., Seel.).

„missmutigen" Patienten. Diesem bringt Herbert eine als abweichend resp. besonders markierte „Wertschätzung" entgegen, was er mit der Dankbarkeit des Patienten begründet: „Ganz viele (.) solche Menschen (...) sind dankbar, dass jemand das nun noch aushält mit ihnen zu sitzen" (P21: 147, Trans., Hosp., Seel.). In diesem „Dableiben", „wo nix mehr geht", sieht Herbert die „HÖCHSte Kunst der Seelsorge" (P21: 149, Trans., Hosp., Seel.). Möglich sei ihm dies nur dank seiner eigenen „Spiritualität": „Einfach DA zu sitzen, ohne (-) was sagen zu müssen. (...) Ich glaub, die (1) die eigene Spiritualität hilft mir, das (-) auszuhalten" (P36: 21, Trans., Hosp., Seel.). Indem Herbert diese Situationen mit dem Bewohner gemeinsam „aushält", verleihe er ihm „Würde" (P36: 21, Trans., Hosp., Seel.); die Würde, die Jesus den Menschen ursprünglich gegeben habe (vgl. P36: 116, Trans., Hosp., Seel.).

Aus dieser Fallgeschichte geht schließlich hervor, dass Herberts seelsorgliche Begleitung vornehmlich christlich-katholisch motiviert ist. Die entsprechenden religiösen Rationalisierungen müssen sich in der konkreten Begleitungspraxis jedoch nicht zwingend auf der kommunikativen Oberfläche manifestieren; sie bleiben implizit.

### 4.7.2 Konfessionelle Seelsorge: Christengemeinschaft

Die Priester_innen der Christengemeinschaft sind für diejenigen schwer Kranken und Sterbenden des anthroposophischen Krankenhauses zuständig, die der Christengemeinschaft angehören bzw. nahestehen und die sie häufig bereits kennen oder zu deren Begleitung sie bei Bedarf von Mitarbeitenden hinzugezogen werden.[35]

Das Zentrum der seelsorglichen Begleitung am Lebensende von Frau Noll, einer Priesterin der Christengemeinschaft, bilden Gespräche über das Sterben und den Tod sowie deren alternative Rationalisierungen. Dabei richtet sich Frau Noll an der religiösen Positionierung bzw. Zugehörigkeit der schwer Kranken und Sterbenden aus und wendet die folgenden drei Kommunikationsstrategien an:

Bei schwer Kranken und Sterbenden, die nur wenige Berührungspunkte mit der Anthroposophie resp. Christengemeinschaft haben, sich aber an der „Läbens(-)schwelle" befinden (P107: 22, Trans., Krank., Seel.), leite sie das Gespräch möglichst schnell auf das „Wesentliche", ohne das „Geischtige" oder „Nachtodliche" explizit anzusprechen: „Händ sie scho mal überleit, was eigentlich s Wesentliche (-) i ihrem Läbe gsi isch?" (P107: 22, Trans., Krank., Seel.) oder „händ sie s Gfühl, sie wüssid, warum sie überhaupt gläbt händ?" (P71: 9,

---

35 Dementsprechend sind die Priester_innen der Christengemeinschaft eher selten anzutreffen. Während der gesamten Feldstudie wurde bloß eine sterbende Patientin, Frau Hoffmann, von den Priester_innen der Christengemeinschaft begleitet.

Trans., Krank., Seel.). Wie aus einem konkreten Fallbeispiel hervorgeht, wendet Frau Noll diese *Strategie des impliziten Sprechens über den Tod* gleichermaßen bei schwer Kranken und Sterbenden an, die nicht über das Sterben und den Tod sprechen möchten: „Mit dere Frag, was ihre (-) SCHÖN gsi isch im Läbe, was sie s Schönscht gfunde hät?" (P107: 22, Trans., Krank., Seel.). Insofern für Frau Noll „die ganzi Welt (...) spirituell" ist, „cha mer EIgentlich über alles rede, und zuglich über dä Tod" (P107: 54, Trans., Krank., Seel.). Demzufolge verweisen für Frau Noll selbst Gespräche über Blumen auf die Spiritualität der Welt hin und handeln zugleich vom Tod (vgl. P107: 54, Trans., Krank., Seel.). Von den Patient_innen werde dies unbewusst wahrgenommen: „Ohni dass sie mir jetzt chöntid das zruggspiegle, (...) aber (-) sie gspührid, <zitierend: eigentlich bini scho immer i dem Thema> (P107: 54, Trans., Krank., Seel.).[36]

Demgegenüber seien viele schwer Kranke und Sterbende „erlichtered", wenn sie „ganz direkt usechume" mit Fragen wie „händ SIE sich eigentlich scho mal Gedanke gmacht, wie das eigentlich nach em Tod usgseht?" (P71: 3, Trans., Krank., Seel.). Diese *Strategie des implizit-expliziten Sprechens über den Tod* ist wesentlich direkter als die vorhergehende, indem Frau Noll zwar auf christgengemeinschaftlichen resp. anthroposophischen Konzepten aufbaut, aber nicht zwingend die entsprechenden Wörter verwendet:

> Denn tueni eifach so chli möglichscht JA nid mit so TerminoloGIE, wo mit dä Anthroposophie verbunde sind, sondern eifach öppis, wo so allgemein (-) verstande werde chan. (P107: 46, Trans., Krank., Seel.)

Im Falle der Reinkarnation kann sich dies folgendermaßen anhören: „Händ sie scho mal überleit, öb mir vor em (-) Geborewerde eigentlich scho läbed?" (P71: 3, Trans., Krank., Seel.). Dergestalt vermag Frau Noll ohne christengemeinschaftliche resp. anthroposophische Wörter über das „Geischtige", (...) wo mit em INnerschte ICH-Chärn (.) vom Mensch z tue het" zu sprechen (P71: 9, Trans., Krank., Seel.).

Ist sich Frau Noll der religiösen Positionierung bzw. Zugehörigkeit ihrer Patient_innen unsicher, frage sie zuweilen direkt nach: „Känned sie chli, was us dä Anthroposophie (.) use so übers Nachtodliche (-) da bekannt isch oder gseit wird?" (P107: 46, Trans., Krank., Seel.). Ist dem so, knüpft sie entsprechend der *Strategie des expliziten Sprechens über den Tod* direkt an die christengemeinschaftlichen resp. anthroposophischen Rationalisierungen „vom Kamaloka und so wiiter" an (P71: 11, Trans., Krank., Seel.). Dabei ist es ihr wichtig, dass sich die entsprechenden Konzepte von Krankheit, Sterben und Tod positiv auf den

---

36 Die *Strategie des impliziten Sprechens über den Tod* wendet Frau Noll auch in Gesprächen mit Angehörigen an (vgl. z. B. P107: 44, Trans., Krank., Seel.).

Umgang der Patient_innen mit ihrem eigenen Sterben und Tod auswirken: So könne der Tod in der christengemeinschaftlichen resp. anthroposophischen Konzeption z. B. als ein „Übergang" erscheinen und von den Sterbenden als „Erlösig" empfunden werden (vgl. P107: 28, Trans., Krank., Seel.): „Und nachher chans sii, (-) dass d Bewältigung (.) LIECHter isch, je nachdem, dass s Sterbe liechter isch, wenn er weiß, ich läbe nomal" (P107: 48, Trans., Krank., Seel.). Bedingung dieser Bewältigung ist, dass sich die schwer Kranken und Sterbenden überhaupt mit ihrer Situation *aktiv auseinandersetzen* und diese *akzeptieren*: „Dass sie eifach akzeptiered, SO isch es, und (-) jetzt müemer us dem öppis mache" (P107: 11, Trans., Krank., Seel.). Implizit auf das Konzept der karmischen Verursachung von Krankheit referierend (siehe Kap. 6.1.1) betont Frau Noll die Wichtigkeit, dass diese Bewältigung vorwärtsgewandt (P107: 15, Trans., Krank., Seel.) ist und dass die schwer Kranken und Sterbenden nicht „vor luuter Schuldgfühl (-) gar nüm chönd (.) rächt glücklich werde" (P107: 11, Trans., Krank., Seel.).

Verschlechtert sich der Allgemeinzustand der Patient_innen, gestalten sich Gespräche über den Tod zunehmend schwierig. Demgegenüber gewinnen körperorientierte Handlungsformen an Bedeutung (vgl. z. B. P107: 40, Trans., Krank., Seel.; siehe Kap. 4.7.1), wie Frau Noll an einer Fallgeschichte illustriert: „Bin au eifach da gsi, därnäbed gsi" (P107: 36, Trans., Krank., Seel.). Der empirischen Beobachtung offenbart sich dieses *körperorientierte Dasein am Sterbebett* als bloße korporale Anwesenheit. In der Konzeption von Frau Noll hingegen sind daran „Gedanke, wo sich uf dä (.) Mensch beziehnd" gebunden, die sich wie folgt entfalten können:

> Dass ich (...) ihn au nomal eifach so WAHRnimm, ohni äh e wüsseschaftlichi Beobachtig <lachend: z mache,> das au wieder nid, sondern meh so eifach als Mensch, sis Wese. (...) Oder ähm (-) mer chan sogar e chli nachesinne, wo (.) isch er jetzt oder (-) was bruucht er? Oder au es e Erinnerig a sis Läbe, was ich vo ihm kenn. (P107: 38: Trans., Krank., Seel.)

Entgegen dieser grundsätzlichen Verlagerung von gesprächs- zu körperorientierten Handlungsformen in der seelsorglichen Begleitung der Priesterin der Christengemeinschaft, rezitiert Frau Noll bei sterbenden Patient_innen häufig einen „Spruch" von Rudolf Steiner oder einen Textauszug aus dem Evangelium (vgl. P107: 36, Trans., Krank., Seel.).[37] Sind die Sterbenden noch ansprechbar resp. bei Bewusstsein, verbalisiert sie die Rezitation laut (vgl. P107: 38: Trans.,

---

37 Entgegen Rudolf Steiners Ansicht, das Vorlesen „von spirituellen Dingen" sei auch denjenigen dienlich, die keine Verbindung zur Anthroposophie hätten (vgl. Steiner 2003c, 334–335), wendet Frau Noll diese Handlungsform nur dann an, „wenn mer weiß, dä Mensch hät das welle" (P107: 36: Trans., Krank., Seel.).

Krank., Seel.); häufig auch im Beisein der Angehörigen (vgl. z. B. P107: 44, Trans., Krank., Seel.); oder aber sie leitet einen Angehörigen an, damit es „nöd so e fremdi Person isch, (...) dass (.) ER (.) ihre das vorliest" (P107: 22, Trans., Krank., Seel.). Sind die Sterbenden dagegen nicht mehr ansprechbar resp. bei Bewusstsein, erfolgt die Rezitation still, wobei Frau Noll davon ausgeht, dass der Sterbende dies dennoch wahrnehme: „Wobi dä Spruch dänn, wenn er (-) nümme bi Bewusstsii isch, au chan, ja, liislig si, er gseht ja dänn au mini Gedanke, nimm ich a" (P107: 38: Trans., Krank., Seel.).

Letztlich kennt die Christengemeinschaft eine Reihe von Sakramenten am Lebensende. Dazu gehören in der finalen Phase letzte Beichtsakramente, das Empfangen der letzten Kommunion und die letzte Ölung sowie nach dem Tod die Aussegnung, die Bestattung und die Totenweihehandlung (vgl. Schroeder 1990, 160; Debus 2006, 184–194). Frau Noll erzählt in den Interviews jedoch bloß von der letzten Ölung, die sie von der katholischen Krankensalbung abgrenzt: „Das isch bi üs nid e CHRANKEsalbig, sondern (...) mer macht das, wenn die Sterbephase (.) itritt" (P71: 5, Trans., Krank., Seel.). Die letzte Ölung richte sich an diejenigen schwer Kranken und Sterbenden, die das erstens wirklich wollten und zweitens „üs au scho es bitzeli kenned" (P71: 5, Trans., Krank., Seel.).

# 5. Überprofessionelle Handlungsformen

Die Praxis der alternativen Sterbebegleitung ist neben professionsspezifischen auch von überprofessionellen Formen der Begleitung geprägt, die die Grenzen der Berufsgruppen überschreiten. Ihr primäres Merkmal ist, ohne die korporale Präsenz schwer Kranker und Sterbender auszukommen: Im Falle multiprofessioneller Fallgespräche werden die schwer Kranken und Sterbenden zum Thema gesprächsorientierter Praktiken unter Mitarbeitenden erhoben (siehe Kap. 5.1). Auch in den Ritualen am Lebensende findet eine Thematisierung der mittlerweile Verstorbenen statt, und dennoch manifestiert sich in diesen Ritualen eine Verschiebung des Fokus' weg von den Verstorbenen hin zu den Mitarbeitenden selbst, was als ritualisierte Bewältigungspraxis diskutiert wird (siehe Kap. 5.2).

## 5.1 Multiprofessionelle Fallgespräche

Der *Hospizidee* folgend ist Multiprofessionalität ein wesentlicher Aspekt der Begleitung am Lebensende. Sie gilt als gegeben, wenn mehrere Berufsgruppen in die Begleitung am Lebensende involviert sind (siehe Kap. 2.3). In den beiden untersuchten Gesundheitseinrichtungen finden über das Nebeneinander professionsspezifischer Handlungsformen hinaus multiprofessionelle Fallgespräche statt, die von Seiten des Hospizes als Garant dafür betrachtet werden, schwer Kranke und Sterbende „in allen Dimensionen (körperliche, psychische, spirituelle und materielle)" (P137: 1, GrLit., Hosp.), d. h. *ganzheitlich* wahrzunehmen. Diese zeichnen sich also vornehmlich dadurch aus, vermittels des religionsbezogenen Begriffes der *Ganzheit* und der damit einhergehenden Klassifizierung einer *spirituellen* Dimension über eine rein körperlich-medizinische Begleitung am Lebensende hinauszuweisen.

Der *interprofessionelle Dialog* im Hospiz und die *Palliativkonferenz* sowie *biographische Fallbesprechung* im anthroposophischen Krankenhaus finden wöchentlich statt, dauern eine Stunde und haben zum Ziel, Informationen über die schwer Kranken und Sterbenden zusammenzutragen, zu diskutieren und daraus Handlungsinterventionen abzuleiten. Grundsätzlich nehmen alle Mitarbeitenden, die direkt in die Begleitung am Lebensende eingebunden sind, resp. eine Vertretung an den multiprofessionellen Fallgesprächen teil; Mitarbeitende der Hotellerie sind nicht zugegen, die Freiwilligen des Hospizes aber schon.

### 5.1.1 Interprofessioneller Dialog

Der Ablauf sowie die Rahmenbedingungen des interprofessionellen Dialoges im Hospiz sind auf einem Merkblatt notiert, das u. a. Erklärungen zum „Fächer" bereithält, der während des multiprofessionellen Fallgespräches in der Mitte des Tisches aufliegt und dessen vier Sparten die Dimensionen der Begleitung am Lebensende repräsentieren (physisch, psychisch, spirituell, sozial). Die Bewohner_innen werden nacheinander besprochen und von den Mitarbeitenden abschließend einer Sparte zugeteilt; in Ausnahmefällen sei auch eine Einteilung in zwei oder mehreren Sparten zulässig (vgl. P5: 133–141, Prot., Hosp.).

Auf der Grundlage dreier Beobachtungssequenzen kann die Thematisierung der spirituellen Begleitung wie folgt systematisiert werden:[1] Auch wenn oder gerade weil sich die Begleitung am Lebensende auf die vier Dimensionen stützt, wird sie als *ganzheitlich* beschrieben und nicht entlang der Sparten fragmentiert. Lassen sich Bedürfnisse beispielsweise nicht leicht zuordnen, werden sie nicht als *körperlich* oder *spirituell* klassifiziert, sondern als ganzheitlich aufgefasst. Dies wird am Beispiel der Begleitung von Marianne deutlich, die aus Sicht der ehemaligen Hospizleiterin „körperlich" immer einen unglaublichen Auftrieb erlebe, wenn sie etwas selbständig unternehmen könne. Und weil sich Marianne für „Indien und spirituelle Themen" interessiere, werde sie die Bewohnerin nächstens in ein indisches Restaurant ausführen (vgl. P5: 104, Prot., Hosp.).

Doch nicht alle Mitarbeitenden sehen sich gleichermaßen zuständig resp. befähigt, die spirituelle Dimension in ihre Begleitung zu integrieren, wie aus einer Erzählung der Psychotherapeutin hervorgeht: Sie habe sich mit Linus, der sich „sehr fest im spirituellen Bereich mit dem Leben, Sterben und Tod" beschäftige, ein „sehr anstrengendes, aber spannendes Gespräch" geführt; der ehemalige ETH-Dozent werfe der Wissenschaft vor, noch nicht herausgefunden zu haben, was nach dem Tod kommt. Sie habe ihr gesamtes „philosophisches Wissen" gebraucht, um sich mit ihm zu unterhalten, sei aber wohl gescheitert: „Zum Glück haben wir den Herbert" (P15: 151–157, Prot., Hosp.). Offenbar ist Herbert, als religiöser Experte, in ihrer Auffassung eher zuständig und befähigt, wenn es um die spirituelle Begleitung geht. Obgleich sich also alle Mitarbeitenden an dieser Form der Begleitung beteiligen und diese im multiprofessionellen Fallgespräch zum Thema erheben, schreiben sie Herbert eine besondere *Expertise* zu, wenn es um Gespräche über das Sterben und den Tod, „spirituelle Lektüre" (vgl. P5: 110, Prot., Hosp.) oder „interessante Hobbies" wie „Kartenlegen und Astrologie" geht (vgl. P5: 113, Prot., Hosp.).

Damit zusammenhängend tritt immer wieder eine bestimmte *Unsicherheit* der Mitarbeitenden zutage, über Religion zu sprechen. Einige Mitarbeitende

---

1 Für die folgenden Abschnitte vgl. P5: 97–124, Prot., Hosp., P10: 105–175, Prot., Hosp. uns P15: 110–186, Prot., Hosp.

begründen dies damit, wenig über Religion oder wenig über die Religiosität der Bewohner_innen zu wissen (vgl. P10: 118, Prot., Hosp.). Gleichermaßen scheinen viele zurückhaltend zu sein, Bewohner_innen als religiös oder spirituell zu klassifizieren. Wie einer Aussage der ehemaligen Pflegedienstleitenden zu entnehmen ist, die vom Eintrittsgespräch mit einer neuen Bewohnerin erzählt, die sich selber als „sehr religiös" bezeichnet habe, scheint diese Klassifikation aber durchaus als wichtig: „Sie hat explizit religiös und nicht spirituell gesagt, das ist doch bei uns eher unüblich, oder?" (P10: 141, Prot., Hosp.). Auch die Musiktherapeutin findet es seltsam, dass sich diese Bewohnerin selbst als religiös bezeichnet, zumal sie einen Traumfänger sowie eine Buddha-Statue im Zimmer habe, was doch eher „spirituell" sei (vgl. P10: 142, Prot., Hosp.).

### 5.1.2 Palliativkonferenz

Ein zweiseitiges Dokument formuliert die Zielsetzungen und regelt den Ablauf der Palliativkonferenz im anthroposophischen Krankenhaus: Zuerst stellen die Ärzt_innen resp. Pflegenden die Patient_innen anhand ihrer Krankheitsgeschichte vor; anschließend werden „Schwerpunkte der körperlichen, seelischen, geistig-spirituellen und sozialen Ebene" diskutiert und mögliche Handlungsinterventionen abgeleitet (P119: 2, GrLit., Krank.). An der Palliativkonferenz selbst kommt ein vorgedrucktes Formular zum Einsatz, das mehrere Sparten bereithält:[2] Aktuelle Probleme / Bedürfnisse, körperliche Ebene, seelische / psychische Ebene, geistige / spirituelle Ebene, soziale Ebene, Ressourcen, interprofessionelle Zielformulierung und Maßnahmen (vgl. P119: 3, GrLit., Krank.).

Die Analyse von 40 solchen Formularen fördert eine große Vielfalt zutage, was zunächst die Ausführlichkeit des Ausfüllens betrifft:[3] Die Spalte zur „geistigen / spirituellen Ebene" ist auf 13 Formularen nicht ausgefüllt, gefolgt von der „seelischen / psychischen Ebene", die viermal fehlt. Im Vergleich dazu sind die Spalten zu der körperlichen und sozialen Ebene ausnahmslos ausgefüllt. Die numerische Unterthematisierung der spirituellen Dimension der Begleitung kann damit erklärt werden, dass alle anderen Dimensionen über eigene Spezialist_innen vertreten sind: Die Ärzt_innen und Pflegenden sind vornehmlich für die körperlich-medizinische Begleitung zuständig; die Sozialdienstmitarbeitende unterstützt bei sozialen Fragen; die verschiedenen Mitarbeitenden im Bereich der Psychologie wenden sich psychologischen Fragen zu; die Seelsorgenden aber fehlen.

Und dennoch tauchen in den Formularen in verschiedenen Sparten Referenzen auf (alternative) Religiosität auf. Auch wenn die häufige Nennung der

---

2 Für die ethnographische Momentaufnahme einer Palliativkonferenz vgl. z. B. Zeugin (2016).
3 Für die folgenden Abschnitte vgl. P119: 4–48, GrLit., Krank.

Weltreligionen zur Erfassung der religiösen Positionierung bzw. Zugehörigkeit der Patient_innen von einem Religionsverständnis zeugt, das Religion
primär mit Institution gleichsetzt, gehen damit häufig Informationen bezüglich
der Religiosität einher: „Christliche Orientierung / Aspekte wichtig, offen (hat
Hinduismus / Buddhismus gelebt), katholisch aufgewachsen, ‚energetisches'
Weltbild". Dabei kann sich die Religiosität entweder ganz allgemein ausgestalten
(„bedürftig / suchend", mit der geplanten „Maßnahme": „evt. seel. / spirituelle
Bedürftigkeit ansprechen"), auf den Umgang mit dem eigenen Sterben bezogen
sein („Frau B ist Buddhistin und äußert, dass sie danach lebt und glaubt auch
in Bezug auf das Sterben, den Tod") oder als „Ressource" kategorisiert werden.
Mögliche Ressourcen können sowohl traditionsungebunden, unspezifisch und
vage sein: „Hat sich und tut sich damit auseinandersetzen, ist interessiert, hat
einen Zugang zu ‚sich'". Oder aber aus dem Fundus alternativer Religiosität
stammen, wie die „jahrelange Yoga- und Meditationserfahrung (Mira – ‚Guru-
Frau')" oder der Glaube an die Reinkarnation („Glaube an ein Weitergehen,
wirkt sehr gefasst"). Insofern der Spaltentitel „geistige / spirituelle Ebene" die
anthroposophische Ausrichtung des anthroposophischen Krankenhauses immerhin andeutet, erstaunt es, dass die Formulare kaum Referenzen auf die
Anthroposophie aufweisen – abgesehen von der Nennung anthroposophischer
Therapien.

### 5.1.3 Biographische Fallbesprechung
Die biographischen Fallbesprechungen im anthroposophischen Krankenhaus
bauen auf der anthroposophischen *Biographiearbeit* auf (vgl. z. B. Zander 2007,
1570–1571) und erheben dementsprechend nicht die Krankheitsgeschichte
der Patient_innen, sondern deren Lebensgeschichte zum Thema – in der Annahme, daraus Rückschlüsse auf die Ursachen der Krankheit und somit deren
Behandlung zu ziehen (siehe Kap. 6.1.1). Während die Leitung der biographischen Fallbesprechung in der Regel Rosmarie, einer Mal- und Kunsttherapeutin
des anthroposophischen Krankenhauses, die entsprechend weitergebildet ist,
obliegt, erfolgt die Auswahl der Patient_innen durch das multiprofessionelle Team; ausgewählt werden „psychosomatisch schwere Fälle, solche, die die
Abteilung aufmischen" (vgl. P57: 14, Prot., Krank.). Es müssen also nicht zwingend schwer kranke und sterbende Patient_innen thematisiert werden. Von
drei beobachteten biographischen Fallbesprechungen (vgl. P75: 19–50, Prot.,
Krank.; P100: 21–33, Prot., Krank.; P111: 23–36, Prot., Krank.) wurde in einem
Fall eine schwer kranke Patientin behandelt.

Anhand einer ethnographischen Erzählung lassen sich sowohl der Ablauf biographischer Fallbesprechungen als auch die für diese Handlungsform konstitu-

tive Diskursivierung anthroposophischer Rationalisierungen rekonstruieren:[4] Neben zwei Praktikant_innen und Rosmarie, die die Leitung der biographischen Fallbesprechung ausnahmsweise an Frau Egg, Leiterin der Frauenklinik, abgibt, sind Marie-Sophie (Assistenzärztin der Gynäkologie), Heike (rhythmische Massage), Mara (Heileurythmie) und eine weitere Gynäkologin bei dieser biographischen Fallbesprechung anwesend.

Frau Egg leitet die Fallbesprechung mit den Worten ein: „Wollen wir klassisch vorgehen, das heißt mit dem ersten Eindruck anfangen?" Reihum schildern alle ihren *ersten Eindruck* von Frau Peter, einer ambulanten Patientin Mitte 50 mit einem Mammakarzinom, die wöchentlich ins anthroposophische Krankenhaus kommt für eine Mistelinfusion und eine rhythmische Massage. Die Schilderung von Marie-Sophie, die der Patientin diese Woche zum ersten Mal eine Mistelinfusion verabreicht habe, fällt am ausführlichsten aus:

> Ich wusste nicht, macht sie das aus Überzeugung oder nicht? Und das hinterlässt dann auch bei mir ne Unsicherheit. (...) Mir kam auch so ne Lebensmüdigkeit entgegen, so vom Gefühl her. (...) Ich war dann auch froh, dass die Heike sie am Abend wieder auf den Boden gestellt hat, damit sie nach Hause gehen konnte.

Offenbar ist für Marie-Sophie entscheidend, ob die schwer Kranken und Sterbenden sich aus „Überzeugung" einer anthroposophisch-medizinischen Behandlung unterziehen lassen. Dass Marie-Sophie darüber hinaus auf die „Lebensmüdigkeit" der Patientin zu sprechen kommt, die sie über ihr *Gefühl* begründet, deuten eine ärztliche Zuständigkeitsausdehnung an.

Auf diese Runde mit ersten Eindrücken folgt die *Re-Narration* der Lebensgeschichte von Frau Peter durch Marie-Sophie, die mit der Patientin ein Vorgespräch geführt hat, in dem Letztere dazu aufgefordert worden ist, ihre Lebensgeschichte zu erzählen: Die Patientin habe „eine behütete Kindheit" gehabt. Als schönstes Erlebnis erzählte sie von einer Buche, auf die sie immer geklettert sei. Mit zwei, kurz nach der Geburt ihrer Schwester, sei sie an einem Darminfekt fast gestorben und habe drei Monate im Krankenhaus verbracht; das sei „traumatisch" gewesen. Sie habe eine „schwierige Pubertät" gehabt. Nach dem Abitur reiste sie nach Asien und bewegte sich „gegen den Wunsch des Vaters in die künstlerische Richtung." Zwischen 34 und 38 sei sie in New York gewesen und von einem Mann, den sie kaum kannte, schwanger geworden. Lange habe sie gehadert, das Kind aber letztlich behalten und alleine großgezogen. Ein halbes Jahr nachdem sie einen langjährigen Partner an Krebs verloren hätte, habe sie einen „netten Mann" kennengelernt, dessen Allgemeinzustand im Moment

---

4  Für die folgenden Abschnitte vgl. P111: 23–36, Prot., Krank.

jedoch auch kritisch sei. „Die Angst gilt dem Partner und nicht sich selbst. Sie sagt, sie habe große Sorge, schon wieder jemanden zu verlieren."

Aus dieser Re-Narration wird deutlich, dass sich sowohl das Vorgespräch als auch die biographische Fallbesprechung am anthroposophischen Konzept der *Siebenjahresperioden* des Menschen orientierten, das eng an die Wesensglieder anknüpft (siehe Kap. 6.1.1): In den ersten sieben Jahren steht der physische Leib im Vordergrund; die Lebenskräfte bilden sich im zweiten Jahrsiebt aus; die seelische Empfindsamkeit ist zwischen 14 und 21 Jahren am meisten ausgeprägt; zwischen 21 und 42 Jahren entwickelt sich die Ich-Organisation in jeweils drei Jahrsiebten; und die Entfaltung des Geistselbsts, des Lebensgeistes und des Geistmenschen steht in den restlichen Jahren im Fokus.[5]

Weiter wurde die Patientin im Vorgespräch gebeten, den biographischen Perioden Farben zuzuordnen: „Das Leben ist schon bunt, da sind durchaus Farben da, aber die sind nicht so kräftig." Der Gegenwart habe Frau Peter die Farbe dunkelviolett zugeordnet. Diese Zuordnungen werden in der *Diskussionsrunde* auf der Grundlage der *goetheanischen Farbenlehre*, die in der anthroposophischen Mal- und Gestaltungstherapie rezipiert wird (siehe Kap. 4.4.4), gemeinsam interpretiert: „Bei dunkelviolett fragt man sich schon, ob sie einen Zugang zur Spiritualität hat. Hat sie da eine Quelle?", sinniert Mara, die Heileurythmistin, worauf Marie-Sophie antwortet: „Sie hat nichts gesagt, aber mir begegnet ein ganz reiches Innenleben." Nahtlos gehen die Mitarbeitenden in der Diskussionsrunde dazu über, Bedürfnisse und mögliche Interventionen abzuleiten: So ist Frau Egg der Ansicht, die Patientin „braucht Hilfe, damit sie sich zugesteht, in eine Achtsamkeit sich selber gegenüber zu gehen." Und Marie-Sophie schlägt vor, die Patientin jeweils über Nacht im Krankenhaus zu behalten, „weil man einfach besser entspannen und loslassen kann."

Dass das biographische Fallgespräch konkrete Vorschläge für *Handlungsinterventionen* – vornehmlich aus dem Fundus anthroposophischer Medizin – nach sich zu ziehen hat, wird in der abschließenden Frage von Frau Egg deutlich: „Wo ist der Heilbedarf, was braucht sie?" Gemeinsam kommen die Anwesenden auf das „Bild der Buche" aus Frau Peters Kindheit zurück und verbinden damit eine „Geborgenheit im Baum" und ein „Getragen sein im Baum"; dieses „Bild" könne man für die weitere Therapieplanung verwenden; jemand schlägt „Bemutterung" vor:

> Da würde sich die Eschemistel anbieten, die Buche sei nämlich einer der wenigen Laubbäume, der keine Mistel trage, das sei interessant. (…) Die Esche hingegen steht für Kindheitstraumata, auch für Licht und Wärme.

---

5  vgl. http://anthrowiki.at/Siebenjahresperioden, 03.02.2020.

## 5.2 Rituale am Lebensende

Die Zielsetzung der Rituale in der alternativen Begleitung am Lebensende ist vorwiegend selbstgerichtet: Die Mitarbeitenden verabschieden sich um ihrer selbst willen von den Verstorbenen, d. h. sie sie tun es „für sich" (P32: 15, Trans., Hosp., Ther.) bzw. „für MICH" (P31: 67, Trans., Hosp., Pfl.), und sie schließen diesen Abschiedsprozess in einem kollektiven Erinnern an die Verstorbenen ab (siehe Kap. 5.2.1). Diese Verschiebung des Handlungsfokus der Mitarbeitenden nach dem Tod wird im Folgenden als *Bewältigung* diskutiert. Unter diesem Begriff versteht man in der Medizin, Pflegewissenschaft und Psychologie den Umgang mit Stress und anderen Belastungen (vgl. z. B. Carver et al. 1989; Faltermaier und Lessing 2018; Lazarus und Folkman 1985; Lazarus 1995; 2005).[6] Insofern diese Bewältigung vermittels mehr oder weniger traditionalisierter, formalisierter und repetitiver sozialer Praktiken erfolgt, in denen bestimmte Machtverhältnisse manifest werden, wird sie als ritualisiert bezeichnet (siehe Kap. 5.2.4).

Diese ritualisierte Bewältigung kollektiver Abschieds- und Erinnerungspraktiken unterscheidet sich von individuellen Formen der Bewältigung, die in beiden Gesundheitseinrichtungen ebenfalls anzutreffen sind. Im Rahmen eines Exkurses wird auch auf diese *individuellen Abschiedspraktiken* eingegangen (siehe Kap. 5.2.2).

### 5.2.1 Kollektive Abschieds- und Erinnerungspraktiken

Die kollektiven Abschiedspraktiken stellen für die Mitarbeitenden sowohl professions- als auch organisationsunabhängig eine Ressource im Zusammenhang mit ihrem Abschiedsprozess dar:

> Wie in andere Religione viellicht irgend es Chrüz e Unterstützig oder öppis isch oder es Abigmahl, (-) isch für eus ähm (.) es bewussts Abschiednäh e Unterstützig. (P31: 61, Trans., Hosp., Pfl.)

Die „Unterstützung" erfolgt in zweierlei Hinsicht: Die Abschiedspraktiken tragen erstens dazu bei, die verstorbenen Patient_innen wieder *loszulassen*: „Aso für mich isch wichtig, (...) dass es Ritual isch, (-) zum sich löse" (P103: 27, Trans., Krank., Ther.). Und zweitens erlauben sie in Kombination mit den

---

6 In Forschungsarbeiten zur Begleitung am Lebensende wird das Bewältigungsproblem entweder auf alle Mitarbeitenden der Sterbebegleitung (vgl. z. B. DiTullio und MacDonald 1999; Juenger 2012; Pereira et al. 2011; Vachon 1995) oder auf die verschiedenen Berufsgruppen – wie die Pflege (vgl. z. B. Ablett und Jones Robert 2007; Backer et al. 2005; Desbiens und Fillion 2007; Gray-Toft und Anderson 1981; Harris 2008) oder die freiwilligen Mitarbeitenden (vgl. z. B. Brown 2011) – bezogen.

kollektiven Erinnerungspraktiken, einen Arbeitsprozess bewusst *abzuschlie-
ßen*. Herr Schmied, Onkologe und Palliativmediziner im anthroposophischen
Krankenhaus, beschreibt dies vermittels der Metapher eines „therapeutischen
Kreises", der zufolge die Abschiedspraktiken den „Charakter" hätten, „den the-
rapeutischen Kreis, den man mit einem Menschen (-) gehabt hat, abzurunden"
(P96: 32, Trans., Krank., Arzt.).

Das zentrale Moment dieser Abschiedspraktiken liegt in ihrer Kollektivität: „Ich find, d Ritual, wo mir da händ im Hus, find ich wichtig, ähm au so
s Zämecho, (...) so es Zeiche setze" (P34: 29, Trans., Hosp., Ther.). Sowohl
das Kollektiv als auch die diesbezüglichen Verantwortlichkeiten werden von
den beiden Gesundheitseinrichtungen unterschiedlich gerahmt: Während das
*Abschiedsritual* im Hospiz von den Pflegenden organisiert und im Kreis der
Mitarbeitenden abgehalten wird, obliegt die Durchführung der *Abschiedsfeier*
im anthroposophischen Krankenhaus – und damit auch die Handlungs- und
Deutungshoheit, wenn es um das „Nachtodliche" geht – den Ärzt_innen.

### (1) Abschiedsritual

Das *Abschiedsritual* des Hospizes ist auf die Mitarbeitenden beschränkt; Angehörige oder andere Hospizbewohner_innen sind nicht zugegen. Die Durchführung obliegt den Pflegenden, die auch am häufigsten daran teilnehmen, und
ist stark formalisiert, wie aus einem kleinen Heftmäppchen hervorgeht, das
eine Sammlung von Zitaten umfasst, die während des Abschiedsrituals von
den Ritualleitenden rezitiert werden,[7] und das den Ablauf des Abschiedsrituals
festhält (vgl. P53: GrLit., Hosp.):

> Klangschale anschlagen (warten bis der Klang verstummt); Ein Moment der Stille; Wir
> möchten uns hier von (...) verabschieden; Sie / er ist seit (...) im Hospiz und am (...)
> verstorben; Wir legen jetzt alle einen Stein in das wandelnde Wasser und denken dabei
> an schwierige Situationen und können sie damit ablegen. Das Rosenblatt symbolisiert
> das Leichte und die schönen Momente mit (...). Mit dieser Handlung begeben wir uns
> in Gedanken in die erlebten Begegnungen mit (...); Wir geben uns die Zeit[, BZ] die
> wir brauchen; Gedicht vorlesen (...); Mit einem Musikstück schließen wir das Ritual ab;
> Abschluss: Türe langsam öffnen. (P53: 1, GrLit., Hosp.)

---

7  Diese 56 Zitate, Sprüche und Lieder stammen von Deutschen Schriftsteller_innen (z. B. Rose
   Ausländer, Joseph von Eichendorff, Erich Fried und Rainer Marie Rilke) oder Autor_innen
   aus den Bereichen der christlichen Theologie und Seelsorge (z. B. Dietrich Bonhoeffer, Margot
   Bickel, Fredi Bernatz, Anselm Grün und Teresa von Avila), der fernöstlichen Philosophie (z. B.
   Khalil Gibran) oder nicht-christlicher Traditionen (z. B. Hazrat Inayat Khan). Daraus ergibt
   sich eine illustre Sammlung von Zitaten zu Sterben, Tod und Trauer zwischen literarischem
   und religiösem Kanon, die überdies durch Psalme, Formulierungen aus Todesanzeigen und
   kurze Texte aus christlichen Gesangsbüchern ergänzt ist.

Aus protokollierten und transkribierten Erzählungen von Hospizmitarbeitenden sowie aus Beobachtungen geht hervor, dass sich die Vorbereitung, Durchführung und Nachbereitung des Abschiedsrituals über mehrere Tage erstreckt. Am Fall von Rüdiger kann rekonstruiert werden, was die Hospizpflegenden Sophie und Karin in dieser Zeit zu tun haben:[8]

Nach dem *Eintritt des Todes* habe Sophie der Frau ihr Beileid ausgesprochen und sie gefragt, ob sie mit ihr zusammen ins Zimmer sitzen soll, was diese indessen verneint habe. Sophie findet es wichtig, den Angehörigen in den ersten Stunden, bis die Totenstarre eintrete, Zeit und Raum für einen ersten Abschied zu geben. Daher sei sie erst später erneut ins Zimmer von Rüdiger gegangen. Dort habe sie alle Anwesenden darüber informiert, dass sie nun den Leichnam waschen müsse. Diese „Waschung" habe aber nichts „Religiöses" oder „Rituelles", erfolge bloß aus „Hygiene-Gründen", betont Sophie. Dass sie von der Pflegedienstleitung dazu angehalten sei, die Augen der Toten zu schließen, finde sie gar nicht gut: „Die offenen Augen sind zwar leer, aber man erkennt den Menschen doch noch".

Nachdem der Leichnam für die Aufbahrung bereit ist, richtet Sophie das Zimmer her, indem sie Bett und Nachttischchen mit Steinen, Tüchern und Blumen dekoriert; dies verleiht ihr „äs Gfühl vo Geborgeheit und es het au öppis Rituells". Dieses Moment des Dekorierens markiert den Übergang des Handlungsfokus weg von den Verstorbenen und ihren Angehörigen hin zu den Mitarbeitenden selbst: Der Leichnam ist aufgebahrt, den Angehörigen hat sie mehrmals ihr Beileid ausgesprochen; nun ist es an der Zeit, das eigene *Abschiednehmen* in Angriff zu nehmen.

Da Sophie dazu auserwählt wurde, das Abschiedsritual zu leiten, ist sie am folgenden Tag mit dessen *Vorbereitung* beschäftigt. Dazu gehören die Auswahl eines Gedichtes und das Bereitstellen eines Materialwagens im Raum der Stille: Auf dem unteren Tablar liegen eine tibetische Klangschale, ein CD-Spieler, eine CD mit meditativer Musik und das kleine Heftmäppchen mit Ablauf und Zitaten. Auf dem oberen Tablar stehen eine große mit Wasser gefüllte Glasschale sowie zwei kleinere Vasen; darum herum sind farbige Seidentücher drapiert. In einer Vase befinden sich künstliche Rosenblätter und in der anderen liegen graue Steine.

In der Regel findet das Abschiedsritual unmittelbar anschließend an diese Vorbereitungen statt. Da in Rüdigers Fall die Angehörigen indessen auch am zweiten Tag nach seinem Tod noch viel Zeit in dessen Zimmer verbringen, wird die *Durchführung* des Abschiedsrituals auf den nächsten Tag verschoben: Obgleich alle Mitarbeitenden über den Zeitpunkt des Abschiedsrituals informiert

---

8 Für die folgenden Abschnitte vgl. P3: 68–75, Prot., Hosp., P4: 78–85, Prot., Hosp. und P5: 125–130, Prot., Hosp.

sind, sind lediglich drei Pflegende anwesend. Nach dem Eintritt ins Zimmer gehen sie ans Bett von Rüdiger und bleiben dort stehen. Karin, die das Ritual an Sophies Stelle leiten wird, weil Letztere an diesem Tag nicht arbeitet, betritt das Bewohnerzimmer als letzte. Den Materialwagen platziert sie neben dem Bett und installiert den CD-Spieler. Nach zwei, drei Minuten der Stille lässt Karin die tibetische Klangschale gongen. Nachdem der Klang verhallt ist, liest Karin von der ersten Seite des Heftmäppchens die folgenden Sätze ab: „Wir möchten uns hier von Rüdiger verabschieden. Er ist seit (Datum) im Hospiz und am (Datum) verstorben." Daran anschließend liest sie das Gedicht von Rüdigers Todesanzeige vor – und bricht somit leicht mit dem vorgegebenen Ritualablauf. Auf den Materialwagen weisend schlägt Karin vor, einen Stein für einen „schweren Moment" resp. ein Rosenblatt für einen „leichten oder fröhlichen Moment" mit Rüdiger in die Wasserschale zu legen, was sie sogleich tut und daraufhin den Raum verlässt. Die anderen Pflegenden tun es ihr gleich. Das Abschiedsritual ist nach nur wenigen Minuten zu Ende.[9]

## (2) Abschiedsfeier

Auch die Aufbahrungspraxis und die *Abschiedsfeier* im anthroposophischen Krankenhaus erstrecken sich über mehrere Tage und sind stark formalisiert, wobei die Pflegenden im Pflegehandbuch unter der Rubrik „Umgang mit Verstorbenen" Handlungsanweisungen für die *Vorbereitung* der Aufbahrung erhalten: Nach dem *Eintritt des Todes* schließen die Pflegenden die Augen des Verstorbenen, zunden eine Kerze an und „der Patient" wird „je nach Situation $\frac{1}{2}$ bis eine 1 Std. ruhen gelassen", bevor er fur die Aufbahrung vorbereitet wird, was ebenfalls „in Ruhe" zu erfolgen habe: „Dabei soll der Verstorbene moglichst wenig bewegt werden" (P120: 23, GrLit., Krank.). Anschließend werden die Verstorbenen in der Regel drei Tage in der Krypta aufgebahrt, was gemäß den Formulierungen des internen Pflegehandbuches der „Ruhe der Seele" dient (vgl. P120: 24, GrLit., Krank.).[10] Von einigen Mitarbeitenden – v. a. von Ärzt_innen und anthroposophische Therapeut_innen – wird diese *Aufbahrung* darüber hinaus vermittels anthroposophisch-medizinischer Begriffe beschrieben (siehe Kap. 6.1.1) und mit einer doppelten Zielsetzung verbunden:

> Weil die Mitarbeitenden die Zeit zwischen Sterben und Beerdigen als wichtig ansehen und auch sie sich verabschieden möchten, werden die Verstorbenen sorgsam in einem würdevoll eingerichteten Raum aufgebahrt. (P89: 4, GrLit., Krank.)

---

9 In einem anderen Fall hat eine freiwillige Mitarbeiterin selbst bemalte Steine und echte Rosenblätter zum Abschiedsritual mitgebracht (vgl. P13: 83–88, Prot., Hosp.).

10 Die *Ruhe* stellt nicht erst nach Eintritt des Todes bzw. während der Aufbahrung ein wichtiges Moment der alternativen Sterbebegleitung dar, sondern schon zu Lebzeiten der schwer Kranken und Sterbenden, zumal sie zu einem idealen Sterbeverlauf beiträgt (siehe Kap. 6.2.1).

Die Wichtigkeit der Aufbahrung für die Verstorbenen beschreiben einige Mitarbeitende vermittels der Vorstellung einer *persönlichen Entwicklung*, die sich über den Tod hinaus erstrecken kann. Auf diese nachtodliche Entwicklung versucht Mara, eine Heileurythmistin des anthroposophischen Krankenhauses, im Sinne einer postmortalen Begleitung einzuwirken. Sie erzählt von einer Patientin, die zeitlebens „NICHT an die (-) geistige Welt, an die Spiritualität ge(.)glaubt habe", was Auswirkungen auf ihren Sterbeprozess – über den physischen Tod hinaus – gehabt habe. Die postmortale Begleitung solcher Menschen sei „WAHNsinnig anstrengend" und sie könne jeweils „WAHRnehmen", „dass die unglaublich (1) dick noch mit dem (.) dem Leib verbunden sind" (P102: 117, Trans., Krank., Ther.). Daraus leitet Mara schließlich die Indikation ab, die Verstorbene heileurythmisch auch nach dem Eintritt des Todes zu begleiten, „dass man dann DA das Halleluja braucht, dass die Seele sich lösen kann." Ferner wirkt sich ihre Unterstützung dieses *Loslassens*, d. h. des Loslösens der Wesensglieder auch auf ihre eigene Bewältigungspraxis aus: „Im BESten Sinne entsteht FREUde, totale Freude und das ist dann AUCH heikel, weil es ja ne traurige Situation ist, ja?" (P102: 121, Trans., Krank., Ther.).

Während Mara diese Form der Begleitung als selbstverständlich wahrnimmt, ist Silvan, Onkologe im anthroposophischen Krankenhaus, wesentlich zurückhaltender und sieht gerade darin die Grenze seines ärztlichen Zuständigkeitsbereiches:

> Deswegen bin ich sehr froh, dass es hier diese Abschieds(.)feier dann gibt, wo man das eben äh (-) ganz bewusst (...) abschließt und sagt, SO, der oder die (.) dieser Mensch geht jetzt irgendwie, (-) wohin auch immer (...) alleine <lachend: weiter.> (...) Was dahinter (-) passiert, das äh (2) da (-) da grenz ich mich dann auch irgendwie klar ab an der Stelle und sag dann, das ist äh das ist DAS zu begleiten ist dann irgendwie doch vielleicht ne ne priesterliche Aufgabe. (P126: 33, Trans., Krank., Arzt.)

In diesem Sinne besteht die Wichtigkeit der Abschiedsfeier für die meisten Mitarbeitenden darin, dass sie sich „verabschieden möchten" (s. o.).[11] Wie sich dieses Abschiednehmen kollektiv konkret entfalten kann, geht aus der folgenden ethnographischen Erzählung hervor:[12]

Der eigentlichen Abschiedsfeier geht ein gemeinsames Einsingen der 13 anwesenden Mitarbeitenden im Zimmer von Herrn Schmied voran; ihm obliegt als behandelndem Arzt von Frau Hoffmann die Leitung der Abschiedsfeier. Die Wahl der Lieder begründet Herr Schmied damit, dass man *Harmonie der Sterne* von Werner Gneist bereits an der Hochzeit von Frau Hoffmann und ihrem Mann hier im anthroposophischen Krankenhaus gesungen habe, das sei

---

11 Für den folgenden Abschnitt vgl. P102: 117–121, Trans., Krank., Ther.
12 Für die folgenden Abschnitte vgl. P76: 18–69, Prot., Krank.

doch sehr stimmungsvoll, und *Dona Nobis Pacem* passe immer. Im Anschluss erinnert Frau Egg, die Frau Hoffmann während vieler Jahre behandelt hat, daran, dass der Liedtext des ersten Liedes zwar sehr gut zur Situation von Frau Hoffmann passe, die jetzt die „Freude" im Jenseitigen erwarte; ihrem Partner gehe es im Moment aber überhaupt nicht so.

Anschließend begeben sich alle gemeinsam in die Krypta und tauschen derweil letzte Erfahrungen zur Sterbegeschichte von Frau Hoffmann aus. Ihr Mann steht bereits neben dem in der Mitte des Raumes liegenden Totenbett; am Kopfende brennen drei große, weiße Kerzen. Eine Assistenzärztin schlägt den Gong, das Lied *Harmonie der Sterne* wird gesungen und Frau Egg sagt: „Wir sind zusammengekommen, um uns hier gemeinsam vom Erdenweg von Frau Hoffmann zu verabschieden. Und sie auf ihrem Himmelsweg zu begleiten." Nachdem sie einen Spruch vorgelesen hat, den ihr Frau Hoffmann einst selbst in die Sprechstunde gebracht hatte, übernimmt Herr Schmied das Wort: „Ja, das ist ein Spruch, der heißt Fünfstern und ist von Rudolf Steiner. Und das ist ein Spruch, der sie wirklich intensiv begleitet hat." Es folgt eine kurze chrono-logische Nacherzählung der wichtigsten Stationen der Krankheitsgeschichte von Frau Hoffmann – anhand der Charakteristika des Fünfsterns: „standhaft", „sicher", „Liebe", „Hoffnung" und „Vertrauen". Indem Herr Schmied sich auf die Krankheitsgeschichte von Frau Hoffmann beschränkt, reduziert er deren Biographie auf die für die Mitarbeitenden wesentlichen Episoden, an die sie selbst anknüpfen können. So erwähnt er beispielsweise die Großzügigkeit von Frau Hoffmann: Sie habe den Pflegenden des onkologischen Ambulatoriums vor einigen Wochen einen Kulturabend geschenkt. Ferner kommt er auf die „Frage der Erlösung" zu sprechen, die für Frau Hoffmann in den letzten Wochen ganz wichtig gewesen sei und auch die Mitarbeitenden umgetrieben habe:

> Diese letzten Wochen waren ein ungewöhnlich schwerer Gang, das Leibliche hinter sich zu lassen (...), so dass wir in den letzten Tagen sagten, auch in den Gesprächen gemein-sam, jetzt hoffentlich schafft sie nun wirklich bald diesen Schritt. Und dass das nun ges-tern hat stattfinden, ja man muss sagen, dürfen, ist für sie ein wichtiges Erlösungsmo-ment. (P76: 46, Prot., Krank.)

Daran anschließend schlägt Herr Schmied vor, dass diejenigen, die das möchten, das *Vater unser* beten, was sogleich und von den meisten getan wird.[13] Herr Schmied schließt seinen Gesprächsbeitrag mit dem Zitat eines Fotografen ab.[14]

---

13 Dabei fällt auf, dass nicht die in der Christengemeinschaft vorherrschende, sondern die katholische Version rezitiert wird.

14 Das Gedicht stamm von Ulrich Schaffer: „Bewusst zu werden heißt nicht immer nur, dich selbst besser zu verstehen, deine Motive zu prüfen, zu wachsen und zu reifen. Es kann auch das Stillstehen sein, dieses Ruhen im Herzen der Welt, und von dort aus das Leben wahrzunehmen

Nach einem Moment der Stille wird das zweite Lied angestimmt. Nachdem die Assistenzärztin gegongt hat, verlassen alle schweigend den Aufbahrungsraum.

In zeitlichem Abstand zu den kollektiven Abschiedsritualen finden sowohl im Hospiz als auch im anthroposophischen Krankenhaus *kollektive Erinnerungspraktiken* statt, die den Abschiedsprozess weiter vorantreiben und abschließen sollen: An der jährlichen *November-Feier* um Allerheiligen herum schreiben die Pflegenden des onkologischen Ambulatoriums Kärtchen in Wolkenform mit Name, Geburtsdatum, Todestag und Sterbeort aller, auch nicht im anthroposophischen Krankenhaus verstorbener Patient_innen. Sind diese Informationen nicht bekannt, gehe man ihnen „würkli nah", wie Edith betont: „Mir holed eus au d Informatione. Also weisch, mängisch gits au so, dass mers i dä Ziitig gsehnd, (...) AU scho hämmer googled" (P99: 139, Trans., Krank., Pfl.). Begründet wird dies von Edith damit, dass sie einen Menschen nur dann „aus ihrem Herzen loslassen" könne, wenn sie wisse, wie er gegangen sei (vgl. P99: 141, Trans., Krank., Pfl.). Auch Margrit, eine andere Pflegende des anthroposophischen Krankenhauses, findet diese Sterbegeschichten wichtig und klassifiziert deren Kenntnis als religiös:

> Mir suged das so chli UF zum (-) au chöne wie en Boge schlüsse vo dem Läbe (...). Ich dänk ebe, wenn mers ebe so chli us spiritueller Sicht au aluegt, dänn (-) interessiert eim (.) das. (...) Und wenns dänn ebe passt, dänn chan mers viel (-) chan ichs viel besser loslah, oder. (P97: 33, Trans., Krank., Pfl.)

Auch im Hospiz wird ein kollektives Erinnerungsritual praktiziert, um den Abschiedsprozess abzuschließen: Das Federritual findet alle drei Monate nach der Teamsitzung im Beisein sämtlicher Mitarbeitenden statt und ist in einen größeren Ritualkontext eingebettet: Bei jedem Neueintritt notieren die Pflegenden den Namen der Bewohner_innen auf einem Zettel und knüpfen diesen samt einer Feder an einen Ast im Erdgeschoss am Ende des Flurs. Unter diesem Ast befinden sich eine Vase und eine große weiße Kerze; daneben liegt das Abschieds-Erinnerungsbuch. Verstirbt ein_e Bewohner_in, wird diese Kerze angezündet und die Feder vom Namenszettelchen getrennt: Die Feder wird in die Vase gelegt und der Zettel ins Buch geklebt.[15] Alle drei Monate wird

---

ohne zu urteilen und zu vergleichen, ohne Feststellungen und Einschätzungen zu suchen, und dann am Ende über das Denken hinauszugleiten, wie ein Schiff, das aufs Meer treibt. Da gelten nicht mehr die Regeln des Festlandes, nicht mehr die Sicherheit des Bekannten, nicht mehr die Spuren im Sand, sondern nur noch die Weite, die Gischt der Wellen, das Licht am Horizont. Da tritt das Große, das keiner Erkenntnis gleicht, ins Bewusstsein. Da leuchten nachts die Sterne im stillen Wasser" (www.aphorismen.de/suche?f_autor=10825_Ulrich+Schaffer, 10.05.2017).

15 Das Abschieds-Erinnerungsbuch wird während der Aufbahrungszeit ins Zimmer der Verstorbenen gelegt (vgl. P1: 53, Prot., Hosp.). Den Angehörigen ist dann freigestellt, darin einen Eintrag zu gestalten. Tun sie es nicht, übernehmen es die Pflegenden (vgl. P3: 72, Prot., Hosp.).

die Vase schließlich geleert und jede einzelne Feder an die Schnur eines mit Helium aufgeblasenen Ballons gebunden. Nach der Teamsitzung treffen sich alle Mitarbeitenden im Innenhof; bei ruhiger Musik werden die Ballone verteilt, und nacheinander lassen alle Mitarbeitenden ihren Ballon in den Himmel entgleiten (vgl. P2: 120–123, Prot., Hosp.).

### 5.2.2 Exkurs: Individuelle Abschiedspraktiken

Die Teilnahme an den kollektiven Abschiedspraktiken ist fakultativ; mit der Nichtteilnahme sind keinerlei Sanktionen verbunden. Im Gegenteil herrscht in beiden Gesundheitseinrichtungen die Meinung vor, dass nur diejenige teilnehmen sollen, die das wirklich wollen: „Ich finds guet, dass die gönd, wo (-) das wönd. (1) Und ich wünsche mir, dass nur DIE gönd, wo das au wönd" (P28: 47, Trans., Hosp., Pfl.).

Aus den Interviewgesprächen lässt sich eine Reihe von Begründungen für eine etwaige Nichtteilnahme rekonstruieren: Erstens wird die fehlende Beziehung zu den Verstorbenen als Grund genannt: „Das is für mich eigentlich nur (.) ähm (1) relevant, wenn ich (.) die Person WIRKlich (.) betreut hab" (P106: 44, Trans., Krank., Pfl.). Zweitens werden pragmatische Gründe für die Nichtteilnahme angeführt, die darin bestehen, dass die kollektiven Abschiedspraktiken nicht in die eigene Arbeitszeit fallen (vgl. z. B. P99: 131, Trans., Krank., Pfl.). Drittens entfaltet sich die Dringlichkeit des Abschiednehmens für diejenigen Mitarbeitenden, die die schwer Kranken und Sterbenden nicht täglich betreuen und demzufolge auch nur selten zum Zeitpunkt des Todes anwesend sind – z. B. die Therapeut_innen – schon vor dem Eintritt des Todes. So versucht Nina, die Psychotherapeutin des Hospizes, jede Behandlungseinheit so zu beenden, als wäre es die letzte:

> Ich tue mich (…) jedes Mal SO verabschiede, als wärs s letzt Mal. (…) Dass es en Verabschiedig isch, dass es okay wär, wenns jetzt (.) ebe di letscht wär. (P37: 83, Trans., Hosp., Psych.)

Und viertens begründen viele Mitarbeitende ihre Nichtteilnahme an kollektiven Abschiedspraktiken damit, sich lieber individuell von den Verstorbenen zu verabschieden:

> Ich machs eifach für MICH. Ich machs eifach mit mir ab. (…) Also ich tuen mich vo jedem, (-) ähm (.) wo verstirbt, eigentlich (.) verabschiede, usser, ich han en fasch nöd kännt, (-) dänn ischs für MICH persönlich jetzt nöd nötig. (P31: 67, Trans., Hosp., Pfl.)

Nur in seltenen Fällen praktizieren die Mitarbeitenden *individuelle Abschieds-praktiken* außerhalb des Arbeitsortes und der Arbeitszeit;[16] in der Regel erfolgt das individuelle Abschiednehmen am Totenbett in Form einer gedanklichen bzw. emotionalen *Rückschau*:

> Ich geh ins Zimmer (-) und ähm (-) stehe (.) also nochmals vorm Bett (-) und mach mir nochmals (.) also (.) eigentlich lass ich Revue passieren, was ich mit der Person (-) so verbunden hab. (...) Also es is eher so was so (.) so n Gefühlsding. (P106: 38, Trans., Krank., Pfl.)

Diese Rückschau erfolgt in allen Fällen selbstbezüglich, denn nicht die Verstorbenen stehen im Zentrum, sondern die Mitarbeitenden selbst in ihrer Beziehung zu den Verstorbenen, als Letztere noch gelebt haben: „Wenn ich die Person länger gekannt habe, (-) ähm erzähl ich auch einfach (...) über die Stunden, die wir zusammen hatten. (1) Wie das für mich war" (P33: 63, Trans., Hosp., Ther.).

Solche Kommunikationsmomente zwischen den Sterbebegleitenden und Verstorbenen müssen nicht in der Gesundheitseinrichtung stattfinden; sie können sich auch zeitlich versetzt ereignen – unabhängig davon basieren sie auf der Vorstellung einer Koexistenz, d. h. der nicht-materiellen Anwesenheit Verstorbener:

> Wänn ich s Bedürfnis han, (3) däm Mänsch na öppis z säge und das muess nöd heiße, ich gange is ZImmer und säge, du, ich möcht dir na öppis säge, (...) sondern es chan eifach au ähm nach nach eme halbe Jahr si. (...) Und das isch wichtig, dass ich das traue, (...) au das usspriche mängisch. (P34: 29, Trans., Hosp., Ther.)

### 5.2.3   Ritualisierte Bewältigungspraxis

Fasst man alle Rituale am Lebensende zusammen, wird deutlich, dass wir es mit einem ambivalenten Ritualbegriff zu tun haben: Im Hospiz wird *Ritual* als emischer Begriff für die ritualisierte Bewältigungspraxis verwendet; Fach- und Objektsprache gehen – zumindest auf der Ebene des Signifikants – Hand in Hand. Im anthroposophischen Krankenhaus hingegen taucht der Ritualbegriff weder in der offiziellen Darstellung noch in internen Dokumenten auf, auch in Gesprächen mit Mitarbeitenden fällt er nur selten, und wenn er gebraucht wird,

---

16 Werden solche in den Interviewgesprächen erwähnt, sind sie Beispiel für das Fehlen kollektiver Abschiedspraktiken – etwa an früheren Arbeitsplätzen: „Han e mal es Ziitli lang, won ich ebe i dä Spitex gschaffed han, han ich (.) für jede, (...) wo gstorbe isch, han ich en Stei (-) dihei bi mir (-) uf em Klavier ine großi Schale gha, mit dä Ziit isch die voll gsi (.) mit Stei mit Initiale druf (-) und han gmerkt, das gaht ÜBERhaupt nöd. (1) Und dänn han ich die all versänkt im Rhein EINzeln. (...) Und das hät mir au guet tah, das ((seufzt)) (-) LOSlah. (1) Au wieder mit emne Ritual. Also, ich find Ritual scho ganz ähm hilfrich" (P29: 21, Trans., Hosp., Pfl.).

dann häufig mit Bezug auf individuelle Rituale; somit bleibt der Ritualbegriff im Falle des anthroposophischen Krankenhauses fachsprachlich. Und dennoch sind die entsprechenden Handlungssequenzen mehr oder weniger traditionalisiert, formalisiert und repetitiv und können demnach als religiöse Rituale bezeichnet werden (vgl. Lang 1998, 442–443). Mit Randall Collins (2005), der seine Ritualtheorie maßgeblich auf Irving Goffmans *Interaktionsritualen* aufbaut, können sie wie folgt charakterisiert werden:

In allen Ritualen am Lebensende sind mehrere Ritualteilnehmende am gleichen Ort physisch anwesend; selbst in den individuellen Abschiedspraktiken sind die Verstorbenen entweder in Form des Leichnams anwesend oder sie werden als koexistent rationalisiert. Durch diese *korporale Präsenz* üben die Ritualteilnehmenden mehr oder weniger beabsichtigt bzw. bewusst Einfluss auf das Handeln anderer aus: Die kollektiven Abschiedsrituale stellen offizielle Positionen der Ritualleitung bereit; und die Teilnehmenden am Abschiedsritual des Hospizes stimmen ihr Verhalten situativ aufeinander ab, wenn sie die Steine und Rosenblätter nicht gleichzeitig, sondern der Reihe nach in die Wasserschalen legen.

Alle Rituale unterscheiden zwischen Ritualteilnehmenden und Außenstehenden. Diese *Grenzziehung nach Außen* wird einerseits durch Tradition oder Vorschrift bestimmt – so beschränkt sich etwa die November-Feier im anthroposophischen Krankenhaus auf Mitarbeitende des onkologischen Ambulatoriums – und andererseits über distinkte Lokalitäten erwirkt: Während für die Abschiedsfeier im anthroposophischen Krankenhaus eigens dafür vorgesehene Räumlichkeiten bereitstehen, sind die Ritualteilnehmenden im Falle des Federrituals, das im halböffentlichen Raum stattfindet, durch ihre Positionierung im Hinterhof des Hospizes sowie durch ihren Gebrauch von Gegenständen, nämlich das Halten der Ballone, als solche gekennzeichnet.

Die Ritualteilnehmenden fokussieren ihre Aufmerksamkeit auf dieselbe Handlungsvollzugswirklichkeit resp. dasselbe Objekt. Im Falle des Abschiedsrituals im Bewohner_innenzimmer verlagert sich diese *gemeinsame Aufmerksamkeit* im Laufe des Abschiedsrituals und entsprechend den Handlungsanweisungen der Ritualleitung vom Leichnam des Verstorbenen zum Materialwagen, auf dem sich die Steine bzw. Rosenblätter befinden. Nicht selten findet im Anschluss ans Abschiedsritual überdies ein Austausch über das Aussehen oder die Dekoration des Leichnams statt, in dem sich die Ritualteilnehmenden ihres gemeinsamen Aufmerksamkeitsfokus' vergewissern, was ritualtheoretisch dafür spricht, diesen Austausch als Teil der ritualisierten Bewältigungspraxis zu deuten.

Dass etwaige Ablenkungen vom gemeinsamen Aufmerksamkeitsfokus als solche markiert sind, etwa wenn jemand zu spät kommt oder sich unangebracht verhält, hängt weiterhin mit der *geteilten Stimmung* zusammen, die die

Rituale am Lebensende prägt. Es ist davon auszugehen, dass diese nicht nur situativ bestimmt ist, sondern von bestimmten Ritualteilnehmenden beeinflusst wird. So kann jedenfalls die Handlungsanweisung von Frau Egg während des Vorsingens erklärt werden, die Darbietung des Liedes an die Gefühlslage des trauernden Witwers anzupassen.

Durch die Partizipation an den Ritualen am Lebensende kann für den Einzelnen durch die Performativität des kollektiven Ritualvollzuges (vgl. Walsdorf 2013) ein Moment kollektiver Verbundenheit entstehen (vgl. Collins 2005, 47–53). Dieses Moment ist wiederum von der offiziellen Rahmung der Rituale am Lebensende durch die Gesundheitseinrichtungen geprägt, die beide ein Interesse daran haben, vermittels institutionell verankerter Rituale Einfluss auf den Abschiedsprozess der Mitarbeitenden auszuüben. Dass dies möglich ist, kann mit Jan Platvoet erklärt werden: Der strategischen Dimension von Ritualen zufolge dürfen die Rituale am Lebensende von den Mitarbeitenden nicht als beliebig wahrgenommen werden. Im Gegenteil muss die sich in den Ritualen manifestierende und zugleich reproduzierende Ordnung als natürlich und normal gelten: „In Ritualen ist Kritik falsch am Platz" (Platvoet 2006, 182). Diese Ordnung wird nicht nur über die offizielle Bezeichnung[17] und interne Regelungen gestützt. Vielmehr übernehmen es diejenigen Ritualteilnehmenden, die innerhalb der Gesundheitseinrichtung eine machtvolle Position einnehmen, die Rituale und damit die übrigen Ritualteilnehmenden in der konkreten Vollzugssituation zu beeinflussen, was sich mit Catherine Bell mit dem Begriff der *Ritualisierung* fassen lässt:

A strategic mode of action effective within certain social orders, does not, in any useful understanding of the words, „control" individuals or society. Yet ritualization *is* very much concerned with power. (…) Ritualization is a strategic arena for the embodiment of power relations. (Bell 2009, 170)

Obgleich Rituale nicht als Kontrollmechanismen missverstanden werden dürfen, mit denen Gesundheitseinrichtungen den Abschiedsprozess, d. h. das Loslassen und Abschließen erzwingen können, manifestieren und reproduzieren sich in den Ritualen am Lebensende dennoch bestimmte Machtverhältnisse, die gleichsam vom Interesse der Gesundheitseinrichtungen bzw. ihrer leitenden Mitarbeitenden zeugen, durch die Rituale am Lebensende Einfluss auf die *ritualisierte Bewältigungspraxis* der Mitarbeitenden auszuüben.

---

17 Aus der offiziellen Bezeichnung der *Abschiedsfeier* im anthroposophischen Krankenhaus lassen sich deren primäre Zielsetzung des Abschiednehmens sowie die Rationalisierung ableiten, dass das Abschiednehmen durch den Tod nicht nur ein Grund zur Trauer, sondern – in der anthroposophischen Konzeption (siehe Kap. 6.1.1) – ein feierliches Moment ist.

Dieser ritualisierten Bewältigungspraxis liegt eine Reihe von bewältigungswürdigen Belastungsmomenten zugrunde, die aus informellen Gesprächen und Interviewgesprächen rekonstruiert wurde:

– Insofern die Pflegenden des Hospizes nicht für die Heilung ihrer Bewohner_innen zuständig sind, gilt ihnen deren Sterben nicht als grundsätzlich bewältigungswürdig: „Für MICH isch es (.) würklich s Ziel vo (.) vo däne Lüt, DA au Stärbe" (P29: 31, Trans., Hosp., Pfl.). Und dennoch wird es von allen Mitarbeitenden beider Gesundheitseinrichtungen als belastend wahrgenommen, wenn sie sehr junge Patient_innen (vgl. z. B. P97: 19, Trans., Krank., Pfl.), Patient_innen ohne Angehörige (P30: 55, Trans., Hosp., Pfl.) oder Patient_innen mit besonders verletzlichen Angehörige – wie Kinder (vgl. z. B. P92: 25, Trans., Krank., Ther.) oder Frischvermählte (vgl. P97: 19, Trans., Krank., Pfl.) – zu begleiten haben.

– Damit wird weiter ein Handlungsimperativ assoziiert: „Es isch s ZIEL, mer stirbt, und es isch s Ziel, das möglichst ähm uf e GUEti Art (-) anezbringe" (P29: 31, Trans., Hosp., Pfl.). Damit können im Grunde sämtliche Abweichungen von Idealvorstellungen des Sterbens für die Mitarbeitenden Belastungsmomente darstellen (siehe Kap. 6.2.2). Abweichungen sind dann gegeben, wenn sich die Sterbenden nicht mit ihrer Situation auseinandersetzen (vgl. z. B. P29: 80, Trans., Hosp., Pfl.; P108: 24, Trans., Krank., Psych.) resp. diese nicht akzeptieren (vgl. z. B. P97: 19, Trans., Krank., Pfl.; P99: 45, 147–149, Trans., Krank., Pfl.; siehe Kap. 6.2.1) oder wenn sie nicht offen über ihre Situation kommunizieren (vgl. z. B. P28: 74–78, Trans., Hosp., Pfl.).

– Auch das etwaige Fehlen von Zeit, was als ein häufiges Problem früherer Arbeitsorte dargestellt wird, sei problematisch (vgl. z. B. P23: 19, Trans., Hosp., Pat.; P123: 4, Trans., Krank., Psych.; DiTullio und MacDonald 1999). Demgegenüber gilt das Zeit-Haben als eine Bedingung für eine ideale Begleitung am Lebensende und wird als eine Besonderheit des Hospizes resp. des anthroposophischen Krankenhauses markiert (siehe Kap. 6.2.3).

– Gerade Ärzt_innen des anthroposophischen Krankenhauses nehmen es zudem als Belastung wahr, wenn sich schwer Kranke entgegen ihrem ärztlichen Rat entweder gänzlich gegen eine konventionell medizinische Krebstherapie stellen (vgl. z. B. P96: 16, Trans., Krank., Arzt.; P91: 31, Trans., Krank., Arzt.) oder aber im gegenteiligen Fall keine alternativ-medizinischen Behandlung in Anspruch nehmen möchten (vgl. P97: 91, Trans., Krank., Pfl.; siehe Kap. 6.2.4).

– Aus einem Vergleich der Berufsgruppen geht ferner hervor, dass Ärzt_innen und Therapeut_innen weniger bewältigungswürdige Belastungsmomente thematisieren als Pflegende, was verschiedentlich begründet werden kann: Erstens verhaften die Ärzt_innen und Therapeut_innen im Vergleich zu den

Pflegenden in den Interviewgesprächen häufiger auf der konzeptionellen als auf der emotionalen Ebene; zweitens scheint das berufsgruppenspezifische Selbstverständnis der Pflegenden ausgeprägt selbstreflexiv zu sein, was in berufsgruppenspezifischen Praktiken wie Befindlichkeitsrunden eingeübt wird; und drittens verbringen die Pflegenden mehr Zeit am Kranken- und Sterbebett als die übrigen Berufsgruppen (siehe Kap. 4.3.1).

Während die Begleitung schwer Kranker und Sterbender das einzige Praxisfeld des Hospizes darstellt, begleiten die Mitarbeitenden des onkologischen Ambulatoriums und der onkologisch-medizinischen Station gleichzeitig onkologische Patient_innen mit z. T. (noch) intakten Heilungschancen und palliative Patient_innen, deren Sterben und Tod unausweichlich ist. Da der Übergang von einer vornehmlich kurativen zu einer tendenziell palliativen Begleitung häufig schleichend bzw. überschneidend stattfindet, ist er für die Mitarbeitenden schwierig festzumachen. In diesem Zusammenhang empfindet es der Onkologe und Palliativmediziner Silvan als belastend, den Patient_innen schmerzhafte und anstrengende Therapien zumuten zu müssen, die allenfalls nicht den erhofften Erfolg bringen:

> Ich bin (.) mit dem, was ich mache, dafür verantwortlich, dass s den Leuten möglicherweise erstmal SCHLECHT ergeht. (...) Und dann kommt dann nachher noch (.) der Punkt, dass (...) ich (...) sagen muss, NE, hat alles nichts gebracht. (...) Und das ist ja eigentlich (.) ein äh (.) schrecklicher Misserfolg. (P126: 13, Trans., Krank., Arzt.)

Von Seiten der Pflegenden wird vor allem die Begleitung von Patient_innen mit hohen Erwartungen an eine anthroposophische Krebsbehandlung als „unbefriedigend" wahrgenommen. Damit sind diejenigen Patient_innen gemeint, die sich nicht aus *Überzeugung*, sondern aus *Verzweiflung* der anthroposophischen Medizin zuwenden und sich von ihr Heilungschancen erhoffen, die die Schulmedizin nicht mehr sieht:

> Es git söttigi, wo REIN us de Schuelmedizin chömed. Die chömed dänn am Schluss no da here, wills s Gfühl hend, jetzt händ mer alles probiert, jetzt probiere mer das no. (-) Und das isch für eus (.) mängisch unbefriedigend, will isch GAD klar, das (.) heilt sie dänn au nöd und sie sind dänn je nachdem nur no meh gfrustet. (P97: 43, Trans., Krank., Pfl.)

Unabhängig von der Gesundheitseinrichtung resp. Berufsgruppe sind letztlich alle Mitarbeitenden durch ihr professionelles Handeln mit ihrer eigenen Endlichkeit konfrontiert (vgl. P37: 53, Trans., Hosp., Psych.). Diese Belastung wird von Seiten der Sterbebegleitenden damit bewältigt, die Begleitung von schwer Kranken und Sterbenden als „Privileg" (P31: 69, Trans., Hosp., Pfl.), „Ehre" (P37: 55, Trans., Hosp., Psych.), „extreme Erfahrung" im positiven Sinne (P91:

50, Trans., Krank., Arzt.), „Geschenk" (P97: 4, Trans., Krank., Pfl.; P102: 49, Trans., Krank., Ther.; P107: 22, Trans., Krank., Seel.) und „Bereicherung" zu deuten (P97: 17, Trans., Krank., Pfl.). In der Regel geht damit eine „Dankbarkeit" der Sterbebegleitenden einher, die sich durch ihre berufliche Tätigkeit dazu veranlasst sehen, im Hier und Jetzt zu leben:

> Und ich dänk, jetzt äh (1) ja (-) isch für mich jetzt au na guet au i dem Läbensabschnitt, das gad eso z gseh, will ebe s truckt eim na meh au id Gegewart und au ine Dankbarkeit, dass mer hät, was me hät. (P92: 25, Trans., Krank., Ther.)

Insofern die Akteur_innen diese „Dankbarkeit" nicht als alternativ auffassen und sie auch im allgemeinen Feld der Palliative Care (vgl. z. B. Borasio 2011, 187–193; Saunders 1988, o. A.) ein weit verbreiteter Topos ist, stellt sie kein Konstitutivum der alternativen Begleitungspraxis dar.

# 6. Übergreifende Rationalisierungen

Durch die codierende Auswertung sämtlicher Daten aus den beiden Feldstudien im Hospiz und im anthroposophischen Krankenhaus wurde eine Reihe übergreifender Rationalisierungen rekonstruiert, die die Akteur_innen als alternativ auffassen. Aus einer praxistheoretischen Perspektive existieren *Rationalisierungen* immer bloß als Handlungen diskursiver Hervorbringung und Aushandlung, d. h. sie manifestieren sich in gesprächorientierten Praktiken, und werden als solche überhaupt erst untersuchbar. Als *übergreifend* werden diese Rationalisierungen erstens bezeichnet, weil sie für viele Akteur_innen eine hohe Anschlussfähigkeit besitzen und daher für einen Großteil der schwer Kranken und Sterbenden sowie Mitarbeitenden der beiden Gesundheitseinrichtungen von Bedeutung sind. Und zweitens beeinflussen die übergreifenden Rationalisierungen die professionsspezifischen Handlungsformen (siehe Kap. 4) und Rituale am Lebensende (siehe Kap. 5), in denen sie überhaupt erst manifest werden. In diesen fungieren sie als Handlungsrationalisierung, d. h. als nachträgliche Begründung und Erklärung der Begleitungspraxis. Gleichsam leiten sie das professionelle Handeln in Form von Handlungsanweisungen an.

Es liegt durchaus nahe, solche übergreifenden Rationalisierungen als eine Ressource der schwer Kranken und Sterbenden im Umgang mit ihrem eigenen Sterben resp. der Mitarbeitenden im Umgang mit dem Sterben und Tod ihrer ihnen anvertrauten Patient_innen zu deuten, wie dies in der Literatur häufig getan wird (vgl. z. B. Carver et al. 1989; Faltermaier und Lessing 2018; Lazarus 1995; 2005; Lazarus und Folkman 1985). So diskutieren z. B. Jean-Franois Desbiens und Lise Fillion die Jenseitsvorstellungen von Hospizpflegenden als eine wichtige Strategie der Stressbewältigung:

> These findings support the hypothesis that the capacity of palliative care nurses to give meaning to dying is related to a positive response to stress. (Desbiens und Fillion 2007, 289–299)

Meines Erachtens wird dabei aber vernachlässigt, dass nicht nur diskursivierte Rationalisierungen, sondern auch körperorientierte Praktiken als eine Ressource wahrgenommen werden, und dass Religiosität grundsätzlich weitaus mehr ist und leistet als Kontingenzbewältigung. Dass eine solche z. B. bei den Mitarbeitenden nach dem Tod ihrer Patient_innen im Rahmen der Rituale am Lebensende indessen durchaus stattfindet (siehe Kap. 5.2), kann mit Armin Nassehi damit erklärt werden, dass der Tod aufgrund des Fehlens „sinnhafter Zentralinstanzen" seine „kulturelle Verstehbarkeit" verloren hat (Nassehi 1992,

13–17): Übergreifende Rationalisierungen erlangen keine gesamtgesellschaftliche Deutungsmacht mehr; sie sind nur noch feldspezifisch gültig.

Die im Folgenden dargestellten feldspezifischen übergreifenden Rationalisierungen beschränken ihren Geltungsrahmen somit auf die alternative Begleitung am Lebensende. Dabei sind für alle Akteur_innen Konzeptionen von Krankheit, Sterben und Tod vordergründig (siehe Kap. 6.1). Während diese Konzeptionen zuweilen divergieren können, nehmen gerade die Mitarbeitenden die damit zusammenhängenden Idealvorstellungen einer als alternativ aufgefassten Begleitung am Lebensende als bindend und konstitutiv wahr (siehe Kap. 6.2).

## 6.1 Alternative Konzeptionen von Krankheit, Sterben und Tod

Alternative Konzeptionen von Krankheit, Sterben und Tod in der alternativen Sterbebegleitung basieren auf der zunehmenden Verlagerung der Handlungs- und Deutungsausrichtung weg von Heilung hin zu *Heil*.[1] Insofern im Hinblick auf eine körperliche Heilung angesichts unheilbarer Krankheit nichts mehr zu erwarten ist, verschiebt sich der Fokus vom Körper auf andere Komponenten des Menschen. *Heil* ist nur mehr auf seelischer resp. geistiger Ebene möglich, alles Weitere erscheint in Anbetracht des nahenden Lebensendes als sinn- und zwecklos. Dabei rekurrieren nicht wenige Akteur_innen des Hospizes und des anthroposophischen Krankenhauses auf anthroposophisch-medizinische Konzeptionen (siehe Kap. 6.1.1). Weitaus häufiger sind indessen traditionsungebundene, unspezifische und häufig vage Gottesbilder, Ich-Konzepte und Jenseitsvorstellungen der Reinkarnation anzutreffen (siehe Kap. 6.1.2). Allen gemeinsam ist das Bestreben, dem Menschen bis zuletzt und darüber hinaus persönliche Entwicklungsmöglichkeiten offen zu lassen (siehe Kap. 6.1.3).

Wouter Hanegraaff führt dies auf die unterschiedlichen Krankheitskonzepte der konventionellen Medizin und des alternativen Feldes zurück: Während die konventionelle Medizin von „disease" und „curing" ausgehe, also Krankheit als einen Zustand begreife, den man heilen könne, stellen alternative Formen von Religion und Medizin dieser, ihrer Ansicht nach reduktionistischen Sichtweise die Begriffe „illness" und „healing" entgegen und erlauben, Krankheit im Zusammenhang religiöser Sinnstiftung und persönlicher Entwicklung zu deuten (vgl. Hanegraaff 1996, 42–47). Doch angesichts unheilbarer Krankheit zielen alternative Formen der Begleitung am Lebensende weder auf „curing" noch

---

1 Zur Kontextualisierung der aus den Daten abgeleiteten alternativen Konzeptionen von Krankheit, Sterben und Tod werden im Folgenden sowohl religionswissenschaftliche Literatur als auch Quellenmaterial aus der Anthroposophie hinzugezogen.

auf „healing", sondern auf „caring" und „salvation" ab – d. h. alternative Sterbebegleitung ist auf *Linderung* und *Heil*, letztlich also auf ein *Heilwerden* auch im religiösen Sinne ausgerichtet, wie die Priesterin der Christengemeinschaft pointiert formuliert:

> GSUND werde würdi heiße, (1) i muess nid sterbe und i wird wirklich wieder (.) arbets(.)tüchtig (.) i DEM Läbe. Und gheilt werde gheißt, (-) i muess viellicht sterbe a dere Chranket, aber i ha innerlich eigentlich das glehrt, was i han welle. (...) Und ich chan wiiter gah. (P107: 17, Trans., Krank., Seel.)

### 6.1.1 Anthroposophisch-medizinische Konzeptionen

Das anthroposophische Ich-Konzept der vier *Wesensglieder* nimmt eine besondere Stellung in der anthroposophischen Medizin ein (vgl. z. B. Girke 2012, 7–23; Glöckler et al. 2011, 535–537) und schlägt sich in den anthroposophischen Konzeptionen von Krankheit, Sterben und Tod nieder:[2]

### (1) Die Wesensglieder des Menschen

Die Anthroposophie sieht den Menschen als mehrgliedrig an. Dies geht auf theosophische Rationalisierungen zurück, die von Rudolf Steiner übernommen, ferner revidiert und weiterentwickelt wurden.[3] In seinen frühen Arbeiten bezieht er sich mehrheitlich auf eine Anthropologie, die sieben *Wesensglieder* umfasst (vgl. z. B. Steiner 2010e, 19–36), was mit der Siebenheit der anthroposophischen Kosmologie korreliert, d. h. der Beschaffenheit der Tierkreise, der Planetensphären und der elementarischen Welt sowie letztlich der Vorstellung einer Weltenentwicklung, die in sieben kosmische Weltentwicklungsstufen unterteilt wird resp. von einer geistigen Evolution der Welt ausgeht (vgl. Ullrich 2011, 119–134). Diese Elemente des Makrokosmos spiegeln sich nach Steiner in den sieben Wesensgliedern und damit einhergehend in den Siebenjahresperioden des Menschen wider (vgl. Steiner 1984, 27–45).[4] Seit den 1920er Jahren

---

2  Eine zweite wichtige Rationalisierung ist die funktionelle Dreigliederung, die sich auf den physischen Körper beschränkt und sich deshalb mit Zander (2011, 400) „leichter mit der medizinischen Physiologie verknüpfen ließ." In die funktionale Dreigliederung führen die anthroposophisch-medizinischen Publikationen von Girke (2012, 24–31), Glöckler et al. (2011, 537–539), Heusser (1999a, 27–33) und Burkhard (2000, 11–12) ein.

3  Da anthroposophische Ich-Konzepte der Theosophie entstammen, weisen sie nach Wichmann (1983) u. a. indische Wurzeln auf. Peter Heusser (2006, 24–29; 2011, 175–192) hingegen führt sie vornehmlich auf die Schriften von Paul Vital Troxler und Immanuel Hermann Fichte zurück.

4  Diese letzte Konzeption ist Grundlage der auf Rudolf Steiner zurückgehenden und seit den 1970er Jahren vornehmlich von Bernhard Lievegoed entwickelten Biographiearbeit (vgl. www.biographiearbeit-bbas.ch, 03.02.2020), die sich im anthroposophischen Krankenhaus in Form biographischer Fallgespräche niederschlägt (siehe Kap. 5.1).

hingegen fokussierte Steiner im Kontext der anthroposophischen Arbeitsfelder der Pädagogik und der Medizin zunehmend auf eine Anthropologie, die von einer Vierheit ausgeht (vgl. Zander 2007, 1495–1497) und in der anthroposophischen Medizin häufig als die vier *Wesensglieder* bezeichnet wird. So besteht nach Steiner und Wegman (1977) der Mensch aus einem physischen, ätherischen und astralischen Leib sowie der Ich-Organisation; es ist diese letzte immaterielle Komponente des Menschen, die das jetzige Leben überdauert und den Kern dessen ausmacht, was im nächsten Leben inkarniert wird.[5]

Im deutschsprachigen anthroposophisch-medizinischen Feld bezieht man sich heutzutage mehrheitlich auf dieses Ich-Konzept und denkt makrokosmische Analogien zwar im Hintergrund mit, fokussiert aber auf diejenigen Aspekte, die zu einem anthroposophischen Verständnis von Krankheit, Leben und Sterben beitragen (vgl. z. B. Glöckler 2006b; Glöckler et al. 2011, 535–537). Eine beispielhafte Illustration liefert Matthias Girke in seinem Standardwerk *Innere Medizin*:

- „Der physische Leib erscheint als der Körper des Menschen. Es handelt sich um die stofferfüllte, räumliche Gestalt des Menschen, die der anatomischen Betrachtung zugänglich ist" (Girke 2012, 11).
- „Die ätherischen Kräfte sind die Grundlage für alles Heilen, Gesunden, und das salutogenetische Vermögen des Menschen" (Girke 2012, 12).
- „Der astralische Leib trägt die seelische Innenwelt des Menschen. (...) Er (...) führt den lebenden Organismus zur Bewusstseinsentwicklung" (Girke 2012, 13–14).
- „Das Ich erscheint in der Bewusstseinswelt (...) als der ,Kern' der Seele. (...) Das Ich-Wesen des Menschen ist auf Entwicklung angelegt. (...) Für eine Anthroposophische Medizin ist diese Entwicklung untrennbar mit dem wiederholten Erdenleben verbunden" (Girke 2012, 14–16).

Aufgrund dieser Zentralstellung der vier Wesensglieder in anthroposophisch-medizinischen Publikationen erstaunt es nicht, wenn Mitarbeitende des „engen anthroposophischen Kerns" im anthroposophischen Krankenhaus[6] (vgl. P57: 17, Prot., Krank.) – dazu gehören anthroposophische Ärzt_innen, Pflegende (v. a. des onkologischen Ambulatoriums) und anthroposophische Thera-

---

5  Während nur der *physische Leib* sinnlich wahrnehmbar und naturwissenschaftlichen Gesetzen untergeordnet sei, verfügten nur wenige und geisteswissenschaftlich geschulte Menschen über die Fähigkeit, die anderen drei Leiber wahrzunehmen, so Burkhard (2000, 10–11).
6  Im Hospiz referiert einzig Reto, externer Physiotherapeut, in den anthroposophischen Begrifflichkeiten auf die vier Wesensglieder (vgl. P32: 15, 25, 39, 41, Trans., Hosp., Ther.).

peut_innen – in Gesprächen untereinander[7] sowie in Interviewgesprächen[8] zur Rationalisierung ihres Handelns häufig auf dieses Ich-Konzept zurückgreifen. In ärztlichen Gesprächen mit Patient_innen hingegen dominieren traditionsungebundene, unspezifische und häufig vage Ich-Konzepte (siehe Kap. 6.1.2).[9]

Die Mehrheit der Mitarbeitenden, die in die Begleitung der schwer Kranken und Sterbenden eingebunden sind, bedient sich untereinander, im Interviewgespräch sowie in der Begleitungssituation jedoch der Begriffe *Körper, Seele und Geist*, die durchaus auch auf die Anthroposophie Rudolf Steiners zurückgeführt werden können (vgl. z. B. Steiner 2010e, 15–36) und werden (vgl. z. B. P103: 39, Trans., Krank., Ther.), aber auf den ersten Blick traditionsunabhängig erscheinen.

Allgemein gilt: Je vager eine übergreifende Rationalisierung, umso weniger traditionsgebunden, was im Umkehrschluss bedeutet, dass die Diskursivierung anthroposophisch-medizinischer Konzeptionen meist relativ spezifisch ausfällt.

### (2) Ungleichgewicht und karmische Ursachen von Krankheit

Jede einzelne Komponente des Menschen kann Ursache und Ausdruck von Krankheit sein (vgl. Girke 2012, 18–19), wobei die anderen Komponenten immer mitzudenken seien, wie schon Rudolf Steiner proklamierte: „Denn Gesundheit und Krankheit stehen in einem Verhältnis zu dem ganzen Menschen und nicht bloß zu einem Glied desselben" (Steiner 1988, 101). Demzufolge hat Krankheit ihre Ursache häufig im *Ungleichgewicht* dieser Komponenten und „zeigt sich immer als ein Integrationsverlust mit einer Verschiebung im Gleichgewicht der Kräfte und Funktionen" (Glöckler 2006b, 133). Diese Rationalisierung ist unter Mitarbeitenden des anthroposophischen Krankenhauses aller Professionen verbreitet. Im Konkreten diene sie dazu, „dass mer die Prozäss, wo da laufed, ähm besser chan (.) verstah" (P123: 4, Trans., Krank., Psych.); sie kann aber auch eine handlungsanweisende Funktion übernehmen, wenn das „energetische Ungliichgwicht" sowohl als Erklärung fungiert, weshalb eine Patientin schlecht schläft, als auch die Verwendung konventionell medizinischer Schlafmittel beeinflusst (vgl. P99: 111, Trans., Krank., Pfl.).[10]

---

7   Vgl. z. B. P58: 37–50, Prot., Krank.; P62: 56, Trans., Krank.; P63: 25–36, Prot., Krank.; P98: 35, Trans., Krank.

8   Vgl. z. B. P65: 49, Trans., Krank., Pfl.; P96: 3, Trans., Krank., Arzt.; P97: 77, Trans., Krank., Pfl.; P99: 3, Trans., Krank., Pfl.; P102: 99–107, Trans., Krank., Ther.; P103: 19, Trans., Krank., Ther.; P122: 32, 82, Trans., Krank., Ther.; P123: 4, Trans., Krank., Psych.

9   Vgl. z. B. P60: 21–33, Prot., Krank.; P61: 60–63, Prot., Krank.; P66: 31–38, Prot., Krank.; P93: 38–53, Prot., Krank.

10  An diese Ungleichgewichts-Vorstellung anknüpfend wird in der anthroposophischen Medizin überdies zwischen kalten Krankheiten (z. B. Krebs) und heißen Krankheiten (z. B. Entzündungen) unterschieden, deren Therapie die jeweils ausgleichende Applikation erfordert (vgl.

Die Anthroposophie kennt eine zweite Rationalisierung zur Entstehung von Krankheit, die auf das Verhalten eines einzelnen Menschen bezogen ist, der entweder anderen Menschen oder aber der Welt schadet, sein Potential nicht ausschöpft oder einseitig lebt und somit seine eigene Entwicklung hindert, worin nach Steiner wiederum der zentrale Lebenssinn besteht. Auch wenn ein Mensch der *karmischen Ursachen von Krankheit* nicht bewusst sei, spüre er die Wirkung seines Verhaltens in früheren Erdenleben an seiner gegenwärtigen Erkrankung (vgl. Steiner 1988). Daraus resultiert, dass die anthroposophische Medizin danach trachtet, auch karmische Ursachen von Krankheit mitzubehandeln, wobei Helmut Zander beobachtet, dass dieses zweite Krankheitskonzept in der Praxis eher von marginaler Bedeutung ist:

> In der Medizin haben letztlich diejenigen die Oberhand behalten, die das deterministische Karma in den Hintergrund drängten, um für den Vorrang einer medizinischen Therapie plädieren zu können. (Zander 2011, 399)[11]

Demzufolge erstaunt es nicht, wenn Ärzt_innen und Pflegende des anthroposophischen Krankenhauses zurückhaltender sind als anthroposophische Therapeut_innen, die auch die Ursachen von Behinderungen (P102: 39, Trans., Krank., Ther.) oder unheilbaren Erkrankungen (vgl. P102: 43, Trans., Krank., Ther.) karmisch deuten. Obgleich nie von Schuld, sondern kausalen Wirkungen auszugehen sei, wie von mehreren Personen betont wird (vgl. z. B. P99: 19, Trans., Krank., Pfl.; P126: 19, Trans., Krank., Arzt.), sind Zuschreibungen von Verantwortung für die eigene Lebensführung, die Auswirkungen auf das nächste, aber auch auf dieses Leben haben können, festzustellen: „Das isch mini Verantwortig au vom mim Läbe und au mini Ufgab, (-) öppis (...) mit dem z mache, (...) wo für mich i mim Läbe Sinn macht" (P99: 21, Trans., Krank., Pfl.). Unter dieser Prämisse erscheint jede Krankheit zugleich als eine Konsequenz früherer Inkarnationen und als Ursache für nächste Inkarnationen, wobei der Blick, da herrscht große Einigkeit unter den Krankenhausmitarbeitenden (vgl. z. B. P99: 29, Trans., Krank., Pfl.; P107: 11, Trans., Krank., Seel.) mit Rudolf Steiner und anthroposophisch-medizinischen Publikationen (vgl. z. B. Glöckler 2006a, 243), nicht rückwärts gerichtet sein darf: Krankheit soll eine

---

Girke 2012, 48–50). Dieses Krankheitskonzept findet sich – indessen ohne expliziten Traditionsbezug – auch im breiteren Feld der alternativen Medizin, so dass es nicht erstaunt, wenn auch der Hospizbewohner Karl seine Krankheit ganz allgemein als ein „UnGLICHgwicht" deutet. Dieses kann man in seiner Rationalisierung „entweder physisch oder oder (.) seelisch oder mental" wieder ins Gleichgewicht bringen (vgl. P27: 144–147, Trans., Hosp., Pat.) und z. B. durch das Praktizieren von Yoga positiv beeinflussen (P27: 158–163, Trans., Hosp., Pat.).

11 Dass die beiden gegenwärtigen Standardtexte von Girke (2012) sowie Glöckler et al. (2011) nicht explizit in die karmischen Krankheitsursachen einführen, erhärtet dies.

„Chance" sein, weil „ich jetzt was LERnen muss, was ich die letzten Leben vielleicht noch nicht gelernt habe" (P102: 39, Trans., Krank., Ther.). Damit ist das Konzept karmischer Ursachen von Krankheit eng an die Vorstellung einer *persönlichen Entwicklung* gekoppelt (siehe Kap. 6.1.3).

## (3) Das Loslösen der Wesensglieder beim Sterben

Der Sterbeprozess wird in der Anthroposophie als ein Loslösen der *Wesensglieder* verstanden, das in einem *dreifachen Tod* mündet:[12]

- Der physische Tod: Beim Eintritt des Todes verlassen die Lebens-, Seelen- und Geistanteile den physischen Körper: „Tod im gewöhnlichen Sinne des Wortes als Ende der Lebensfunktionen" (Glöckler 2002, 62).
- Der ätherische Tod: In den ersten drei Tagen nach dem offiziellen Todeseintritt finde das sogenannte Lebenspanorama statt: „Man sieht gewissermaßen das Leben in diesen Tagen von dem Gesichtspunkte des Ich aus. (...) Man sieht also die Sache nicht ganz objektiv, sondern man sieht all das, was Früchte für einen selber getragen hat" (Steiner 2010d, 8).
- Der astralische Tod: Nachdem sich der Ätherleib im Weltenäther zerstreut habe, treten der Astralleib und das Ich ins Kamaloka ein. Hier durchlebe der Mensch einen Läuterungsprozess, indem er die Wirkungen seiner Taten durch diejenigen hindurch nachempfinde, denen er etwas zugefügt habe: „Man erlebt also aus den Seelen der anderen heraus" (Steiner 2010d, 34–35). Dies dauere in der Regel ein Drittel der eigentlichen Lebenszeit und ende, wenn der Astralleib in die Astralwelt übergehe; nur das Ich bleibe zurück.

Dieses Ich überdauere nicht nur eine Lebensspanne, sondern verkörpere sich in Form der Individualität immer wieder neu (vgl. Steiner 1980a, 43). Die im ursprünglichen Kontext des Hinduismus und Buddhismus tendenziell negativen Reinkarnationsvorstellungen erfahren in der anthroposophischen Konzeption eine positive Umdeutung:

> Bei Steiner (...) sind die Wiedergeburten kein Fluch, sondern eine Chance, denn es kommt darauf an, sich durch die unterschiedlichen Reinkarnationen immer höher zu arbeiten. (Ullrich 2011, 142)

Somit wird der Kreislauf des Lebens zum Schauplatz kontinuierlicher *persönlicher Entwicklung*; der Tod ist kein negativ wahrgenommener Endpunkt, sondern Übergang auf die „andere Seite des Lebens" (Steiner 2013) bzw. in

---

12 Im Folgenden beziehe ich mich auf Vorträge Steiners (vgl. z. B. Steiner 2010d; 1980a), emische Darstellungen (vgl. z. B. Glöckler 2002; 2006c; Glöckler et al. 2006) und anthroposophische Internetseiten (vgl. z. B. http://anthrowiki.at/Kamaloka, 03.02.2020; http://anthrowiki.at/Lebenspanorama, 03.02.2020; http://anthrowiki.at/Reinkarnation, 03.02.2020).

die „geistige Welt" (Steiner 2010b), indem er den „Sieg des Geistes über das Materielle" markiert (Steiner 1980a, 327).

Dies spiegelt sich im Selbstverständnis anthroposophischer Ärzt_innen des anthroposophischen Krankenhauses, die diesen Übergang in eine „andere Wirklichkeit" (P91: 9, Trans., Krank., Arzt.) bzw. in die „spirituelle Welt" (P129: 30, Trans., Krank., Arzt.) als „Geburtshelfer auf der andern Seite" (P96: 3, Trans., Krank., Arzt.) unterstützen und sich damit gleichgleichzeitig von den „Machbarkeitsphantasien" der konventionellen Medizin abgrenzen (P91: 37, Trans., Krank., Arzt.), die im Sterben der Patient_innen ein Scheitern sähen: „Der Tod muss beKÄMPFT werden mit allen Mitteln" (P91: 5, Trans., Krank., Arzt.). Damit geht letztlich auch eine Relativierung des eigenen Kompetenz- und Zuständigkeitsbereiches einher: „Wir sind ja jetzt nicht Halbgötter" (P94: 23, Trans., Krank., Arzt.).

### 6.1.2 Gott, Ich und die Reinkarnation

Während die Anthroposophie relativ spezifische Rationalisierungen kennt, dominieren im breiteren Feld alternativer Religiosität traditionsungebundene, unspezifische und häufig vage Konzepte von Krankheit, Sterben und Tod, die mit einem entpersonalisierten Gottesbild einhergehen (vgl. Stolz et al. 2014, 101, 136).[13] In den Interviewgesprächen mit den Patient_innen und Mitarbeitenden der beiden untersuchten Gesundheitseinrichtungen finden sich viele solcher alternativer Gottesbilder: Gott sei

- eine „höhere Macht" (vgl. P29: 7, Trans., Hosp., Pfl.; P33: 3, Trans., Hosp., Ther.),
- „Licht und Liebe und Leben" (P17: 140, Trans., Hosp., Pat.), auch die „Summe alles Positiven und Guten" (P17: 219, Trans., Hosp., Pat.),
- eine „allumfassende Kraft", die nicht „nur männlich" ist (P23: 38–40, Trans., Hosp., Pat.) und
- eine „Urkraft" oder „Schöpfung", die „öppis Erlösends" haben kann, in der die Menschen „ufghobe sind" (vgl. z. B. P108: 3, 13, Trans., Krank., Psych.).

Dieses Moment des *Aufgehoben seins* scheint für viele schwer Kranke und Sterbende sowie Mitarbeitende wesentlich, denn letztlich behält auch ein entpersonalisierter Gott die Fäden zumindest so weit in seinen Händen, als er

---

13 Auch gemäß einer Zusammenstellung prominenter Spiritualitätsbegriffe (von Heelas, Woodhead, Houtman, Knoblauch und Bruce) durch Siegers (2012) ist die „Sakralisierung des Selbst" wesentlicher Bestandteil alternativer Formen von Religion und zeichnet sich mit Hero durch „'diesseitige' Heilserwartungen" aus, „die sich auf ein persönliches Wohlbefinden, eine erhöhte Lebenszufriedenheit und eine verbesserte Lebenstüchtigkeit richten" (Hero 2010b, 38).

„für die Läbesplän" zuständig sei (P37: 33, Trans., Hosp., Psych.), die „Menschen irgendwie LEItet" (P106: 3, Trans., Krank., Pfl.) und ihre „Entwicklung" überwache (P106: 10, Trans., Krank., Pfl.; siehe Kap. 6.1.3). Diese Selbstreferenzialität eines entpersonalisierten Gottesbildes erfährt ihren Höhepunkt in der Verortung des Göttlichen im Selbst, wie sich an den Gottesbildern zweier Hospizbewohner illustrieren lässt: „Gott isch in eus", meint Karl, ein an HIV erkrankter Hospizbewohner (P26: 489, Trans., Hosp., Pat.); und auch Oliver, der zwar um die vielen „Bezeichnungen für Gott" *wisse*, glaube, man sollte Gott nicht „draußen", sondern in sich selbst suchen: „Ich glaube, der Gott (...) lebt in jeder einzelnen Person" (P41: 46, Trans., Hosp., Pat.).

In diesen Gottesbildern löst das Individuum Gott als zentralen Gegenstand religiöser Rationalisierung ab, was gemeinhin als „Sakralisierung des Subjekts" (Luckmann 1996, 27), „Sakralisierung des Ichs" (Knoblauch 1991, 31) oder „Sakralisierung des Selbst" (Siegers 2012, 42) bezeichnet wird. Religionshistorisch lässt sich dieses Phänomen mit Individualisierungs- und Privatisierungsprozessen (siehe Kap. 1.2.3) sowie der funktionalen Differenzierung fassen, im Rahmen derer das – in der Selbstwahrnehmung eine Einheit konstituierende – Individuum zur neuen Referenzgröße wurde. Insofern dies mit der Fremdwahrnehmung der konventionellen Medizin kontrastiert, die das Individuum im Zuge von Medikalisierung, Professionalisierung und Institutionalisierung (siehe Kap. 1.1.2) als Fragment behandle, entsteht ein Spannungsfeld, dem vermittels einer topischen Suche nach *Ganzheit* entgegengewirkt wird. Armin Nassehi erklärt dies in Anschluss an Luhmann damit, dass Religion, hat sie mit der „Bestimmbarkeit des Unbestimmbaren" zu tun, ihr

dominantes Bezugsproblem in der Bestimmung dessen [hat, BZ], was die funktional differenzierte Gesellschaft unbestimmt lässt: in der Individualität von Individuen. (Nassehi 1996, 51–52)

Als ein Sonderfall dieser Verortung des Göttlichen im Selbst gilt die „Sakralisierung des Körpers" – etwa im Sport (vgl. Karstein und Benthaus 2012; Knoblauch 1991) oder im „Wellnesskult" (vgl. Gugutzer 2012). Während Robert Gugutzer im Anschluss an Michael Meuser (2004) der modernen „Leibvergessenheit" einen „sakralisierten Körperkult" entgegenstellt (Gugutzer 2012, 300), gilt es im Kontext einer alternativen Sterbebegleitungspraxis darauf hinzuweisen, dass auch der Körper der Alternativen in der Typologie von Stolz et al. aus dem Jahr 2014 „im Zweifel eine höhere Autorität als alle äußeren Normen und Vorschriften" erfährt (Stolz et al. 2014, 119). Trotzdem haben wir es nicht mit einem materialistischen Körperkult, sondern einer durchaus tendenziell körperfeindlichen Instrumentalisierung des Körpers zu tun. Denn angesichts schwerer, zuweilen unheilbarer Krankheit geht es ums Eingemachte, darum, was danach kommt, wenn der Körper ausgedient hat: Der Körper ist „nicht Selbstzweck, sondern Mittel zum Zweck des Kontakts mit den höheren Dimensionen des Selbst" (Stenger 1993, 192).

Darüber lässt sich auch die hohe Verbreitung *ganzheitlicher* Ich-Konzepte begreifen, die dem Körper immaterielle, lebensüberdauernde Komponenten hinzufügen und deren Einheit bzw. Ganzheit postulieren. Diesen Ich-Konzepten gilt der Körper als ein „Ausdrucksmedium von Geist und Seele" (Stenger 1993, 190); die deutungsrelevante Größe besteht indessen in der Ganzheit, nicht in den einzelnen Komponenten, was schließlich die Alternativität solcher Ich-Konzepte ausmacht (vgl. Stenger 1993, 191). Dass alternative Formen von Medizin häufig auf solchen Ich-Konzepten aufbauen, diskutieren Jay Johnston und Ruth Barcan (2006) unter dem Begriff der „subtle bodies". Dabei unterscheidet Erstere zwei Typen, die aufzeigen, dass alternative Ich-Konzepte den herkömmlichen Dualismus von Körper und Geist zu überwinden versuchen, indem sie ein anderes Verständnis von Körperlichkeit postulieren:

> The first is as a series of energetic sheaths or „bodies" which extend beyond the physical body and interpenetrate and exceed each other (and the physical body). (…) The second type is that of esoteric anatomy, wherein individual organs have energetic subtle matter counterparts and / or the body has an internal series of pathways along which subtle energy travels. (Johnston 2010, 70)

Während der erste Typus in spiritistischen und theosophischen Kreisen zu finden ist und demzufolge auch das anthroposophische Ich-Konzept umfasst, dominieren Ich-Konzepte des zweitens Typus in der Traditionellen Chinesischen Medizin, im Tai Chi oder Reiki; Mischformen kommen im Yoga oder Tantra vor (vgl. Johnston 2010).

Auch die Rationalisierungen der Mitarbeitenden sowie Patient_innen der beiden Gesundheitseinrichtungen basieren auf solchen nicht-materiellen Komponenten des Menschen und sind nicht grundsätzlich, aber durchaus in der Tendenz körperfeindlich, indem nicht-physische Komponenten das Physische immer überragen. Diese werden als „Energie" oder „Feinstoffliches", „Seele", „Seele" und „Geist" gemeinsam, aber auch als „Persönlichkeit", „Individualität" oder „Ich" bezeichnet. Häufig werden die nicht-physischen Komponenten relativierend beschrieben, indem erstens auf andere verwiesen wird: „Anderi säged dem irgendwie d Seel, wo sich löst us em Körper" (P34: 15, Trans., Hosp., Ther.); zweitens explizit eingeräumt wird, es nicht zu *wissen*: „Ich glaub, dass wänn mir sterbed, verlönd mir eusi Hülle, aber mir (...) sind na da. I wellere Form, find ich schwierig z säge" (P108: 113, Trans., Krank., Psych.); oder drittens die Wahrhaftigkeit religiöser Vorstellungen gänzlich individualisiert wird:

„Viellicht isch au eifach das richtig, was mer glaubt" (P31: 39, Trans., Hosp., Pfl.).

Unabhängig davon, wie sich das Ich-Konzept konkret ausgestaltet, ist es immer an eine bestimmte Jenseitsvorstellung gekoppelt: Gehört zum Menschen mindestens eine immaterielle, lebensüberdauernde Komponente, erscheint es geradezu zwingend, eine Vorstellung davon zu haben, wo und wie diese fortexistiert. Selbst Laura, Physiotherapeutin im anthroposophischen Krankenhaus, die zum Interviewbeginn sagt: „Ich glaub i dem Sinn nöd direkt anes Läbe nach em Tod oder ane Reinkarnation" (P92: 3, Trans., Krank., Ther.), geht davon aus, dass ihr Vater auch 20 Jahre nach seinem Tod in Form eines „Staubchorns" noch „präsänt" sei, d. h. koexistiert (P92: 16, Trans., Krank., Ther.). In diesem Sinne sind traditionsungebundene Jenseitsvorstellungen zwar vielfältiger, aber unspezifischer und vager (z. B. andere Welt, Reise, Transit, Fortexistenz) als etwa traditionsgebundene Reinkarnationsvorstellungen.

Letztere sind in der alternativen Begleitungspraxis am Lebensende omnipräsent, wobei organisations- und professionsspezifische Unterschiede vorherrschen: Im anthroposophischen Krankenhaus sowie unter nicht-pflegerischen Mitarbeitenden sind Reinkarnationsvorstellungen verbreiteter als im Hospiz oder in der Pflege – mit Ausnahme des onkologischen Ambulatoriums. Horst Stengers These zufolge setzen sich Reinkarnationsvorstellungen gegenüber anderen Jenseitsvorstellungen deshalb durch, weil sie „sich kollektiv (…) als besonders brauchbar erweisen" (Stenger 1993, 195). Dies vermag zumindest ansatzweise zu erklären, weshalb sie im Feld alternativer Religiosität stark verbreitet sind (vgl. Stenger 1993, 197; Stolz et al. 2014, 101). Gleichermaßen ist zu beachten, dass die dort vorherrschenden Reinkarnationsvorstellungen keine bloßen Adaptionen hinduistischer und buddhistischer Inhalte sind, sondern durch die Rezeption eigene Konturen erfahren (vgl. Knoblauch 2009, 174). Die Reinkarnationsvorstellungen werden von den Akteur_innen der alternativen Begleitung am Lebensende aus ihrem traditionellen Kontext gelöst und ohne dazugehörige Konzepte – wie Karma, Samsara oder Nirvana – ins eigene Glaubenssystem übertragen:

> Ich han s Gfühl, ich chume vo noimed, ich gang (.) wo hi, und i dem (-) Chreislauf bin ich, so z säge, iibettet. Sache passiered nöd eifach so us öppis Willkürlichem use, sondern die entständ us dem Ganze use und mir GÖND wieder i das Ganze. (P99: 7, Trans., Krank., Pfl.)

In dieser Rationalisierung erscheint der „Chreislauf" der Reinkarnationen nicht als Schrecken, sondern weist eine deutliche Diesseitsorientierung und Positivierung auf. Dergestalt werden Reinkarnationsvorstellungen für die schwer Kranken und Sterbenden zur Ressource im Umgang mit ihrem eigenen Sterben.

Es kann im nächsten Leben nachgeholt werden, was in diesem Leben verpasst wurde; der Fokus liegt auf dem Hier und Jetzt (vgl. Stenger 1993, 198–201).

### 6.1.3 Persönliche Entwicklung

Mit alternativen Ich-Konzepten und Jenseitsvorstellungen eng verknüpft ist die Vorstellung von Lern- und Entwicklungsmöglichkeiten im Verlauf eines Lebens und eben darüber hinaus:

> Also wenn man (...) der Idee folgt, (...) dass die Seele ähm etwas ist, was ähm (1) ähm lernend ist, (...) wäre es eigentlich logisch ähm das mehrmals auszuprobieren. (P33: 29, Trans., Hosp., Ther.)

Fast alle Akteur_innen der alternativen Begleitung am Lebensende beziehen sich auf die eine oder andere Art auf die Lern- und Entwicklungsmöglichkeiten, die das Leben für die Menschen bereithält und die zuweilen als religiös klassifiziert werden: „Ich denke aber, dass Religiosität im Prinzip n Lebensweg ist. Dass es kein (.) kein Abschluss ist. (...) Dass es eher so ne Entwicklung ist" (P33: 3, Trans., Hosp., Ther.). Den Mitarbeitenden dient die *persönliche Entwicklung* zur Beschreibung bestimmter professionsspezifischer Handlungsformen vermittels religionsbezogener Begriffe: „Oftmals passierts in der Therapie, (1) dass die Leute (-) ne MIni kleine Erleuchtung" haben (P122: 32, Trans., Krank., Ther.). Und die schwer Kranken und Sterbenden beziehen die persönliche Entwicklung häufig auf die eigene religiöse Praxis, wie z. B. im Falle des Meditierens oder Betens (vgl. P23: 47–50, Trans., Hosp., Pat.), des Praktizierens von Yoga (vgl. P26: 137–149, Trans., Hosp., Pat.) und des Lesens für sich (vgl. P17: 61–62, Trans., Hosp., Pat.; P114: 3, 5, 17, Trans., Krank., Pat.) oder in einem Kollektiv (vgl. P124: 10, Trans., Krank., Pat.). In einigen Fällen verbinden die schwer Kranken und Sterbenden damit überdies die Vorstellung, im Leben bestimmte „Erfahrungen" oder „Aufgaben" gemacht haben zu müssen, die zuweilen den Zeitpunkt des Todes bestimmen:

- „Und äh (-) ja ich läbe so lang wien ich mini Erfahrige gmacht ha. De eint stirbt mit sibenenünzgi zum Bispiel, de ander scho mit sibenezwänzgi. Denn hät er eifach sini Erfahrige gmacht, oder? Wel wel wel wel s git au Chind, wo stärbet. Warum stärbeds? Si händ ebe ihri Erfahrig gmacht für DIE Inkarnation" (P17: 130, Trans., Hosp., Pat.).
- „Alle Lebewesen (...) sind zum Tode verurteilt. Von Geburt an. (...) Und danach hängt es hängt es von der Transitzeit ab. Und niemand stirbt vor seiner Zeit. Nur, wenn die Transitzeit vorbei ist, wenn die Aufgabe erledigt worden ist auf der Erde, dann kann er gehen. (3) DAS ist meine Auffassung" (P41: 75, Trans., Hosp., Pat.).

Aus der codierenden Auswertung der Interviewdaten geht hervor, dass die persönliche Entwicklung am Lebensende eine Konsequenz der aktiven *Auseinandersetzung* mit der Krankheit, dem Sterben und dem professionellen Handeln ist. Die hieraus abgeleiteten drei Formen der persönlichen Entwicklung am Lebensende sind konstitutiv für die alternative Sterbebegleitungspraxis.

## (1) Krankheit als Entwicklungsweg und Chance

Viele schwer Kranke und Sterbende, aber auch Mitarbeitende deuten ihre Biographie als eine immerwährende Suche nach *Erfahrungen*. Auf diesem „Weg" als „esoterischer Metapher eines Entwicklungsprozesses" (Stenger 1993, 186) kann selbst widrigen biographischen Ereignissen ein Sinn abgetrotzt werden. Dergestalt kann sich ein vermeintlich trauriges *Schicksal* ins Positive verkehren, wie Frau Glaser, Patientin im anthroposophischen Krankenhaus, argumentiert:

> DÄ isch jetzt i (.) als behinderte Mensch gebore, dä ander isch in Indie gebore und verhungeret. (...) Das chan ich eifach so vo usse gseh, (...) aber ich chan au gseh, dass das (.) äh (-) en Ufgab chan si. (P124: 4–6, Trans., Krank., Pat.)

Als „Werchzüg" persönlicher Entwicklung gilt ihr „all das, wo mir so bezeichned (.) für das Negative" – allen voran „Chrankheit" (P124: 10, Trans., Krank., Pat.).

Die *Krankheit als Entwicklungsweg* fordert indessen nicht bloß zur „Reflexion der gegenwärtigen Lebenssituation" auf, sondern geht mit der hohen „Eigenverantwortlichkeit" einher, „sich auch dort als Verursacher zu verstehen, wo ihm nach bisherigem Verständnis nur etwas widerfahren ist" (Stenger 1993, 185). Dies korreliert mit dem anthroposophisch-medizinischen Krankheitskonzept (siehe Kap. 6.1.1), zumal Rudolf Steiner mit jeder Krankheit die Dringlichkeit einer „Erkenntnis der tieferen Gründe in diesen Dingen" verbindet, um das „egoistische Suchen nach Heilung" – wie es in der konventionellen Medizin üblich sei – zu überwinden (Steiner 1988, 100).

Dementsprechend seien kranke Menschen – im Verständnis der rhythmischen Massagetherapeutin des anthroposophischen Krankenhauses – angeregt, sich zu fragen, „Wozu brauch ich das, wozu ruft mich das auf?" (P122: 20, Trans., Krank., Ther.) Ihnen sei durch die Krankheit die *Chance* einer persönlichen Entwicklung gegeben: „Dur e Chranket (-) chan ich (...) en Erkänntnis ha oder en Entwicklig mache i mim Läbe, won ich viellicht suscht nöd gmacht het" (P99: 21, Trans., Krank., Pfl.). Im besten Falle könne sich diese *Auseinandersetzung mit der Krankheit* sogar positiv auf den Krankheitsverlauf auswirken, argumentiert Frau Glaser:

> Und dänn isch mir bewusst worde, dass es mir ja wäred däne ja fascht drüü Mönet (-) eigentlich ja immer (-) guet gaht. (...) Ich han immer s Gfühl, ich BIN nöd mini Chranked.

> Und ich (...) han dänn geschter Abig dänkt, (-) eigentlich bin ich seelisch-geischtig (-) nöd SO mit minere Chranked verbunde, dass es mir so schlächt gah muess, aber ich bin seelisch-geischtig dur d Chranked so ufgrüeft, mir z überlegge, was möcht ich wiiterhin pfläge, dass ich die Unabhängigkeit, die FREIheit chan bhalte, mich da nöd so möse (-) abezieh z lah, isch es tüfs Aha-Erläbnis eigentli. (P114: 5, Trans., Krank., Pat.)

Aus diesem Zusammenhang leitet Frau Glaser letztlich einen Handlungsimperativ betreffend der weiteren Lebensführung ab: „Und nöd z letscht (.) hät mich d Chrankhet wieder emal druf ufegstosse, mir z säge, hey, mach doch öppis (-) mit dinere zweite Biographie" (P124: 15, Trans., Krank., Pat.).

## (2) Entwicklung bis zuletzt und über den Tod hinaus

Angesichts unheilbarer Krankheit erscheinen die Gestaltungsmöglichkeit indessen wesentlich eingeschränkter – sowohl was die verbleibende Zeit als auch die zur Verfügung stehenden Kräfte angeht. Und doch resultiert die *Auseinandersetzung mit dem Sterben* häufig in der Vorstellung, dass *Entwicklung bis zuletzt* möglich ist. Herr Schmied, leitender Onkologe und Palliativmediziner, markiert dies als für die anthroposophische Begleitung am Lebensende besonders wichtig:

> Das ist UNS etwas wirklich, glaub ich, zentral Wichtiges, dem MENSCHEN bis zu seinem letzten ATEMzug, Entwicklungsmöglichkeiten in seiner Biographie (.) zuzugestehen. (P96: 3, Trans., Krank., Arzt.)

Obgleich diese „Entwicklungsmöglichkeiten" auf der Textoberfläche des Interviewgespräches zwar auf die „Biographie" beschränkt bleiben, werden sie über das anthroposophische Ich-Konzept und die anthroposophische Reinkarnationsvorstellung auf den Bereich des Nachtodlichen ausgedehnt:

> Man (...) muss mindestens zulassen können, dass es ne Sichtweise geben kann, (.) die (...) dieses Biographische (-) als eine Möglichkeit sieht, (1) mit etwas vorne dran und hinten weg. (P96: 3, Trans., Krank., Arzt.)

Demzufolge kann sich die persönliche Entwicklung auch auf die nächste Inkarnation günstig auswirken. Während die Vorstellung einer *persönlichen Entwicklung über den Tod hinaus* einige Mitarbeitende des anthroposophischen Krankenhauses dazu veranlasst, vermittels Handlungsformen der postmortalen Begleitung auf die nachtodliche Entwicklung verstorbener Patient_innen Einfluss zu nehmen,[14] stehen andere der postmortalen Begleitung eher kri-

---

14 Die „Überzeugung", „dass Entwicklung (...) auch nach dem Tod weitergeht" (Dach 2008, 18), besteht auch außerhalb des anthroposophischen Krankenhauses und wird von

tisch gegenüber, ohne sich jedoch von der entsprechenden Rationalisierung abzugrenzen:

> Ich glaub, wir überschätzen uns, wenn wir glauben, dass wir in diesem Ablösungspro-zess (.) viel bewirken können. Es hängt das hängt mit der Biographie dieses Menschen zusammen, oder? (-) Und auch Menschen, die (...) beim Erdbeben verschüttet werden, die sterben einen (.) nicht einen Tod, wo sie drei Tage aufgebahrt sind, und diese Leib-lichkeiten löst sich auch ab. (P96: 37, Trans., Krank., Arzt.)

Dass Entwicklung bis zuletzt und über den Tod hinaus auch von Seiten der schwer Kranken und Sterbenden für möglich gehalten wird, lässt sich an der Erzählung einer *Nahtoderfahrung* illustrieren; Stefan, ambulanter Patient im anthroposophischen Krankenhaus, nennt es „Sphärenübertritt" (vgl. P132: 6–36, Trans., Krank., Pat.). Rahmenhandlung der Nahtoderfahrung von Ste-fan ist eine Episode mit Fieber, das sich als Folge einer Lungenentzündung über mehrere Tage erstreckte und erst durch eine „rituelle Behandlung" im anthroposophischen Krankenhaus mit Wickeln gesenkt werden konnte (vgl. P132: 6 u. 36, Trans., Krank., Pat.). In der Binnenhandlung trifft Stefan auf seinen „Schutzengel", den er bereits aus einer früheren Konsultation bei einer Homöopathin kenne und als „wissi (-) lüchtendi (.) Liechtchugle" beschreibt (P132: 6–36, Trans., Krank., Pat.). Auch die Kulisse seiner Begegnung skiz-ziert Stefan detailliert: An einem „Abgrund" stehend sieht er auf eine Kette von „Gebirge" und einen „Lavafluss". Der Schutzengel informiert Stefan, er habe wieder zurückzugehen, was dieser bedauert und so deutet, dass seine persönliche Entwicklung zu Lebzeiten noch nicht abgeschlossen sei:

> Han ich (1) scho gseit, (3) ich well nöd nomal da hi, (...) seit dä Schutzengel zu mir, (1) <zitierend: was d bis jetzt botte häsch (.) da, das langed dänn nöd>. (P123: 6, Trans., Krank., Psych.)

Neben einer Begegnung mit Gott, der „REIne (-) geBÜNdelte Lichtenergie" sei (P123: 32, Trans., Krank., Psych.), öffnen sich für Stefan in der Folge immer wieder neue „Feischter", durch die er einzelne Bilder sieht, welche er mit Hilfe des Schutzengels auf sein Leben bezieht. Bilanzierend hält Stefan fest: „Es sind mir en Huufe (.) offni (.) Frage (-) im Prinzip beantwortet worde" (P132: 22, Trans., Krank., Pat.).

---

anthroposophisch-medizinischen Akteur_innen wie Christoph von Dach (2008; 2009) dazu verwendet, eine Ausdehnung medizinischer Sterbebegleitung über den Tod hinaus zu fordern, um „dem Verstorbenen eine Unterstützung auf seinem nachtodlichen Weg geben" zu können (Dach 2009, 15).

### (3) Sterbebegleitung als Lernprozess

Unter allen Mitarbeitenden beider Gesundheitseinrichtungen weit verbreitet ist die Vorstellung, durch die *Auseinandersetzung mit dem professionellen Handeln* eine persönliche Entwicklung zu erfahren – *Sterbebegleitung als Lernprozess* für die Sterbebegleitenden. Die Bedingungen dieses Lernprozesses sind mannigfaltig: Die persönliche Entwicklung kann von der Begleitung Sterbender (vgl. z. B. P30: 9, Trans., Hosp., Pfl.), aber auch durch den Umgang mit Verstorbenen (vgl. z. B. P30: 3, Trans., Hosp., Pfl.) angeregt sein. Die Konsequenzen des Lernprozesses können einerseits auf die Berufstätigkeit beschränkt bleiben:

> Diese Leute, die ich begleitet hab, die leben mit mir weiter. (...) Nicht in Form von ner (.) Traurigkeit, sondern eher in Form von ner Dankbarkeit, weil ich mit ALL diesen Menschen (.) ein Stück Weg gegangen BIN. Und (.) das ist DAS ist meine Idee, warum das funktionieren kann, in dem Bereich zu arbeiten. Wenn wir akzeptieren, (-) dass wir von und miteinander lernen (.) und dass auch der Patient MIR was beibringt, (-) DANN (.) kann man in dem Bereich arbeiten, ohne (.) dauerhaft Schaden zu nehmen, in meinen Augen. (P91: 23, Trans., Krank., Arzt.)

Und andererseits kann der Lernprozess auch eine Entwicklung in der Religiosität der Sterbebegleitenden anstoßen:

> Das isch ähm (1) für mich d Chance, zum au für mich öppis (1) a Ängst abzbaue, (...) ähm vo mir salber öppis z erfahre. (...) Also drum ganz wichtig für mich, au wänn ich debi bin, wänn öpper stirbt, (1) hey, ganz guet luege, dass ICH (1) würklich mit mit sämtliche Körperwänd ähm gspürig blieb für mich, oder? (P34: 17, Trans., Hosp., Ther.)

Der Lernprozess kann ferner einer solchen Unterscheidung zwischen einem professionellen und einem privaten Bereich zuwiderlaufen: „Mer chan ja au würklich vo dene Lüt sehr viel lehre" (P97: 49, Trans., Krank., Pfl.); er kann den gegenseitigen Gewinn betonen: „Ich wett (...) MÄNSCHlichs Lehre. (...) Und ich glaube, da isch es ebe en DEAL. Ich chume und schänke mich. Aber (...) ich lerne au" (P38: 84–86, Trans., Hosp., NichtMed.); oder er kann als eine übergeordnete Verantwortlichkeit aufgefasst sein, nicht nur den Umgang mit schwer Kranken und Sterbenden, sondern auch die allgemeine Begleitungspraxis dergestalt beeinflussen zu wollen, dass sie mehr *Spiritualität* aufweist:

> Ich bin auch [hierher, BZ] (...) gekommen, (...) wo du noch mal in eine (-) große persönliche Schulung einsteigst, die Spiritualität im ALLtagsleben AUF der Station, MIT den Menschen, die da sind, auf den Boden zu bringen. (P94: 3, Trans., Krank., Arzt.)

## 6.2 Idealvorstellungen der alternativen Begleitung am Lebensende

Indem Ideale „praktische Kraft (als regulative Prinzipien) haben und (...) der Vollkommenheit gewisser Handlungen zu Grunde liegen" (Kant 1998, 650), übernehmen sie sowohl handlungsrationalisierende als auch handlungsanweisende Funktionen. Sie speisen sich zum einen aus den zuvor geschilderten alternativen Konzeptionen von Krankheit, Sterben und Tod, bauen zum anderen aber auch auf den Grundsätzen der *Palliative Care* (siehe Kap. 2.2) sowie der anthroposophischen Medizin (siehe Kap. 1.3.2) auf.

Im Folgenden werden die zentralen Idealvorstellungen der alternativen Begleitung am Lebensende dargelegt und gleichzeitig aufgezeigt, wie sie sich zum Praxisfeld konventioneller Sterbebegleitung verhalten. Zu den zentralen Idealvorstellungen gehören Ideale des guten Sterbens (siehe Kap. 6.2.1), das damit zusammenhängende Ideal einer *kommunikativen Offenheit* (siehe Kap. 6.2.2), eine bestimmte *Haltung bzw. Grundhaltung* (siehe Kap. 6.2.3) und Selbstbestimmung (siehe Kap. 6.2.4).

### 6.2.1 Ideale des guten Sterbens

Obgleich Idealvorstellungen des guten Sterbens schon seit jeher und in allen soziokulturellen Kontexten existieren (vgl. z. B. Coward und Stajduhar 2012a; 2012b; Heller 2007), haben sie sich im Laufe der Zeit verändert (vgl. z. B. Ariès 1976; 2009; Kellehear 2007; Strange 2009, 129–133)[15] und nehmen spätestens seit der Hospizbewegung zuweilen normative Züge an: Sie sind zur Doxa des Hospizes als einer „Einrichtung des guten Sterbens" (Dresske 2012b) bzw. einer „alternativen Pflegeeinrichtung" geworden (Dresske 2005b). Das alternative Moment dieser *Ideale des guten Sterbens* baut vornehmlich auf der Abgrenzung der frühen Hospizbewegung gegenüber konventionellen Formen der Sterbebegleitung: „This is the idea that death has become distorted and dehumanised by modern technological and bureaucratic institutions" (Walter 1994, 113). Entsprechende Idealvorstellungen beziehen sich dann entweder auf die Wünsche schwer Kranker und Sterbender oder die handlungsanweisenden und normierenden Rationalisierungen der Sterbebegleitenden.

### (1) Wünsche schwer Kranker und Sterbender
In den informellen Gesprächen sowie formalen Interviewgesprächen mit den Patient_innen finden sich kaum Hinweise auf ihre Wünsche. Sind sie vorhan-

---

15 Etymologisch lassen sich Idealvorstellungen des guten Sterbens mit Kellehear zweifach herleiten: „Dying well, that is, painlessly and easily" auf der einen Seite sowie „dying beautifully or in an ideal or exemplary way" auf der anderen Seite (Kellehear 2007, 90).

den, betreffen sie weniger klare Vorstellungen als diffuse Ängste, wie im Falle der Hospizbewohnerin Nicole:

> Das dunkt mi scho fascht bald am schwierigste. So dä Wäg gah jede Tag und weniger denn (-) de Tod. De Tod, dä chunt eifach, aber dä isch (...) nöd so grausam. (...) De Tod isch de Tod. (P23: 22, Trans., Hosp., Pat.)

Diese Unterscheidung zwischen Sterbeprozess und Eintritt des Todes bestätigt sich in der Beobachtung eines anthroposophischen Arztes:

> Viele onkologische Patienten sagen mir, sie haben nicht Angst vor der Tatsache des Todes, sie haben die Angst (.) auf dem Weg dorthin. (P96: 7, Trans., Krank., Arzt.; vgl. z. B. Ashby 2009, 81–82)

Ihre implizite Entsprechung findet diese diffuse Angst im auch außerhalb der beiden Gesundheitseinrichtungen weit verbreiteten Wunsch, möglichst „in hohem Alter, (...), zu Hause, schnell und schmerzlos, von Bezugspersonen betreut, ‚in Würde‘ zu sterben" (Feldmann 2010, 154), was den meisten schwer Kranken und Sterbenden des Hospizes resp. des anthroposophischen Krankenhauses indessen nicht vergönnt ist. In der Regel sind sie mittleren Alters, aufgrund einer Krankheit erleben sie einen eher langsamen Sterbeverlauf und sind zumindest zeitweilig hospitalisiert. Als noch ungerechter gilt allgemein das Sterben außerhalb der Generationsfolge, wenn also Kinder und junge Menschen sterben (vgl. Feldmann 2010, 157–158). Unabhängig vom Zeitpunkt, dessen „Rechtzeitigkeit" schwer zu bestimmen ist (vgl. Feldmann 2010, 159), stellen sich den Idealvorstellungen kontrastierend schlechte Sterbeverläufe entgegen:

> Das lange und qualvolle Sterben steht als „schlechtes, als würdeloses Sterben" dem schnellen, plötzlichen, schmerzlosen und deshalb „guten" Sterben gegenüber. (Schneider 2005, 65)

## (2) Handlungsanweisende und normierende Rationalisierungen der Sterbebegleitenden

Dass Sterbebegleitende qua Berufsauftrag in der Regel längere Sterbeverläufe begleiten, spiegelt sich in ihrer Ablehnung gegenüber dem plötzlichen Sterben und in der gleichzeitigen Favorisierung des bewussten Sterbens:

> MIS persönliche Idealbild vo Sterbe, isch öppert, wo sehr bewusst (.) eigentlich so chan eifach GAH. (...) Aber ähm es git au Mensche, wo säged, s Idealblild vo Sterbe isch en Herzinfarkt und (.) wegsii. (P99: 153, Trans., Krank., Pfl.)

Davon nicht unabhängig ist der Sterbeort. Das Hospiz erscheint als „Ort des selbstbestimmten, schmerzfreien und humanen Sterbens" eine geeignete Alternative (Dresske 2007, 77), wenn ein Sterben zu Hause nicht möglich ist, zumal es „die Widersprüchlichkeiten (...) konkreter Sterbeverläufe mit gesellschaftlichen Idealisierungsbedürfnissen" vermittelt (Dresske 2008a, 234). Und dennoch gewährt auch eine durch die Ideale des guten Sterbens normierte Begleitung nicht immer gute Sterbeverläufe, was für die Mitarbeitenden bewältigungswürdig ist und ex post unterschiedlich rationalisiert wird. Viele Mitarbeitende räumen den Sterbenden ein „Recht" auf ein individuelles Sterben ein (vgl. P108: 24, Trans., Krank., Psych.) und erzählen dementsprechend von idealen, aber auch schlechten Sterbeverläufen. Letztere können wertfrei sein: „Das (.) Liide ghört, für mich, es Stuck wiit MIT dezue, isch en Teil vom Sterbe" (P99: 59, Trans., Krank., Pfl.). Nicht selten aber weisen sie auch Wertungen auf:

> Es gibt Menschen, die waren (.) in ihrem Leben (...) HERRSCHsüchtig, (...) und darin merkt man, die haben auch en andern (-) Prozess, sich zu lösen. (P96: 28, Trans., Krank., Arzt.)

Dabei zielt die Bewertung weniger auf die Sterbebegleitung als auf die Sterbenden selbst: Es gibt offenbar Sterbende, die leiden, weil sie sich „wehren" (vgl. z. B. P96: 30, Trans., Krank., Arzt.; P99: 149, Trans., Krank., Pfl.), sich nicht helfen lassen wollen (vgl. z. B. P29: 25–29, Trans., Hosp., Pfl.) oder nicht bereit sind zu sterben (vgl. z. B. P108: 24, Trans., Krank., Psych.; P127: 36, Trans., Krank., Seel.). Im Umkehrschluss folgt daraus, dass mit dem „Recht" auf ein individuelles Sterben zugleich der Handlungsimperativ verbunden ist, das Sterben aktiv und selbstbestimmt mitzugestalten, was Tony Walter schon früh als ein Paradoxon von Hospizen bezeichnet hat: „On the one hand they are committed to letting patients live as they wish until they die. On the other hand, hospices have a very clear idea of ‚the good death'" (Walter 1994, 89).

Dieser hohe Grad an Verantwortlichkeit, die den Sterbenden zugeschrieben wird, spitzt sich in der Rationalisierung des Sterbens als einem *Weg* oder *Prozess* zu, den die Sterbenden unabdingbar zu beschreiten haben, egal, ob sie wollen oder nicht. Die Sterbebegleitenden sehen sich aber durchaus in der Verantwortung, Rahmenbedingungen für ideale Sterbeverläufe zu schaffen. Dazu gehört primär, den Sterbenden ein *würdevolles Sterben* (vgl. z. B. Sinclair und Chochinov 2013, 110–117; Steffen-Bürgi 2009, 374–375), v. a. aber ein *natürliches Sterben* zu ermöglichen. Wesentliches Merkmal dieser Idealvorstellung ist die Konzeptualisierung des Todes als *natürlicher Bestandteil des Lebens*, was damit in Widerspruch steht, dass gemäß den Aussagen eines Arztes des anthroposophischen Krankenhauses angehende Ärzt_innen im Medizinstudium zu „Feinden des Todes äh erzogen" werden (P91: 5, Trans., Krank., Arzt.). Diese

„Re-Naturalisierung des Todes" ab den 1960er Jahren kann mit Tony Walter (1993a) auf die New-Age-Bewegung zurückgeführt werden, was indessen nicht darüber hinwegtäuschen darf, dass dieser Topos „Sterbe ghört au zum Läbe" mittlerweile weit verbreitet (P109: 38, Trans., Krank., Pfl.) und auch im weiteren Praxisfeld der Palliative Care salonfähig ist. Darüber hinaus lassen sich aus den Daten zwei Ambivalenzen des natürlichen Sterbens ableiten:

Ein *natürliches Sterben bei Bewusstsein* kommt nur in Betracht, wenn das darüberstehende Ideal der Schmerzfreiheit erfüllt ist (vgl. P31: 69, Trans., Hosp., Pfl.; P96: 21, Trans., Krank., Arzt.). Mit Stefan Dresske kann ein dergestalt medizinisch hochmanipuliertes natürliches Sterben als eine „Inszenierungspraxis des guten Sterbens" gedeutet werden (Dresske 2007, 100). In diesem Zusammenhang macht Tony Walter ferner auf eine Studie aufmerksam, der zufolge lediglich einer von 20 Sterbenden dieses Ideal des natürlichen Sterbens bei Bewusstsein für sich in Anspruch nimmt (vgl. Walter 1994, 109). Unter den Sterbebegleitenden der beiden Gesundheitseinrichtungen ist diese Idealvorstellung indessen sehr prominent, weist eine hohe Selbstreferenzialität auf und wird vermittels religionsbezogener Begriffe beschrieben:

> ICH hans immer am schönschte gfunde, wänn d Lüt nöd so verlade sind. (...) Da chunnt mer würklich so NÄCH a das a das (.) Jensiits ane und (...) das macht eim s Herz groß. (P99: 155, Trans., Krank., Pfl.)

Damit einhergehend steht das *natürliche, aber schmerzfreie Sterben bei Bewusstsein* zwischen den Fronten einer (qualvollen) Lebensverlängerung resp. einer (unmoralischen) Lebensverkürzung. Während man sich bezüglich der palliativen Sedierung weder organisations- noch professionsspezifisch einig ist (siehe Kap. 4.3.2), herrscht im Hospiz und im anthroposophischen Krankenhaus breiter Konsens vor, wenn es um den assistierten Suizid geht (vgl. Zeugin 2020a): In Entsprechung mit den Idealen der Palliative Care wird er in den beiden Gesundheitseinrichtungen nicht toleriert (vgl. P4: 107, Prot., Hosp.; P96: 19, Trans., Krank., Arzt.), was von den meisten Hospiz- und Krankenhausmitarbeitenden gutgeheißen wird. Viele begreifen den assistierten Suizid als Ausdruck einer mangelhaften Begleitung am Lebensende: „Ich glaub (...) ganz fescht, dass wenn e gueti palliativi Versorgig da isch, (...) dass es dänn das im i dä wenigschte Fäll brucht" (P108: 26, Trans., Krank., Psych.). Aber auch religiöse Begründungen gegen den assistierten Suizid sind anzutreffen: „Ich find das GANZ schwierig, au vo vom Aschpekt her, dass ebe d Schöpfig, (...) keis Wunschkonzert" ist (P108: 26, Trans., Krank., Psych.).

Gelingt es den Sterbebegleitenden, die idealen Rahmenbedingungen eines *würdevollen* und zugleich *natürlichen, aber doch schmerzfreien Sterbens bei Bewusstsein* zu schaffen, obliegt es den Sterbenden, ihren individuellen Sterbeverlauf zu gestalten, der aus der Perspektive der Sterbebegleitenden so aussähe, dass sowohl die Sterbenden selbst als auch ihre Angehörigen sich mit dem bevorstehenden Tod auseinandersetzen (vgl. z. B. Stappen und Dinter 2000, 15) und diese *Auseinandersetzung* explizit thematisieren:

> Wenn mer (-) sich e chli druf vorbereitet und e chli weiß, was mer überhaupt für Möglichkeite hät, au als Aghörige, (-) ähm (1) cha mer sich vieles (.) schöner und eifacher mache. (...) Und drum (.) find ichs au so wertvoll, wemer das überhaupt thematiSIERT. (P97: 33, Trans., Krank., Pfl.)

Die Zentralstellung der *Auseinandersetzung mit dem eigenen Sterben* lässt sich gesellschaftshistorisch darauf zurückführen, dass die „self-awareness of encroaching death" (Kellehear 2007, 87) eines der ersten Merkmale aufkommender Idealvorstellungen des guten Sterbens darstellte. Die Dringlichkeit einer diesbezüglichen Thematisierung wiederum hängt mit der „expressiven Revolution" der 1960er Jahren zusammen, die sich mannigfaltig auf die Pflege auswirkte (vgl. Walter 1994, 109–113).

Diese Auseinandersetzung bildet sozusagen das Fundament für die weiteren Bedingungen des guten Sterbens, deren Trennschärfe weniger datengeleitet als typologisch bedingt ist: Es soll eine *Verabschiedung* stattfinden, die angesichts plötzlichen Sterbens nicht möglich gewesen wäre. Selbst *Versöhnung* mit Angehörigen kann möglich werden: „Wir sehen ja auch oft, dass (...) in letzten drei Lebenswochen ein verlorener Sohn auftaucht, den man zwanzig oder dreißig Jahre nicht mehr gesehen hat" (P96: 7, Trans., Krank., Arzt.). Versöhnung ist wiederum eng an eine selbstbezogene *Aussöhnung* mit der eigenen Biographie verbunden, „dass ich cha säge, ich ha mis Läbe gläbt und ich bin zfriede und glücklich (.) und nöd (-) ich ha irgend öppis bereut" (P65: 11, Trans., Krank., Pfl.). Sowohl Versöhnung als auch Aussöhnung begünstigen letztlich das *Akzeptieren* des absehbaren, unvermeidbaren Todes: „Der sterbende Patient akzeptiert seinen herannahenden Tod. Der Kampf des Lebens ist gekämpft, nun werden die letzten Dinge erledigt" (Göckenjan und Dressel 2002, 92). Dass das *Akzeptieren* als eines der höchsten Ideale des guten Sterbens gilt, hat schon Kübler-Ross in den 1960er Jahren in ihren *Interviews mit Sterbenden* herausgefunden, wobei sich die Popularität ihres Modells der fünf Sterbephasen – mit Akzeptanz als letzter Phase – durchaus auch auf die weitere Idealisierung eben dieser ausgewirkt haben dürfte (vgl. Kübler-Ross 2009).

Nur wenn die Sterbenden – und idealerweise ihre Angehörigen (vgl. z. B. P101: 31, Trans., Krank.) – ausreichend Zeit hatten (vgl. P109: 36, Trans., Krank., Pfl.), sich mit der Situation auseinanderzusetzen und diese zu akzeptieren, wird *Loslassen* möglich:

> Wenn (...) sie Ziit händ (.) zum würklich viellicht no ihres Läbe (-) nomal z Revue passiere lah und ihri Wünsch, wos no händ, no chönd erfülle, dänn chömmed eigetlich (.) die meischte (...) an en Punkt, wos irgendwenn au mal guet chönd loslah. (P97: 19, Trans., Krank., Pfl.)

Das Loslassen ist Metapher und Bedingung für das Sterben gleichzeitig: Psychologisch beschrieben, müsse man sich retrospektiv „beFRIEden mit dem", was im Leben war: „Danach kann man dann loslassen. (P96: 7, Trans., Krank., Arzt.) Dieses Loslassen wird aber gerade im anthroposophischen Kontext auch als ein Loslösen der Wesensglieder beschrieben (siehe Kap. 6.1.1), das umso schwerer fällt, je weniger die Sterbenden resp. Verstorbenen zeitlebens „an die (-) geistige Welt, an die Spiritualität ge(.)glaubt haben", weil diese „dick noch mit dem (.) dem Leib verbunden sind" und „die Seele wie nicht raus kann" (P102: 117, Trans., Krank., Ther.).

Sowohl das Loslassen vor dem eigentlichen Todeseintritt als auch das Loslösen der Wesensglieder im Sterben werden begünstigt durch *Ruhe*, was im anthroposophischen Krankenhaus eine stark handlungsanweisende Kraft hat. Dies äußert sich darin, dass sterbende Patient_innen nach Möglichkeit in einem Einbettzimmer untergebracht werden, um „störende Nebengeräusche" zu vermeiden (vgl. P103: 23, Prot., Krank.), und Verstorbene möglichst „in Ruhe" gewaschen und aufgebahrt werden (siehe Kap. 5.2.1). Beides trägt zu einem idealen Sterbeverlauf bei, der sich sowohl auf die Zeit vor dem eigentlichen Todeseintritt (vgl. z. B. P108: 24, Krank., Psych.) als auch über den physischen Tod hinaus ausdehnt (vgl. P109: 17, Trans., Krank., Pfl.).

Während man darüber einig ist, dass gerade im Moment des Eintritts des Todes *Ruhe* besonders wichtig ist, herrschen unterschiedliche Idealvorstellungen vor, wenn es darum geht, ob die Sterbenden alleine (vgl. z. B. P38: 9, Trans., Hosp., NichtMed.) oder im Beisein von Angehörigen resp. Sterbebegleitenden (vgl. z. B. P107: 26, Trans., Krank., Seel.; P15: 171, Prot., Hosp.) sterben sollen. Eine dritte Gruppe verfügt diesbezüglich über keine spezifischen Vorstellungen (vgl. z. B. P109: 51, Trans., Krank., Pfl.).

### 6.2.2 Kommunikative Offenheit

In der Hospizbewegung, die sich als eine Gegenbewegung zur herkömmlichen Sterbebegleitung verstand und dazu beigetragen hat, den Tod gesellschaftlich „hoffähig" zu machen (vgl. Knoblauch und Zingerle 2005a, 18), hat die *kommunikative Offenheit* seit jeher eine besondere Bedeutung. Während Hospizmitarbeitende damit auch eine gesellschaftliche Aufgabe verbinden, gegen die Tabuisierung des Todes anzugehen (vgl. P34: 31, Trans., Hosp., Ther.), bleibt die Dringlichkeit kommunikativer Offenheit im Falle des anthroposophischen Krankenhauses auf die Begleitung schwer Kranker und Sterbender beschränkt (vgl. z. B. P91: 3, Trans., Krank., Arzt.; P106: 93, Trans., Krank., Pfl.), wie sich anhand einer Erzählung einer Pflegenden veranschaulichen lässt, in der die Idealvorstellung durch die Bedürfnisse der Patient_innen begründet wird, eine handlungsanweisende Funktion übernimmt und zugleich zur Evaluation der Begleitungspraxis beiträgt:

> Mer isch dänn so uf das Thema Sterbe (.) irgendwenn mal z rede cho. (...) Sie het ebe gseit, dass sie (.) dass niemert über das wet rede (...) und hät mer dänn unter anderem gseit, (...) s Einzig, wo ihre so Angscht macht, segi, dass sie i sonen Chüelruum ine chämi. (...) Und dänn han ich dena gseit, (...) mir heged die Krypta da dune. (...) Das chöng sie gern go aluege und (...) und isch dänn (...) mit ihrere Gynäkologin (...) die Krypta go aluege und isch (...) igendwie (-) erlichtered gsi. (P97: 11, Trans., Krank., Pfl.)

Gesprächsorientierte Handlungsformen, die vom Ideal der kommunikativen Offenheit geprägt sind, finden nicht nur zwischen Mitarbeitenden und Patient_innen, sondern auch zwischen Mitarbeitenden und Angehörigen statt (vgl. z. B. P3: 71, Prot., Hosp.; P65: 55, Trans., Krank., Pfl.). Gemeinhin lassen sich drei Themen unterscheiden, die diese Gespräche dominieren.

## (1) Sterben und Tod

Thematisch naheliegend sind Gespräche über *Sterben und Tod*, die häufig relativ pragmatisch ausfallen (vgl. z. B. P28. 25, Trans., Hosp., Pfl.) und sich entweder auf den Sterbeprozess beziehen (vgl. P29: 41, Trans., Hosp., Pfl.) oder auf die Zeit nach dem Eintritt des Todes – etwa die Aufbahrung oder die Beerdigung (vgl. z. B. P96: 40, Trans., Krank., Arzt.; P107: 50, Trans., Krank., Seel.). In der Darstellung einer Hospizpflegenden können auch solche Gesprächsthemen als religiös klassifiziert werden:

> Es sind ja hüfig dänn (.) Gspräch über über ähm so Handfeschts, oder? Ebe Schmärz oder ähm (.) Übelkeit oder halt (.) Symptom oder so. (-) Und (.) det dünkts mich scho AU ähm, (...) chan mer sehr unterschiedlich druf igah und (1) chans dänn ebe au (2) i in e spirituelli Richtig gah dänn, wenn ich (-) halt au als Mänsch (-) mitfühl oder ähm ähm ähm würklich (-) sehr präsent bin. (P29: 41, Trans., Hosp., Pfl.)

## (2) Religiöse Themen

Diesen eher allgemein gehaltenen Gesprächen über das Sterben und den Tod, die vielen als Garant einer guten Sterbebegleitung gelten, stellen sich Gespräche über *religiöse Themen* gegenüber. Mögliche Themenfelder sind religiöse Objekte im Zimmer (vgl. z. B. P41: 30, Trans., Hosp., Pat.; P60: 28, Prot., Krank.; P92: 8, Trans., Krank., Ther.: P94: 79, Trans., Krank., Arzt.); Ich-Konzepte und Jenseitsvorstellungen (vgl. z. B. P91: 3, Trans., Krank., Arzt.; P92: 8, Trans., Krank., Ther.; P97: 39, Trans., Krank., Pfl.; P107: 46–48, Trans., Krank., Seel.);

*Sinnfragen* und *persönliche Entwicklung* (vgl. z. B. P126: 15–19, Trans., Krank., Arzt.); *Koexistenz* – d. h. die nicht-materielle Anwesenheit Verstorbener – oder *Nahtoderfahrungen* (vgl. P33: 33, Trans., Hosp., Ther.; P97: 13, Trans., Krank., Pfl.; P108: 15, Trans., Krank., Psych.; P132: 14, Trans., Krank., Pat.).

### (3) Sterben, Tod und Religion

Die Themen *Sterben, Tod und Religion* treten in Gesprächen zwischen Sterbenden und Sterbebegleitenden oder auch Angehörigen häufig in Kombination auf, was sowohl von der Heileurythmistin des anthroposophischen Krankenhauses als auch von der Priesterin der Christengemeinschaft als religiös klassifiziert wird (vgl. z. B. P102: 53–55, Trans., Krank., Ther.; P107: 54, Trans., Krank., Seel.). Bei anderen Mitarbeitenden hingegen ist eine gewisse Zurückhaltung vorhanden, wenn es darum geht, über Sterben, Tod und Religion zu sprechen: „Mir (-) mir getraued eus viellicht au nöd z froge oder (...) bi vielne (-) isch Religion (.) bi dä Pflegende (1) keis Thema" (P28: 91, Trans., Hosp., Pfl.). Wie lässt sich dies erklären? Auf der einen Seite ist häufig eine persönliche Unsicherheit spürbar. Verfügt man selbst über keine allzu klaren Vorstellungen, werden diesbezügliche Gespräche im beruflichen Kontext gerne vermieden, zumal dies die eigene Professionalität gefährden könnte. Zum anderen ist die Zurückhaltung sicherlich auch gesellschaftlich bedingt. Obgleich von einer Popularisierung religiöser Themen in der Palliative Care ausgegangen werden kann (siehe Kap. 2.3), sind viele Mitarbeitende vom Sprachduktus geprägt, Religion sei Privatsache. Damit einhergehend ist man sich darüber uneinig, ob die Thematisierung von Sterben, Tod und Religion ausschließlich von den schwer Kranken und Sterbenden ausgehen oder auch von den Begleitenden initiiert werden soll resp. darf, wobei beide Positionen etwa gleich häufig vertreten sind.

### 6.2.3 Haltung bzw. Grundhaltung

In beiden Gesundheitseinrichtungen ist häufig die Rede von einer gemeinsam geteilten *Haltung bzw. Grundhaltung*, mit Hilfe derer das professionelle Handeln rationalisiert und in vielen Fällen als religiös klassifiziert wird:

> E GRUNDhaltig, (...) wo (...) de Mänsch (-) ähm im Mittelpunkt staht und wo ähm (-) won ich wie s Gfühl han, mir mir sind ALL mitenand hämmer die gueti Haltig. Und das hät au öppis e chli mit Spiritualität z tue. (.) Au wenn mer überhaupt nöd die glichlig (-) ReligiosiTÄT händ. (P29: 17, Trans., Hosp., Pfl.)

Neben Haltung und Grundhaltung sind auch die Begriffe „innere Haltung" (vgl. z. B. P98: 44–45, Prot., Krank.), „hörende Haltung" (vgl. z. B. P129: 3, Trans., Krank., Arzt.), „Menschenhaltung" (vgl. z. B. P96: 37, Trans., Krank., Arzt.) sowie „Lebenshaltung" (vgl. z. B. P96: 3, Trans., Krank., Arzt.) anzutreffen.

Als Bedingung für einen Umgang mit den schwer Kranken und Sterbenden, der von „Menschlichkeit" (vgl. z. B. P94: 21, Trans., Krank., Arzt.), Respekt (vgl. z. B. P31: 43, Trans., Hosp., Pfl.) und „Achtsamkeit" (vgl. z. B. P31: 51, Trans., Hosp., Pfl.) geprägt ist, bezieht sich die Haltung bzw. Grundhaltung auf die *Offenheit* gegenüber allen schwer Kranken und Sterbenden, auf die für sie aufgewendete *Zeit* und auf das *Dasein*: Vielen Mitarbeitenden ist es erstens wichtig zu betonen, dass sie gegenüber allen Menschen und deren Religiosität offen seien, was auch Patient_innen einschließe, die „SEHR schräg" sind (P29: 19, Trans., Hosp., Pfl.). Und doch stößt diese *Offenheit* an Grenzen, etwa im Spannungsfeld der Grenzen der Selbstbestimmung (siehe Kap. 6.2.4).

Zweitens nennen viele Mitarbeitende, vor allem Pflegende, *Zeit* als Bedingung einer idealen Begleitung am Lebensende (vgl. z. B. P65: 55, Trans., Krank., Pfl.) und der entsprechenden Haltung bzw. Grundhaltung (vgl. z. B. P109: 145, Trans., Krank., Pfl.). Dabei markieren sie die Tatsache, dass diese Zeit im Hospiz resp. anthroposophischen Krankenhaus im Gegensatz zu anderen Gesundheitseinrichtungen in der Regel vorhanden ist, als abweichend resp. besonders. Demgegenüber bezweifeln anthroposophische Ärzt_innen sowie die Expertin für anthroposophische Pflege des anthroposophischen Krankenhauses, dass mit der Haltung bzw. Grundhaltung ein zeitlicher Mehraufwand einherzugehen habe; vielmehr verbinde sich damit ein *Handlungsverzicht*: „Es hat nichts mit Zeit zu tun. (...) Eher geht es um die innere Haltung, wie man etwas tut. Und natürlich auch darum, das Unnötige wegzulassen" (P98: 45, Prot., Krank.).[16]

Und drittens manifestiert sich dieser Handlungsverzicht auch in einer ganz bestimmten Rationalisierung des *Daseins*:

> In Rueh eifach DA sii, dass s nöd alleige sind. (-) Das heißt für mich DAsii. Wänn öpper im Sterbe liet, eifach dezue bi sitze. Mer muss gar nüt mache, mer muss au nüt rede, eifach da sii, (-) in Rueh. (P109: 53, Trans., Krank., Pfl.)

Dieser Handlungsverzicht im Dasein lässt sich damit erklären, dass es angesichts unheilbarer Krankheit und noch viel mehr in Unmittelbarkeit des Todes nichts mehr zu tun gibt. Insofern verschiebt sich der Handlungsfokus weg von

---

16 Vermittels des methodischen Konzeptes der maximalen Kontrastierung bestätigt sich dies in der folgenden Aussage eines anthroposophischen Onkologen des anthroposophischen Krankenhauses zur Geburtshilfe: „WIR bringen nicht Menschen auf die Welt, sondern Menschen werden hierher geboren (.) und wir HELfen ihnen auf diesem Weg" (P96: 3, Trans., Krank., Arzt.). Gemäß der Leiterin der Geburtsabteilung des anthroposophischen Krankenhauses geht mit dem *Handlungsverzicht* überdies eine Relativierung des ärztlichen Kompetenzbereiches einher, was sich darin äußert, dass „man (-) vielleicht nicht sofort eingreift, wenns nicht lebensnotwendig ist, dass man vielleicht (-) nochmal ein bisschen MEHR wartet, (...) dass man (...) nicht denkt, WIR machen die Geburt" (P129: 5, Trans., Krank., Arzt.).

körperlich-medizinischen Interventionen zu solchen Handlungsformen des Daseins, die für die pflegerische sowie seelsorgliche Begleitung am Lebensende wichtig sind (siehe Kap. 4.2.3, 4.7.1). Das Dasein ist sowohl im englischen als auch deutschen Sprachraum verbreitet[17], wird zuweilen auf Cicely Saunders Konzept des Total Pain (siehe Kap. 2.3) sowie die damit zusammenhängende „readiness on the part of all staff to stop and listen" (Saunders 1988, o. A.) zurückgeführt (vgl. z. B. Haraldsdottir 2011) und sowohl in der hier rekonstruierten alternativen Begleitungspraxis am Lebensende als auch in Publikationen von anthroposophisch-medizinischen Akteur_innen als religiös klassifiziert: „Das Spirituelle kommt in der Pflegepraxis im Dasein für den anderen zum Ausdruck" (Neuhaus 2006, 143).

### 6.2.4 Selbstbestimmung

Auch wenn die *Selbstbestimmung* von allen Mitarbeitenden als wesentliches Ideal der Begleitung am Lebensende genannt wird, bestehen im Gegensatz zu den vorgängig dargestellten Idealvorstellungen starke organisationsspezifische Unterschiede zwischen den beiden Gesundheitseinrichtungen, wenn es um die Konsequenzen dieser Selbstbestimmung geht. In der hospizlichen Sterbebegleitungspraxis ist mit Selbstbestimmung zumeist bloß eine *hohe Patient_innenzentrierung* gemeint (vgl. z. B. P30: 53, Trans., Hosp., Pfl.), die die Therapieplanung[18], Therapiedurchführung[19] und die Therapieevaluation[20] anweist. Im anthroposophischen Krankenhaus hingegen deutet Selbstbestimmung als ein wesentliches Konstitutivum der anthroposophischen Medizin (vgl. z. B. P126: 29, Trans., Krank., Arzt.) weit über eine patient_innenzentrierte Therapieplanung, -durchführung und -evaluation hinaus: Aus der Selbstbestimmung resultiert eine hohe *Patient_innenautonomie*, d. h. die Verantwortung der schwer Kranken und Sterbenden, sowohl ihre Krankheitsgeschichte als auch den Sterbeverlauf aktiv und selbstbestimmt mitzugestalten.

---

17 So trägt einer der frühen Dokumentarfilme zur deutschen Hospizbewegung den Titel „Dasein" (vgl. www.elysium.digital/neues/dasein-film-klassiker-der-deutschen-hospizbewegung, 03.02.2020); im Jahr 2016 entstand ein Schweizer Dokumentarfilm zum gesellschaftlichen Umgang mit Sterben und Tod unter dem Titel „Being There" (vgl. http://being-there.ch/de/der-film, 03.02.2020); und in Großbritannien werden im Rahmen der Initiative „Dying Matters" Interventionen der Trauerbewältigung unter dem Begriff des „Being There" diskutiert (vgl. www.dyingmatters.org/sites/default/files/files/Leaflet%2012_WEB.pdf, 03.02.2020).

18 „Diä Frau mit em offnige Buch, wo so konsequänt das nöd agluegt hät und schlussendlich na e Operation hät welle. (...) So hät jede (.) irgendwo (.) sin Wäg" (P29: 80–81, Trans., Hosp., Pfl.).

19 „Sie [die Hospizbewohnerin, BZ] zeigt mir [der Atemtherapeutin, BZ] scho, was für sie wichtig isch" (P19: 23, Trans., Hosp., Pat., Ther.).

20 So informiert eine Pflegende bei der morgendlichen Schichtübergabe, bei einer Bewohnerin in der Nacht eine Fußeinreibung gemacht zu haben, weil diese so unruhig gewesen sei. Das sei sehr gut angekommen (vgl. P10: 26, Prot., Hosp.).

In der Regel wird die Idealvorstellung der Selbstbestimmung in ihrer jeweiligen organisationsspezifischen Auslegung von den Mitarbeitenden positiv konnotiert; für die schwer Kranken und Sterbenden kann diese Selbstbestimmung mit Klaus Feldmann (2010) indessen zum Problem werden, wenn sie sich in einen Zwang verkehrt. Und Peter Strasser (2010) ist gar der Ansicht, dass die Selbstbestimmung als Kehrseite des medizinischen Fortschrittes nur zum Schein bestehe, was Gunnar Stollberg (2008) als „Mythos vom mündigen Patienten" diskutiert. Dass zwischen *Selbstbestimmung und Fürsorge (…) ein unlösbarer Widerspruch* (Härle 2008) existiert, thematisiert Herr Schmied in der Metapher des „Lebensschiffes", die ihm erlaubt, den schwer Kranken und Sterbenden gleichermaßen eine hohe Selbstbestimmung zuzuschreiben, ohne sie dazu zu zwingen:

> Wir sagen in onkologischen Gesprächen immer, (…) ich übernehme NICHT für Sie das Steuer Ihres von Ihrer Person. (…) Sie sind selbstbestimmt, und Sie steuern das Schiff, Ihr Lebensschiff (.) durch diese momentan sehr stürmische See, oder? Und unser Auftrag ist, dass wir MIT Ihnen fahren (…) als Beiboote. Keiner von uns steigt auf Ihr Schiff und übernimmt Ihr Schiff. Sondern wir sind Beiboot, wir fahren auch als Beiboote, mit mehreren Beibooten, rechts und links mit Ihnen durch diese See. (…) Und (-) und (.) wir (.) sichern Ihnen zu, (…) dass wir immer mit Ihnen fahren, egal, wo Sie hinfahren. (…) Diesen Fahrtgehenden sagen wir, (…) wir fahren mit Ihnen weiter. Egal wie Ihr Entscheid auch ist, Sie sind frei, Sie sind der Chef auf Ihrem Schiff. (…) Und das ist für Menschen wichtig, oder, weil sie wissen, ich bin da nicht alleine. (P96: 15, Trans., Krank., Arzt.)

Aus diesem Interviewausschnitt lassen sich drei zentrale Merkmale der Idealvorstellung einer hohen Selbstbestimmung im Sinne der Patient_innenautonomie ableiten: *Agens*, d. h. Entscheidungsträger_innen, sind primär die Ärzt_innen und die schwer Kranken und Sterbenden. Erstere stellen sich nicht als die bekannten „Götter in Weiß" autoritär ihren Patient_innen gegenüber, sondern verstehen sich selbst als Begleitende, die als „Beiboote" mit dem „Lebensschiff" ihrer Patient_innen durch die „momentan sehr stürmische See" fahren, d. h. sie folgen ihrem Weg und begleiten sie, indem sie ihnen zugestehen, die Richtung selbst zu bestimmen. Wird den schwer Kranken und Sterbenden die Entscheidungsgewalt über Therapieplanung, -durchführung und -evaluation übertragen, erhalten sie Handlungs- und Deutungsmacht; sie werden zu Akteur_innen ihrer eigenen Krankheits- und Sterbebiographie. Gerade in der Finalphase, wenn die Sterbenden nicht mehr ansprechbar resp. bei Bewusstsein sind, geht die Entscheidungsgewalt auf die Sterbebegleitenden über, die weiterhin versuchen, im Sinne ihrer Patient_innen zu handeln; zunehmend werden auch die Angehörigen zu Entscheidungsträger_innen (vgl. z. B. P104: 25, Prot., Krank.).

Eine so konzipierte Begleitung baut auf der *Bedingung* eines Konsenses der Entscheidungsträger_innen auf: Die Ärzt_innen können die schwer Kranken und Sterbenden nur begleiten, wenn sie „MIT ihnen" gemeinsam und in die gleiche Richtung „durch diese See" fahren. Dieser Konsens lässt sich bis zu einem gewissen Grad herstellen. Herr Zumsteg nennt dies „Pingpong Spielen" und zeigt anhand eines konkreten Falles auf, wie er sich über einen längeren Zeitraum hinweg in ärztlichen Gesprächen gemeinsam mit der Patientin, die zu Beginn sämtliche konventionelle Medizin verweigerte, auf eine bestimmte Therapieplanung einigte: „SIE hat mir nen Ball zugespielt, ich hab ihn zurück-gespielt. (...) Und so hat sich das entwickelt" (P91: 31, Trans., Krank., Arzt.). Folglich ist Patient_innenautonomie nie absolut; die Sterbebegleitenden sind über gesundheitspolitische, professionsspezifische und auch individuelle Nor-men und Ideale durchaus gebunden. Es scheint doch nicht ganz „egal, wo sie hinfahren", wenn im äußersten Fall ein Fehlen von Konsens zum Begleitungs-abbruch führen kann: „Ich kann Ihren Entscheid verstehen, aber ich kann in der Situation jetzt nicht Ihr Beiboot sein" (P96: 19, Trans., Krank., Arzt.). Auch wenn Herr Schmied die Gründe für einen möglichen Begleitungsab-bruch nicht ausformuliert, lässt sich aus dem Kontext ableiten, dass die *Grenzen* einer hohen Patient_innenautonomie auf dem medizinischen Berufsethos ba-sieren.

Solche *Grenzen der Selbstbestimmung* existieren indessen nicht nur im an-throposophischen Krankenhaus, sondern auch im Hospiz, und sie sind dann erreicht, wenn die Entscheidungen der Patient_innen aus medizinischer, d. h. ärztlicher, pflegerischer und therapeutischer Sicht als gesundheitsschädigend eingestuft werden. Als gesundheitsschädigend kann sowohl ein *Zuviel an The-rapie* als auch der *Therapieverzicht* gelten.

Ob sich das *Zuviel an Therapie* auf konventionell medizinische Handlungs-formen – wie Operationen in der Sterbephase (vgl. P29: 80–82, Trans., Hosp., Pfl.) – oder alternative Formen von Medizin – wie Vitaminkuren, die zu einer Überwässerung führen (vgl. P29: 88–90, Trans., Hosp., Pfl.) – bezieht, macht keinen Unterschied. Übergeordnete Zielsetzungen von Patient_innen können ein Zuviel an Therapie zuweilen legitimieren, wie etwa der Wunsch einer älteren Frau, die bevorstehende Einschulung der Enkelin noch zu erleben (vgl. P126: 13, Trans., Krank., Arzt.). In der Einschätzung dessen, was konkret ein *Zuviel an Therapie* darstellt, sind sich die Mitarbeitenden nicht immer einig: Während etwa Pflegende des onkologischen Ambulatoriums gemeinhin früher auf pallia-tive Handlungsformen umsteigen würden als Ärzt_innen (vgl. P97: 29, Trans., Krank., Pfl.), sind es die Pflegenden der onkologisch-medizinischen Station, die die Anwendung von Schmerzmitteln und sedierenden Arzneimitteln eher befürworten als die Ärzt_innen (siehe Kap. 4.3.2).

Für viele Mitarbeitende schwieriger ist die Entscheidung von Patient_innen gegen eine konventionell medizinische, aber auch alternativ-medizinische Behandlung. Der *Therapieverzicht* wird einerseits dann als problematisch beschrieben, wenn er zu körperlichem Leiden führt:

> Jetzt sind wir an nem Punkt, wo ich sagen muss, da ist ein Grad von körperlicher (-) Zerstörung erreicht, wo ich denke, wir könnten ihr helfen, wenn sie bereit wäre, (-) sich helfen zu lassen. (P91: 31, Trans., Krank., Arzt.)

Andererseits wird der *Therapieverzicht* auch dann in Frage gestellt, wenn aus medizinischer Sicht noch Heilungschancen bestünden:

> Wenn einer jetzt (1) ne ne Chemo bräuchte, jetzt schulmedizinisch gesehen, (...) und dann kommt eine Metastase nach der anderen, frag ich schon nochmal, JA, wir haben darüber gesprochen und ich weiß, sie wollen das nicht, aber (-) äh vielleicht jetzt doch noch mal äh (.) überlegen (.) einfach? (P126: 27, Trans., Krank., Arzt.)

Wenn der Therapieverzicht weder zu Leiden führt noch Heilungschancen zunichtemacht, wird er mehrheitlich positiv konnotiert und als eine Besonderheit der alternativen Begleitungspraxis markiert (vgl. z. B. P97: 39, Trans., Krank., Pfl.; P126: 13, Trans., Krank., Arzt.).

In diesen Grenzen der Selbstbestimmung manifestiert sich eine *Pathologisierung alternativer Formen von Religion und Medizin*. Darunter wird in der Folge die Ausdehnung der medizinischen, d. h. ärztlichen, pflegerischen und therapeutischen Beobachtung und Bewertung nicht zwingend medizinischer Praktiken entlang der feldspezifischen Grenzziehung zwischen gesundheitsförderlichen und -schädigenden Handlungsformen und Rationalisierungen verstanden.

Dies kann am Beispiel einer Patientin des anthroposophischen Krankenhauses verdeutlicht werden, die mit ihrer chronischen Darmkrankheit dergestalt umgeht, dass sie sämtliche Lebensmittel auspendelt, was zu einer Unterernährung und schließlich zur Hospitalisierung führte.[21] Die Thematisierung ihres Falles in einem Pflegefachgespräch (siehe Kap. 5.1; P105: 24, Prot., Krank.) weist auf eine kollektive *Pathologisierung* des Pendelns durch die Pflegenden der onkologisch-medizinischen Station hin: Die Auswahl der Patientin für das Pflegefachgespräch basiert darauf, dass sie „auffällig im Psychischen" sei (P105: 24, Prot., Krank.), und endet mit dem Fazit, die diskutierten Maßnahmen sogleich umzusetzen, „damit die Spinnereien aufhören" (P105: 40, Prot.,

---

21 Dieses Fallbeispiel ist durch Beobachtungsprotokolle (vgl. z. B. P94: 66–77, Trans., Krank., Arzt.; P105: 20–40, Prot., Krank.) und Interviewgespräche (vgl. z. B. P93: 44, Prot., Krank.; P106: 47–71, Trans., Krank., Pfl.; P109: 95–101, Trans., Krank., Pfl.) bestens dokumentiert.

Krank.). Zum Gegenstand professioneller Auseinandersetzung wird, was schadet. Wenn es ihr „öppis BRINGT", fällt es den Pflegenden indessen nicht zu, darüber ein Urteil zu fällen (vgl. P109: 95, Trans., Krank., Pfl.). Dass im Falle des Pendelns nicht die Patientin, sondern die Pflegenden als Entscheidungs- resp. Urteilsträger_innen agieren, wird unter Rückgriff auf deren professionellen Kompetenzen begründet:

> Ich hab ja auch (.) irgendwie (.) also meine Meinung auch gesagt, (...) dass sies wirklich mal LASsen soll. (...) Das war so (.) so ne ebenbürtige Gesprächs(-)ebene. (...) Ich war ihr nich überlegen, (...) obwohl ich die Fachperson bin. (P106: 49, Trans., Krank., Pfl.)

Die Pathologisierung des Pendelns geht so weit, dass das Pendeln auf die Krankheit der Patientin zurückgeführt wird („Das isch ihre Chranketsateil", P109: 95, Trans., Krank., Pfl.), womit jedoch nicht die Darmkrankheit, sondern eine – nicht diagnostizierte – psychologische Erkrankung gemeint ist: „Mer muess eifach luege, wo isch chrank und wo isch gsund. Und (...) das isch dänn eher Psychiatrie natürli, wo det muess dr dri luege" (P109: 101, Trans., Krank., Pfl.). Diese Einschätzung, die die Selbstbestimmung der Patientin begrenzt, wird von ärztlicher Seite gestützt, zumal Matthias, Leiter der Inneren Medizin, der Patientin im ärztlichen Gespräch rät: „Lassen Sie das mal mit diesem Pendel" (P93: 44, Prot., Krank.). Im Interviewgespräch bezeichnet er ihr Handeln als „Fehlerspirale" (P94: 67, Trans., Krank., Arzt.). Obgleich das Pendeln im Rahmen der *Pathologisierung* medizinisch beobachtet und bewertet wird, beschreibt Matthias sein professionelles Handeln des Einhaltgebietens vermittels religionsbezogener Begriffe: „Ich muss dem Patienten auch ne Grenze setzen, (...) damit bei ihm ne Entwicklung stattfindet" (P94: 71, Trans., Krank., Arzt.). Letztlich richtet sich Matthias' Rationalisierung zwar nicht gegen das Pendeln selbst, das er, auch wenn es nicht seine „Aufgabe als Arzt" sei, sich „in diese Anschauung einzumischen", „nicht wertschätzen" könne; und doch versuche er das Pendeln bei Patient_innen „zu unterbrechen, wenn sie sich dabei (.) selber halb umbringen" (P94: 77, Trans., Krank., Arzt.).

## 7. Selbstermächtigung am Lebensende

Wenn von einer Genesung nicht mehr auszugehen ist, das Sterben naht und der Tod absehbar wird, kommt es zu einer Handlungs- und Deutungsverlagerung vom Heilen zum *Heil*. Dieser Übergang – von einer mehrheitlich kurativ zu einer vornehmlich palliativ ausgerichteten Begleitung – ist für alle Beteiligten potentiell bedrohlich: Die schwer Kranken und Sterbenden büßen durch ihre unheilbare Krankheit zunehmend an Selbständigkeit ein und sind auf professionelle Hilfe angewiesen. Nicht in der Lage, den Krankheitsverlauf zu beeinflussen, sehen sie sich bedroht durch die Endlichkeit ihres Lebens. Gleichzeitig kann das professionelle Selbstverständnis der Sterbebegleitenden angegriffen werden, die trotz ärztlicher, pflegerischer und therapeutischer Maßnahmen den Krankheitsverlauf nicht umkehren, den Tod nicht verhindern können.[1]

Sowohl die schwer Kranken und Sterbenden als auch die Sterbebegleitenden verlieren im Verlauf dieses Sterbeprozesses allmählich ihre Handlungs- und Deutungsmacht, was bei beiden Akteursgruppen zu einer *Ohnmachtserfahrung* führen kann. Gemäß der Darstellung eines leitenden Arztes des anthroposophischen Krankenhauses resultiere diese bei den Patient_innen im Gefühl des *Ausgeliefertseins,* und bei den Sterbebegleitenden könne sich ein Gefühl des *Nichts-mehr-Tun-Könnens* einstellen:

> Letztlich müssen wir ja auch als Therapeuten erkennen, (-) wir sind (-) genauso ohnmächtig wie die Patienten auch. (...) Einerseits, der merkt, der ist ausgeliefert. Der Therapeut andererseits auch, er weiß nicht mehr, was er machen soll. (P91: 37, Trans., Krank., Arzt.)

Und dennoch sind die alternativen Formen der Begleitung am Lebensende nicht durch diese Ohnmachtserfahrungen bestimmt: Der Tod gilt weder den schwer Kranken und Sterbenden noch den Sterbebegleitenden als mit allen Mitteln zu verhindern; auch wird er nicht als ein Scheitern des professionellen Handelns wahrgenommen. Dies kann mitunter darauf zurückgeführt werden, dass den Akteur_innen der alternativen Sterbebegleitungspraxis mit alternativen Formen von Religion und Medizin die Möglichkeit gegeben ist, dem *Ausgeliefertsein* und *Nichts-mehr-Tun-Können* entgegenzuwirken: Sie bedienen sich aus dem Fundus alternativer Formen von Religion und Medizin, klassifizieren sie als religiös, beschreiben sie vermittels religionsbezogener Begriffe

---

1 Dies trifft weniger auf Hospizmitarbeitende als auf Mitarbeitende des anthroposophischen Krankenhauses zu, das allgemeine Palliative Care anbietet und schwer Kranke und Sterbende demzufolge nicht haupt-, sondern nur nebensächlich begleitet.

oder markieren sie als abweichend resp. besonders und kompensieren damit die vermeintliche Sinnlosigkeit des Sterbens bzw. Todes sowie den Rückgang professioneller ( d. h. medizinischer, pflegerischer, therapeutischer und seelsorglicher) Handlungsoptionen. In diesem Sinne sind die schwer Kranken und Sterbenden sowie Sterbebegleitenden ermächtigt, selbst dann noch zu agieren, wenn es angesichts des nahenden Todes vermeintlich kaum mehr etwas zu tun gibt; sie sind ermächtigt, dem Sterben einen Sinn abzutrotzen; und sie sind letztlich ermächtigt, Gefühle des *Ausgeliefertseins* und *Nichts-mehr-Tun-Könnens* zu minimieren, d. h. der drohenden Handlungs- und Deutungsohnmacht entgegenzuwirken.

*Selbstermächtigung* ist kein etischer Fachbegriff, sondern ein aus den Daten generiertes Forschungsresultat. Durch die codierende Auswertung etablierte sich die Selbstermächtigung zur Schlüsselkategorie derjenigen Handlungsformen und Rationalisierungen, die die alternative Sterbebegleitungspraxis der beiden untersuchten Gesundheitseinrichtungen konstituieren. Sie verfügt über eine bestimmte Geschlechtsspezifik (siehe Kap. 7.1) und über feldspezifische Merkmale (siehe Kap. 7.2), die für das als alternativ aufgefasste Praxisfeld konstitutiv sind, indem sie ein ganz bestimmtes Verständnis von Alternativität transportieren.

## 7.1 Geschlechtsspezifik

Insofern als Geschlecht im Sinne Judith Butlers sowohl historisch als auch kulturell bedingt ist, darf Weiblichkeit nicht als biologische Größe, sondern muss als attribuiertes Identitätsmerkmal verstanden werden. Dementsprechend schlägt Birgit Heller (2003) vor, sie als Analysekategorie in jede religionswissenschaftliche Forschung zu integrieren.[2] Verbindet man Gender dann mit der (ungleichen) Verteilung von Macht, gilt es nach Linda Woodhead das „complex and interlocking set of power relations constituted in the historical process" zu rekonstruieren (Woodhead 2007a, 568), das in einem bestimmten Feld vorherrscht. Darum werden zunächst die *Machtverhältnisse der Geschlechter* im (alternativ-) religiösen und im medizinischen Feld hergeleitet (siehe Kap. 7.1.1), um anschließend den Zusammenhang von *Gender und Macht in der alternativen Begleitung am Lebensende* zu rekonstruieren (siehe Kap. 7.1.2) und die

---

2 Für eine Einführung in den religionswissenschaftlichen Gender-Diskurs vgl. z. B. Heller (2003), Juschka (2010), Neitz (2014) und Woodhead (2002). Für die genderspezifische Begleitung am Lebensende vgl. z. B. Reitinger (2011) sowie Reitinger und Beyer (2010). Der Zusammenhang von Gender und Religion am Lebensende ist abgesehen von wenigen Ausnahmen noch kaum erforscht worden (vgl. z. B. Heller 2010, 61; Noth 2014; Skulason et al. 2014).

*Geschlechtsspezifik der alternativen Sterbebegleitungspraxis* zu diskutieren (siehe Kap. 7.1.3).

### 7.1.1 Machtverhältnis der Geschlechter in Religion und Medizin

Die geschlechtsspezifisch ungleiche Verteilung von Macht im medizinischen Feld ist in der Soziologie ab den 1950er Jahren thematisiert und diskutiert worden.[3] In diesem Zusammenhang wurde vor allem die Pflege Gegenstand feministischer Argumentation:

> For feminist theory, nursing is par excellence an example of the subordination of women to patriarchy and the exploitation of women under ideologies which assert the naturalness of nursing as a feature of the female personality. (Turner und Samson 1995, 146)

Dies geht auf die Zeit zurück, als die Krankenpflege in Westeuropa ausschließlich von Frauen resp. christlichen Nonnen ausgeübt wurde. Erst seit Florence Nightingale ist die Pflege der klerikalen Obhut der Nonnenklöster entzogen. Doch nach wie vor fällt sie in den Zuständigkeitsbereich der Frau, die aufgrund ihres Geschlechtes dazu prädestiniert zu sein scheint: „The profession of nursing was explicitly constructed as an application of the supposedly natural abilities of the Woman" (Utriainen 2002, 59). Die professionelle Krankenpflege war also nicht nur Aufgabe der Frau, sondern wurde allgemein als *weiblich* – zuweilen auch mütterlich (vgl. z. B. Turner und Samson 1995, 147; Utriainen 2002, 59) – gedeutet und der männlichen Entscheidungsgewalt untergeordnet:

> Pflegen und Sorgen als natürliche, angeborene Fähigkeit der Frau ist abgekoppelt von traditionell männlich besetzten Werten wie Selbständigkeit, Verantwortung, Vernunft, Entscheidungskompetenz, Autorität. (Heller 2010, 63)

Diese ungleichen Machtverhältnisse haben sich bis heute festgeschrieben: Die Pflege ist nach wie vor Aufgabe der Frau, *weiblich* attribuiert und der männlichen Dominanz der Ärzte untergeordnet.

Vor dem Hintergrund der Begleitung am Lebensende verstärkt sich dieser Umstand noch mehr: Über 90 % der Pflegenden in der Begleitung am Lebensende sind Frauen (vgl. Noth 2014, 91); Tony Walters Beobachtung zufolge weisen Hospize eine „weibliche Atmosphäre" auf, was sie – in der Gegenüberstellung zum Krankenhaus – „homely" erscheinen lässt (Walter 1994, 89); und mit Birgit Heller hat diese Gegenüberstellung der Hospizbewegung – als einer „Frauenbewegung" – und des männerdominierten und männlich geprägten

---

3  Für einen ersten Einblick in die patriarchalen Strukturen der Medizin vgl. z. B. Gamarnikov (1991), Pringle (1998) sowie Turner und Samson (1995, 144–148).

medizinischen Sterbens in den Spitälern als ein wesentliches Merkmal des gegenwärtigen Praxisfeldes der Begleitung am Lebensende zu gelten (vgl. Heller 2010, 65).

Auch im (alternativ-) religiösen Feld herrscht ein Ungleichgewicht der Geschlechter vor, wobei man sich in der Religionswissenschaft darüber, weshalb es mehr religiöse Frauen als religiöse Männer gibt, nicht einig zu sein scheint (vgl. z. B. Miller und Stark 2002; Sointu und Woodhead 2008; Trzebiatowska und Bruce 2013).[4] Woran sich die Religiosität dieser weiblichen Mehr- und männlichen Minderheit misst, operationalisiert Amélie de Flaugergues bezüglich religiöser Inhalte:

> Mehr als jede zweite Frau glaubt eher oder sicher an ein Leben nach dem Tod (54 % gegenüber 41 % der Männer). 58 % der Frauen glauben, dass Engel oder übernatürliche Wesen über uns wachen (gegenüber 37 % der Männer), 62 %, dass eine höhere Macht unser Schicksal beeinflusst (gegenüber 46 % der Männer) und 56 %, dass es Personen gibt, die über die Gabe des Heilens oder Hellsehens verfügen (gegenüber 42 % der Männer). (Flaugergues 2016, 16–17)

Und mit Bezug auf religiöse Praktiken:

> Frauen (…) greifen (…) mehr als doppelt so oft auf spirituelle Techniken (27 % gegenüber 11 %) oder glückbringende Gegenstände (29 % gegenüber 14 %) zurück. (Flaugergues 2016, 20)

Diese geschlechtsspezifische Verteilung schlägt sich gleichermaßen im Feld alternativer Religion nieder (vgl. z. B. Heelas und Woodhead 2005, 94–107; Woodhead 2007b), was einer Studie von Jörg Stolz et al. zu *Religion und Spiritualität in der Ich-Gesellschaft* zufolge historisch bedingt ist:

> Frauen, die zwischen 1960 und 1970 geboren wurden, sind stark durch die vor allem in den 1970er Jahren aufkommende New-Age-Bewegung geprägt worden und haben diese Ansichten und Praxis „durch die Zeit hindurch mitgenommen". (Stolz et al. 2014, 90–91)

Mögliche Erklärungen hierfür sind, dass Frauen aufgrund der Veränderungen in der geschlechtsspezifischen Arbeitsteilung mehr Rollen- und Identitätskonflikte zu erleiden hatten (vgl. Woodhead 2007b, 123–124; 2008, 191–192) und sich Prozesse der Enttraditionalisierung für die Geschlechter unterschiedlich ausgestalteten (vgl. Houtman und Aupers 2008, 108–110). Stolz et al. schreiben

---

4 In den Zusammenhang von Gender und Neuen Religiösen Bewegungen sowie Esoterik führen z. B. Goodwin (2014), Johnston (2013) und Tøllefsen (2016) ein. Und McGuire (1994) diskutiert „gendered spirituality" in ihrem historischen Vorkommen als gegenkulturelles Phänomen, das indessen zunehmend popularisiert wird.

alternativen Formen von Religion in diesem Zusammenhang gar eine emanzipatorische Kraft zu: „Für viele Frauen war diese neue Art der Spiritualität ein Weg in die Emanzipation" (Stolz et al. 2014, 193). Dabei richten sie sich gleichzeitig gegen „ein patriarchalisches Herrschaftssystem der Gesellschaft und / oder bestimmter religiöser Traditionen" (Stolz 2005, 123).

### 7.1.2 Gender und Macht in der alternativen Begleitung am Lebensende

Grundsätzlich weiß man, dass sich Frauen häufiger mit dem Thema Lebensende auseinandersetzen als Männer (vgl. GfK 2009, 4) und der Religion in dieser Auseinandersetzung eine größere Bedeutung zuweisen (vgl. Flaugergues 2016, 22). Auch im Praxisfeld alternativer Begleitung am Lebensende haben wir es mit einer Mehrheit von weiblichen Praktizierenden zu tun (vgl. Cant und Watts 2012; Stolz et al. 2011, 10), was u. a. daran liegen kann, dass eine Vielzahl alternativ-religiöser Angebote mit Bezug auf Heilung und *Heil* von Frauen für Frauen konzipiert ist (vgl. Trzebiatowska und Bruce 2013, 17).[5] Was ihre soziale Positionierung angeht, sind diese alternativen Formen mehrfach marginalisiert: Sowohl alternativ-religiöse als auch alternativ-medizinische Verfahren sind an den Rändern des medizinischen resp. religiösen Feldes verortet.

Dass sich damit eine geschlechtsspezifische Komponente verbindet, zeigt Ruth Barcan am Beispiel der Aromatherapie, die in den beiden Gesundheitseinrichtungen Teil der alternativ-pflegerischen Begleitung ist (siehe Kap. 4.2.1). Barcan argumentiert, dass die Popularisierung der Aromatherapie einerseits maßgeblich daran geknüpft sei, die ehedem getrennten Bereiche der „Sensorik", „Spiritualität" und „Medizin" wieder zu verbinden:

It [Aromatherapy, BZ] manages to recombine the separated realms of sensuality, spirituality, and medicine, reviving religious meanings and uses of scents but placing them within a consumerist context in which healing and pampering are not mutually exclusive. (Barcan 2014, 34)

Andererseits gehe mit dieser Popularisierung eine Feminisierung der Aromatherapie einher, die nicht umsonst sei: „It must pay a cultural price – that of being considered a ‚feminine practice" (Barcan 2014, 34). Und dieser kulturelle Preis bestehe nunmehr darin, dass die Aromatherapie aufgrund ihres ganzheitlichen – vermeintlich *weiblichen* – Anspruchs gegenüber der als patriarchal aufgefassten konventionellen Medizin an Legitimität einbüßt: „Aromatherapy is (...) divided between a quest for scientific validation and a more radically inclusive holism" (Barcan 2014, 34).

---

5  Sointu (2012, 71–99) systematisiert das Feld der alternativen Medizin anhand gendertheoretischer Überlegungen.

In dieser Ambivalenz ist schließlich ihre emanzipatorische und gleichermaßen selbstermächtigende Kraft zu sehen: Indem sich die Akteur_innen im Sinne einer doppelten Selbstthematisierung häufig zugleich auf Religion und Medizin beziehen (siehe Kap. 7.2.1) und diese Bezugnahmen selbstreferentiell über *Erfahrung, Gefühl* und *Wissen* legitimieren (siehe Kap. 7.2.2), sich also eine hohe Selbstautorität zuschreiben (siehe Kap. 7.2.3), können sie vermittels der Praktizierung alternativer Formen von Religion und Medizin gegen herrschende Strukturen aufbegehren:

> Their emphasis on the authority of feeling, intuition, and experience in religious matters empowers women to attain a spiritual and institutional power denied them elsewhere. (Woodhead 2001, 71)

Mit Linda Woodhead (2007a) richtet sich diese Ermächtigung weiblicher Akteurinnen gleichermaßen gegen religiöse und medizinische Autoritäten, die in Westeuropa grundsätzlich als männlich und patriarchal aufzufassen sind, insofern Frauen gegenüber Männern nach wie vor und weltweit benachteiligt und entmachtet seien.

Somit ist den weiblichen schwer Kranken und Sterbenden durch die alternativen Formen von Religion und Medizin die Möglichkeiten gegeben, sich gegen eine konventionell medizinische Begleitung zu entscheiden (vgl. Lüddeckens 2012, 114) und im Rahmen der *Patient_innenautonomie* die Therapieplanung, -durchführung und -evaluation mitzugestalten (siehe Kap. 6.2.4). Sie sind ermächtigt, Einfluss auf ihre eigene Behandlung zu nehmen. Für Frau Glaser, eine ambulante Patientin des anthroposophischen Krankenhauses, die sowohl konventionell medizinische als auch anthroposophisch-medizinische Verfahren der Krebsbehandlung in Anspruch nimmt, stellt die biologisch-dynamische Ernährung z. B. eine wichtige Ressource dar, nicht nur gesund zu werden, sondern gesund zu bleiben: „Das sind (.) Sache, wo mis Läbe unterstützed, und die Ha Harmonie i das Läbe z bringe, das isch (-) das, won ich versuech uf allne Ebene eifach" (P124: 15, Trans., Krank., Pat.). Dass dies selbstverständlich auch den männlichen Hospizbewohnern und Krankenhauspatienten zusteht, darf nicht darüber hinwegtäuschen, dass in beiden Gesundheitseinrichtungen eine Mehrheit weiblicher schwer Kranker und Sterbender anzutreffen ist, die im Falle des anthroposophischen Krankenhauses auf eine überwiegende Mehrheit männlicher Ärzte trifft.

Zugleich sind den Sterbebegleiterinnen mit den alternativen Handlungsformen und Rationalisierungen die Möglichkeiten gegeben, Einfluss auf die alternative Sterbebegleitungspraxis auszuüben. Diese Einflussmöglichkeiten sind indessen differenziert zu betrachten. Zum einen sind Sterbebegleiterinnen gegenüber ihren männlichen Kollegen deutlich in der Überzahl; und schon in dieser numerischen Überlegenheit liegt die Kraft, bestehende Strukturen herauszufordern. Steven Sutcliffe (2003) warnt jedoch davor, vorschnell von einer numerischen Vormacht auf eine hohe autoritative Machtstellung der Frauen zu schließen. Und auch Rose Stuart hat im britischen New Age der späten 1990er Jahre zwar eine Mehrheit weiblicher Anhänger_innen eruiert, die jedoch mehrheitlich von männlichen Lehrern unterrichtet werden: „Female teachers are still outnumbered two to one by their male counterparts" (Stuart 2001, 330).

Und zum anderen erkämpfen sich gerade die Pflegenden im Verlauf des Sterbeprozesses zunehmend Handlungsspielraum zu Ungunsten der mehrheitlich männlichen Ärzte: Erstens führen sie vermehrt selbstverordnet und selbständig alternativ-pflegerische Praktiken durch (siehe Kap. 4.2.1) und zweitens erfolgen sämtliche Handlungsformen im Zusammenhang mit den *Kleinigkeiten* und dem *Dasein* gänzlich unabhängig von der männlichen Dominanz der Ärzte (siehe Kap. 4.2.3) – wobei im Falle des Hospizes gar nicht erst von einer solchen die Rede sein kann (siehe Kap. 4.1). Aus dieser Gegenüberstellung der beiden Berufsgruppen ging hervor, dass gerade diese – auch als geschlechtsspezifisch attribuierte – Arbeitsteilung zwischen den eher männlichen Ärzt_innen, die Verordnungen schreiben und die den Sterbeprozess in Abwesenheit überwachen, und den weiblichen Pflegenden, die am Sterbebett korporal präsent sind, Letzteren das entscheidende Argument zur Verfügung stellt, wenn es um die palliative Sedierung schwer Kranker und Sterbender geht (siehe Kap. 4.3.2). Terhi Utriainen hat dieselbe geschlechtsspezifische Arbeitsteilung in der finnischen Hospizbegleitung beobachtet:

> The doctor was seen (...) as someone who diagnosed the patient othervisewas (sic!) absent, whereas being present by the sick was in fact the main duty of the nurse. (Utriainen 2002, 59)

Die Kehrseite einer dergestalt konfigurierten Begleitung am Lebensende, die von Frauen erbracht und als *weiblich* gedeutet wird, ist augenscheinlich: Sie läuft Gefahr, Bedürfnisse anderer Geschlechter zu vernachlässigen. In einer ethnographischen Studie konnte beispielsweise gezeigt werden, dass Frauen in Nordindien anders altern als ihre männlichen Mitbürger (vgl. Lamb 1997). Und im europäischen Kontext haben Skulason et al. herausgefunden, dass Frauen lieber über das Lebensende sprechen als Männer: 80 % der Frauen, aber nur 30 % der Männer bringen das Thema im Erstgespräch mit Seelsorgenden selbst zur Sprache (vgl. Skulason et al. 2014).

### 7.1.3 Geschlechtsspezifik der alternativen Sterbebegleitungspraxis

Mit Linda Woodhead lässt sich die Geschlechtsspezifik der alternativen Sterbebegleitungspraxis systematisieren: Alternative Formen der Begleitung am Lebensende positionieren sich zum einen entlang des Kontinuums von konventionellen resp. marginalen Formen als *marginal*:

> „Marginal" religion sits at more of an angle to the social and gender order, and will therefore be treated as socially deviant by those who accept the dominant distribution of power. (Woodhead 2007a, 569)

Dies hat Auswirkungen auf die Alternativität dieser Praxis: So verstehen die Akteur_innen heileurythmische Buchstaben (siehe Kap. 4.4.5), Gespräche von Therapeut_innen mit Angehörigen über die eigene Nahtoderfahrung (siehe Kap. 4.4.4) oder Verfahren der anthroposophischen Onkologie – wie z. B. die Hyperthermie oder die Misteltherapie (siehe Kap. 4.2.1) – als alternativ, indem sie sie als abweichend resp. besonders markieren: Sei es, weil sie in konventionell medizinischen Gesundheitseinrichtungen keinen Platz haben, weil ihre Wirksamkeit in evidenzbasierten Studien nicht bewiesen ist oder weil sie von Rationalisierungen durchdrungen sind, welche dem naturwissenschaftlichen Verständnis von Medizin zuwiderlaufen.

Zum anderen weisen alternative Formen der Sterbebegleitung in der Systematik von Linda Woodhead einen *questing*-Charakter auf. Dazu gehörten Praktiken im Umkreis der als *holistic self-spirituality* bezeichneten Form alternativer Religiosität:

> Ranging from individual reading and practice, to one-to-one encounters (such as Reiki, and explicitly spiritual forms of homeopathy and aromatherapy) to group meetings (such as Yoga, Buddhism, Greenspirit), and larger workshops and festivals. It is increasingly incorporated into workplace trainings, nursing and education. (Woodhead 2007a, 575)

Diese Formen von Religion reproduzieren die bestehende Ordnung nicht einfach, sondern fordern sie heraus, ohne sie jedoch umzustürzen: „The aim is not to change this order so much as to improve one's position – and wellbeing – within it" (Woodhead 2007a, 575). Dabei soll keineswegs der Eindruck erzeugt werden, dass die geschlechtsspezifische Selbstermächtigung in der alternativen Begleitung am Lebensende ein bewusstes Ansinnen der Akteur_innen ist. Vielmehr liegt die emanzipatorische und zugleich selbstermächtigende Kraft in den sozialen Praktiken selbst.

Dementsprechend ist nicht von einer Selbstermächtigung der Frau am Lebensende die Rede, sondern von der Ermächtigung (weiblicher) Akteur_innen in der Begleitung am Lebensende durch die Praktizierung alternativer

Formen von Religion und Medizin in der Sterbebegleitung. Doch wie genau stellt dieses Praxisfeld die Bedingungen für ein Anwachsen von Handlungs- und Deutungsmacht bereit?

Um diese Frage zu beantworten, ist es ratsam, einen Blick in die post- bzw. neosäkulare Gendertheorie zu werfen. Unter dem postsäkularen Turn wird in den Gender Studies ein Paradigmenwechsel bezüglich der feministischen Haltung gegenüber Religion und dem damit untrennbar verbundenen Umgang der Gender Studies mit Religion verstanden. Früher herrschte gemäß Orit Avishai ein „feminist dilemma of religion" vor:

> The feminist dilemma of religion: assumptions about religion's inherent incompatibility with the interests of women and gender and sexual minorities that results in ambivalence and hostility toward studying religion and learning from religion cases. (Avishai 2016, 261)

Dieses Dilemma lässt sich mit Elaine Graham historisch auf die Aufklärung zurückführen:

> In their protest against the confinement to the private, domestic world of affect and piety, modern second-wave feminists saw themselves as continuing and expanding the Enlightenment commitment to emancipation and self-improvement. Hence much of Western second-wave feminism was secular, or anti-religious, seeing religion (at least in its orthodox, institutional forms) as a primary source of control of women, of the defense of their roles as „natural" and God-given and thus as a major protagonist in perpetuating gendered division of labour and women's subordinate status to men. (Graham 2012, 240–241)

Diese säkulare und zuweilen auch atheistische Selbstauffassung feministischer Akteur_innen wurde von den Gender Studies weitgehend übernommen: Säkulare Gendertheoretiker_innen waren der Auffassung, dass weibliche Handlungs- und Deutungsmacht sowie Religiosität in einem Spannungsverhältnis ständen.

Kritik an diesem säkularen Begriff von *Agency* kam einerseits aus religiösen Kreisen, z. B. von Seiten der feministischen Theologie. Andererseits wurden ab den 1980er Jahren Stimmen aus dem außereuropäischen Kontext laut, die die eurozentristische Engführung weiblicher Agency auf außer- und nicht-religiöse Bereiche kritisierten (vgl. Braidotti 2008, 7). Diese letztgenannten postsäkularen Gendertheoretiker_innen sind der Auffassung, dass weibliche Agency nicht zwingend mit der Ablehnung von Religion einhergehen muss. Allen voran Saba Mahmood, die im Jahr 2005 mit ihrem Buch *The Politics of Piety* aufzeigte, dass weibliche Agency keineswegs unabhängig vom religiösen Selbstverständnis dieser Frauen funktioniert:

In this book I will explore some of the conceptual challenges that women's involvement in the Islamist movement poses to feminist theory in particular, and to secular-liberal thought in general, through an ethnographic account of an urban women's mosque movement that is part of the larger Islamic Revival in Cairo, Egypt. (…) A movement in which women from a variety of socioeconomic backgrounds provided lessons to one another that focused on the teaching and studying of Islamic scriptures, social practices, and forms of bodily comportment considered germane to the cultivation of the ideal virtuous self. (…) This movement marks the first time in Egyptian history that such a large number of women have held public meetings in mosques to teach one another Islamic doctrine, thereby altering the historically male-centered character of mosques as well as Islamic pedagogy. (Mahmood 2005, 2)

In ihrem Buch kritisiert Mahmood die gängige Konzeption von „agency in terms of subversion (…) of social norms" (Mahmood 2005, 14) und schlägt stattdessen vor, Handlungsmacht als die Fähigkeit zu verstehen, sich sowohl gegen soziale Normen zu stellen als auch sie zu bekräftigen: „Agentival capacity is entailed not only in those acts that resist norms but also in the multiple ways in which one inhabits norms" (Mahmood 2005, 15). In diesem Sinn wird Agency bzw. (Selbst-)Ermächtigung im Folgenden als eine Handlungs- und Deutungsmacht verstanden, die zwar von bestimmten Machtstrukturen abhängt, aber nicht zwingend gegen sie aufbegehrt.

Eine dergestalt aufgefasste Agency ist insbesondere in der alternativen Pflegepraxis der beiden untersuchten Gesundheitseinrichtungen anzutreffen. Auch wenn die Pflege grundsätzlich an die Verordnung der Ärzt_innen gebunden ist, geht mit dem Fortschreiten des Sterbeprozesses ein Ansteigen selbstverordneter Pflegepraktiken einher, d. h. die Pflegenden handeln zunehmend unabhängig von ärztlichen Verordnungen (siehe Kap. 4.2; 4.3). Die selbstverordneten Pflegepraktiken lassen sich in zwei Kategorien unterteilen:

### (1) Alternativ-pflegerische Praktiken: „einfache Sachen" (Kap. 4.2.1)

Bei „einfachen Sachen" aus der Alternativpflege (P64: 45, Prot., Krank.), wie z. B. einem Herzwickel, einer Fußeinreibung oder aromapflegerischen Praktiken, entscheiden die Pflegenden häufig selber und ad hoc, was wiederum unterschiedlich begründet wird: Die Begründung kann unspezifisch ausfallen, insofern die Pflegenden das *Gefühl* haben, dass diese alternativ-pflegerischen Praktiken den Patient_innen „gut tun", wenn sie „so viel denken", „nervös" sind oder „Angst" haben; sie kann mit der Idealvorstellung eines *ruhigen Sterbens* verbunden sein; oder sie kann vermittels religionsbezogener Begriffe als anthroposophisch beschrieben werden, wenn z. B. die Zielsetzung formuliert wird, die Patient_innen „auf den Boden zurückzubringen" bzw. sie zu „erden" (vgl. P61: 57, Prot., Krank.).

## (2) Nicht zuordenbare Handlungen: *Kleinigkeiten* (Kap. 4.2.3)

Daneben vollziehen die Pflegenden eine Vielzahl an nicht zuordenbaren Handlungen, die sich als *Kleinigkeiten* bezeichnen lassen. Die Dringlichkeit dieser Handlungsformen wird von den Pflegenden häufig mit der *Erfahrung* begründet, die schwer Kranken und Sterbenden verfügten über Bedürfnisse, die über das rein Körperliche hinausgingen. So animieren z. B. einige Pflegende ihre Chemo- und Misteltherapiepatient_innen dazu, dem Infusionsbeutel „gute Worte" beizufügen, woraufhin eine Patientin „Heilung im göttlichen Licht" auf den Beutel schreibt (vgl. P61: 50, Prot., Krank.; P62: 42, Prot., Krank.).

Diese Beispiele zeigen: Die Pflegenden führen die selbstverordneten Praktiken – je weiter der Sterbeprozess fortschreitet – unabhängig von ärztlichen Verordnungen aus und gewinnen dadurch an Handlungs- und Deutungsmacht. Damit stellen sie sich zugleich gegen Normen und bekräftigen diese. Denn sie tun nichts, was gegen die alternative Sterbebegleitungspraxis verstoßen würde.

Diese Ermächtigung ist nun aber nicht, wie allenfalls zu erwarten, eine emanzipatorische. Die vorschnelle Deutung einer emanzipatorischen Ermächtigung ist deshalb fehlerhaft, weil die Agency, die der Pflege durch die Praktizierung selbstverordneter Pflegepraktiken zukommt, nicht auf Opposition baut. Auch wenn die Pflege mehrheitlich aus Frauen besteht und weiblich konnotiert ist, opponieren die Pflegenden mit der Selbstverordnung nicht gegen patriarchale, medizinische Normen, im Gegenteil: Zur Begründung der selbstverordneten Pflegepraktiken sowie der Selbstverordnung selbst referieren die Pflegenden häufig auf ihr *Gefühl* oder ihre *Erfahrung*, was allgemein als weiblich konnotiert gilt und im Kontext der alternativen Begleitung am Lebensende absolut normkonform ist. So schult die Expertin für anthroposophische Pflege neue Mitarbeitende des anthroposophischen Krankenhauses z. B. in einer internen Weiterbildung in der „anthroposophischen Anschauung", die aus „Sinneswahrnehmung, Denkprozess, Verifizierung" bestehe (siehe Kap. 4.2.2). In dieser diskursiven Rationalisierung sind Erfahrung und Gefühl wiederum aufs engste miteinander verschränkt. Das vermeintlich *Weibliche* wird also qua anthroposophischer Ideologie verstärkt. Somit richtet sich das ermächtigte Handeln der Pflegenden nicht gegen patriarchale, medizinische Normen, sondern bekräftigt über geschlechtsspezifisch konnotierte Begründungen herrschende Normen. Selbstverständlich weichen sich damit aber auch die Machtverhältnisse zwischen den vornehmlich männlichen Ärzten und der geschlechtsspezifischen Berufsgruppe der Pflege auf.

Auf die Frage nach den Kontextbedingungen für dieses Anwachsen von Agency für die Pflege – als einer geschlechtsspezifischen Berufsgruppe, die im Verlauf des Sterbeprozesses zunehmend ermächtigt ist, selbstverordnete Pflegepraktiken unabhängig von ärztlicher Verordnung auszuüben – zurück-

kommend, kann gefolgert werden, dass wir es mit einem Gewinn an Handlungs-
und Deutungsmacht zu tun haben, der von zweierlei Faktoren bestimmt ist:
Erstens verfügen die Pflegenden mit dem institutionellen Angebot an Alternativmedizin über ein großes Arsenal an sanktionierten Handlungsformen. Und
zweitens verbringen sie viel Zeit am Sterbebett: Ihre korporale Anwesenheit am
Sterbebett ist qua Pflichtenheft der Pflege höher als die der Ärzt_innen oder
Therapeut_innen (siehe Kap. 4.3.1).

## 7.2 Merkmale der Selbstermächtigung

Während ein „selbstermächtigtes Subjekt" mit Winfried Gebhard „Anspruch
auf die soziale Deutungshoheit über seine eigene Religiosität" erhebe (Gebhardt
2010a, 35), und religiöse Selbstermächtigung mit der Ablehnung institutioneller Formen von Religion einhergehe (vgl. Gebhardt 2013, 92), bezieht sich
die *Selbstermächtigung* der Akteur_innen in der alternativen Begleitung am
Lebensende sowohl auf Religion als auch auf Medizin. Insofern zeichnet sie
sich zunächst durch eine *doppelte Selbstthematisierung* aus: Die Akteur_innen
thematisieren sich selbst nicht nur als in Bezug stehend zur Religion, sondern
auch zur Medizin oder zur Religion resp. Medizin gleichzeitig (siehe Kap. 7.2.1).
Damit geht ferner eine *hohe Selbstreferenzialität* einher, d. h. die Akteur_innen
werden zum Dreh- und Angelpunkt der Legitimierung ihres Handelns (siehe
Kap. 7.2.2) und verorten sich in einem komplexen Gefüge *multipler Autoritäten*
(siehe Kap. 7.2.3).

### 7.2.1 Doppelte Selbstthematisierung

Selbstermächtigung beruht wesentlich auf *Selbstthematisierung*, d. h. dem Phänomen, sich interaktiv und reflexiv auf sich selbst zu beziehen (vgl. z. B. Davies
und Harré 1990; Hahn 1987; 1995; Hahn und Kapp 1987). Während die Selbstthematisierung ehedem ein Vorrecht der Elite war und sich vornehmlich auf
religiöse Zusammenhänge beschränkte, haben wir es gegenwärtig mit einer
„Demokratisierung und Veralltäglichung der Selbstthematisierung" zu tun
(Schroeder 1990, 41). Auch wenn Selbstthematisierungen nunmehr auf alle
Lebensbereiche übertragen werden, sind selbstthematisierende Sequenzen im
Zusammenhang mit Krankheit, Sterben und Tod besonders erwartbar. Entgegen Schroeder ist ihre Funktion indessen nicht ausschließlich selbstbezüglich,
im Gegenteil: In der alternativen Begleitung am Lebensende dienen die Selbst-
thematisierungen den Akteur_innen dazu, diskursiv eine bestimmte Position
gegenüber Formen von Religion und Medizin einzunehmen und sich damit im
Praxisfeld der alternativen Begleitung am Lebensende zu positionieren. Insofern

ist von einer *doppelten Selbstthematisierung* auszugehen, wobei darunter Bezugnahmen auf Religion und Medizin gemeint sind, die sich weiter in negative Bezugnahmen (= *Abgrenzungen)* und positive Bezugnahmen (= *Übernahmen*) differenzieren lassen. Während Bezugnahmen auf Religion durch verschiedene Akteur_innen relativ einheitlich ausfallen, variieren Bezugnahmen auf Medizin je nach Akteursgruppe stark.

## (1) Bezugnahmen auf Religion

Bezugnahmen auf Religion sind in der Regel durch eine starke Abgrenzung gegenüber konventionellen, d. h. vornehmlich christlich-kirchlichen Formen von Religion und eine gleichzeitige Übernahme einzelner Handlungsformen und Rationalisierungen aus unterschiedlichen (alternativ-) religiösen Kontexten geprägt, wie am Beispiel von Marianne, einer krebskranken Hospizbewohnerin, illustriert werden kann.

Marianne klassifiziert sich selbst als „religiös", indem sie sich zugleich von herkömmlichen Vorstellungen von Religiosität abgrenzt, die sie mit religionsbezogenen Begriffen wie Kirche, Beten und einer Rückbindung zu Gott beschreibt, und sich positiv auf das Gottesbild der Esoterik bezieht.

> I meine religiös, das heisst nid nur Chile, bäte und weiss nöd was. Das isch äh religiös das isch ja <zitierend: religere (.) zurückbinden>, oder? Rückbindig eigentlich, oder? Das mag jetz (.) en Christ verstaht e Rückbindig zu Gott, en Esoteriker e Rückbindig zum Göttliche (.) i MIR. (P17: 85, Trans., Hosp., Pat.)

In dieser Abgrenzung verstärkt sich die Übernahme des spezifischen, als esoterisch beschriebenen Gottesbildes:

> De Jud und de Christ zum Bispiel suecht (...) Gott wie zum Bispiel (-) usse oder im Himmel oder so. Und de eso buddhistischi und de esoterischi Wäg isch, er suecht s Göttliche i sich sälber. (P17: 91–92, Trans., Hosp., Pat.)

Dieses Gottesbild entspricht dem im Feld alternativer Religion weit verbreiteten topischen Anliegen, die Dualismen zwischen Schöpfer und Schöpfung, Gott und Natur sowie zwischen Gott und Mensch über holistische Menschen-, Welt- und Gottesbilder aufzulösen (vgl. Hanegraaff 1996, 119).

Zugleich geht aus dieser diskursiven Selbstthematisierung hervor, dass Marianne ihre religiöse Positionierung mit *Wissen* legitimiert, das sie sich in ihrer Jugend angeeignet habe. Schon früh habe sie sich mit religiösen Themen auseinandergesetzt, da sie „in ere zweireligiöse Familie" aufgewachsen sei (P17: 28, Trans., Hosp., Pat.). Neben dem Wissen stellt auch das *Gefühl* eine wichtige Quelle selbstthematisierender Bezugnahmen auf Religion dar. So hat Marianne immer emotional wahrgenommen, dass sie in einer Verbindung zu Gott stehe – ganz im Gegenteil zu einer etwaigen Verbindung zu Kirche, an die sie nicht gebunden sei:

> Ich ha nie es Band zu de Chile gha. (...) ich bi öpper, wo mich nie hät la binde. Ich ha (.) ich ha immer gsuecht und gsuecht und gsuecht. (...) Ich ha nie irgendwie es Band knüpft, (...) well Chile isch en Institution für mich. (...) Well Hauptsach isch, ich han es Band zu Gott und das Band zu Gott han ich immer gha, IMmer. (P17: 211, Trans., Hosp., Pat.)

Aus diesen diskursiven Selbstthematisierungen Mariannes geht hervor, dass positive Bezugnahmen auf Religion immer von Abgrenzungen gegenüber konventionellen, d. h. christlich-kirchlichen Formen von Religion begleitet sind. Dabei ist wichtig, dass diejenigen Handlungsformen und Rationalisierungen, auf die positiv Bezug genommen wird, die also ins Glaubenssystem übernommen werden, sowohl explizit als auch implizit abgesondert werden können, indem sie religiös klassifiziert oder vermittels religionsbezogener Begriffe beschrieben oder mit Hilfe weiterer Referenzen als abweichend resp. besonders markiert werden. Auch können die drei Strategien Hand in Hand gehen.

## (2) Bezugnahmen auf Medizin

Mitarbeitende öffentlicher Gesundheitseinrichtungen sind qua Leistungsauftrag eben dieser nicht frei in der Entscheidung, konventionelle Formen der Medizin zu praktizieren, was natürlich nicht bedeutet, dass negative Bezugnahmen nicht auch unter den Mitarbeitenden vorkommen – dies wurde am Beispiel der palliativen Sedierungspraxis aufgezeigt (siehe Kap. 4.3.2). Insofern jedoch anzunehmen ist, dass eine starke Abgrenzung gegenüber einer alltäglich durchzuführenden Handlungsform zu einem kaum überwindbaren (inneren) Konflikt führen mag, sind starke Gegenpositionen eher selten. Unter den Mitarbeitenden des Hospizes und des anthroposophischen Krankenhauses am meisten verbreitet ist eine gewisse Skepsis gegenüber konventionellen Formen der Medizin, wenn sie auf *medizinischem Aktionismus* aufbauen. Ein paradigmatisches Beispiel dafür ist das Bestreben, Leben bis zuletzt retten zu wollen, wovon sich eine Hospizpflegende deutlich abgrenzt:

> Glaub da chönt ich schlächt umgah, uf ere Intensiv z schaffe, wo mer immer no rettet bis am Schluss und dänn gahts nümme und dänn häsch öpper verlore, oder? (-) Dänn häsch dänn häsch (-) ähm ö öppis falsch gmacht, oder, irgendwie. (P29: 31, Trans., Hosp., Pfl.)

Herr Zumsteg führt diesen medizinischen Aktionismus auf die ärztlichen „Machbarkeitsphantasien" zurück (P91: 37, Trans., Krank., Arzt.), die in einer alternativen Begleitung am Lebensende keinen Platz hätten, was Letztere wiederum als abweichend resp. besonders markiert.

Mit Bezug auf alternativ-medizinische Verfahren dominieren positive Bezugnahmen, sofern sie – und das erscheint als Conditio sine qua non – die konventionell medizinische Begleitung ergänzen resp. erweitern (vgl. z. B. P37: 29, Trans., Hosp., Psych.; P91: 29, Trans., Krank., Arzt.). Gegenüber alternativen Formen von Medizin, die nicht von der Gesundheitseinrichtung erbracht, sondern von den schwer Kranken und Sterbenden selbstverordnet praktiziert werden, sind die meisten Mitarbeitenden jedoch gespalten, wie wir am Ideal der Patient_innenautonomie sowie ihrem Gegenüber, der *Pathologisierung alternativer Formen von Religion und Medizin*, gesehen haben (siehe Kap. 6.2.4). Dies liegt möglicherweise daran, dass sie den Autoritätsanspruch der Mitarbeitenden bzw. deren Anspruch auf Kompetenz- und Professionalitätsüberschuss untergraben: Auf die selbstverordnete Praxis der Hospizbewohner_innen und Krankenhauspatient_innen können die Mitarbeitenden kaum Einfluss nehmen; ihr professioneller Machtbereich wird von den schwer Kranken und Sterbenden eingeschränkt.

Bei den schwer Kranken und Sterbenden, die in die alternative Sterbebegleitungspraxis involviert sind, dominiert eine gewisse Skepsis gegenüber konventionellen Formen der Medizin, die jedoch häufig relativ diffus bleibt, wie die folgenden zwei Beispiele illustrieren: Marianne bezeichnet sich selbst als „SO chrank", dass sie mittlerweile „härteri Sache" nehmen müsse. Daraus lässt sich ableiten, dass sie es bedauert, konventionell medizinische Medikamente einnehmen zu müssen; die Gründe bleiben ungenannt (P17: 279, Trans., Hosp., Pat.). Und Karl, ein an Aids erkrankter Hospizbewohner, nimmt seine Medikamente nur sporadisch, wenn es nicht mehr anders gehe. Dies begründet er damit, dass sie seinen „Selbschtheiligsprozäss" negativ beeinflussten. Somit schreibt Karl konventionell medizinischen Medikamenten zwar eine Wirksamkeit zu, lehnt sie aber aus religiösen Gründen ab (vgl. P27: 103–107, Trans., Hosp., Pat.).

Diese Grundskepsis löst sich in der Praxis in der Regel so auf, dass die schwer Kranken und Sterbenden konventionell medizinische und alternativ-medizinische Formen von Medizin miteinander kombinieren. In den meisten Fällen geht dies problemlos vonstatten, „well beides het sis Guete" (P17: 255, Trans., Hosp., Pat.). Nur in wenigen Fällen wird die Kombination konventioneller und alternativer Formen von Medizin für die schwer Kranken und Sterbenden zum Problem und veranlasst sie dazu, den Therapieverlauf retrospektiv zu reflektieren und dabei insbesondere die eigenen Entscheidungen kritisch zu hinterfragen:

So grenzte sich Frau Glaser, die zum Zeitpunkt der Feldstudie als ambulante Patientin im anthroposophischen Krankenhaus behandelt wurde, vor ihrer onkologischen Erkrankung stark von der als materialistisch beschriebenen Pharmaindustrie ab. Nach der Diagnose und dem Rat der Ärzt_innen des anthroposophischen Krankenhauses, sich einer Chemotherapie zu unterziehen,

„muss" sie nun damit leben, „INkonsequänt" geworden zu sein, zumal die „Pharma" mit der „Chemo" ihr das Leben gerettet habe (vgl. P124: 15, Trans., Krank., Pat.).

Für Nicole, eine krebskranke Hospizbewohnerin, die zeit ihres Lebens als Mal- und Gestaltungstherapeutin tätig war, sich für alternative Ratgeberliteratur interessierte (wie z. B. *Die Wirbelsäulen-Seele* von Christian Frautschi) und während ihrer jahrelangen Krebstherapie sowohl konventionell medizinische als auch anthroposophische Verfahren sowie solche der Chinesischen Medizin angewandt hat, stellt sich unmittelbar vor ihrem Lebensende die Frage, ob sie ihre Krankheit hätte heilen oder zumindest das Fortschreiten der Krankheit verzögern können, wenn sie noch mehr alternativ-medizinische als konventionell medizinische Formen der Krebsbehandlung angewandt hätte: „Mängisch dänk ich, ich ich het villich sölle no meh mich ähm (2) uf die Linie begäh" (P24: 101, Trans., Hosp., Pat.) – aber ihre Kräfte hätten nicht gereicht (P24: 107, Trans., Hosp., Pat.).

Und Alessio, ambulanter Patient im anthroposophischen Krankenhaus, begründet den Abbruch seiner konventionell medizinischen Krebstherapie zum Zeitpunkt, als ein Chirurg einer konventionell medizinischen Gesundheitseinrichtung eine weitere Operation vorschlägt, in der erinnernden Erzähllogik eines schriftlichen Berichtes[6] wie folgt: Erstens fühle er sich körperlich zu schwach; zweitens sei es aus der Sicht des Chirurgen möglich, dass es für diese Operation bereits zu spät und die Operation damit allenfalls „umsonst" sei; und drittens habe er seinen Dickdarm nicht beleidigen wollen: „Mir kam der Dünndarm in den Sinn, der damals [bei der ersten Operation, BZ] beleidigt war, weil man ihn einfach aus dem Bauch holte" (P67: 10, GrLit., Krank., Pat.).

Dabei fällt auf, dass sowohl der Abbruch der konventionell medizinischen Krebstherapie als auch die anfängliche positive Bezugnahme auf konventionelle Formen von Medizin mit Rückgriff auf eine *Erfahrung* legitimiert wird, die Alessio vermittels religionsbezogener Begriffe beschreibt: So begründet Alessio seine ursprüngliche Entscheidung, zunächst konventionell medizinisch gegen seinen Tumor anzugehen, im Bericht damit, dass ihm in der Trance-Behandlung bei einer Schamanin ein „Lichtwesen" die Aufgabe gegeben habe, „dass ich den ganzen Weg durch die Schulmedizin gehen müsste" (P67: 4, GrLit., Krank., Pat.). Gleichzeitig erhält er von diesem Lichtwesen den Zuspruch, der eigenen *Intuition* zu folgen, wenn es um den Zeitpunkt des Behandlungsabbruchs gehe:

---

6 Diesen sehr ausführlichen Bericht verfasste Alessio auf Bitte von Silvan, seinem behandelnden Arzt des anthroposophischen Krankenhauses, der sich im Rahmen einer Studie für besondere Therapieverläufe in der integrativen Onkologie interessiert. Alessio hat mir diesen Bericht aus eigenem Ansinnen zur Verfügung gestellt.

Das Lichtwesen gab mir zu verstehen, dass ich selbst erkennen würde, wann die Lektion, die ich zu lernen hätte, zu Ende sei und ich solle einfach gut nach innen lauschen. (P67: 4, GrLit., Krank., Pat.)

Alessio beschreibt nicht nur die konventionell medizinische Behandlung als ein „Lernfach" (P67: 3, GrLit., Krank., Pat.), sondern auch die Krankheit selbst:

Dies war auch der Hauptgrund, warum ich mit dem Tumor unbedingt sprechen wollte, er muss mir ja die Lektion beibringen, sonst wäre er ja gar nicht gekommen. (P67: 3, GrLit., Krank., Pat.)

Er gibt seinem Tumor den Namen Kleopatra und unterhält sich täglich mit ihr, bis „Kleo" nach einigen Jahren wegoperiert wird. Doch in der Zwischenzeit haben sich Metastasen gebildet und Alessios Allgemeinzustand hat sich kontinuierlich und irreparabel verschlechtert, was er auf die konventionell medizinische Behandlung zurückführt, von der er sich in aller Deutlichkeit abgrenzt:

Das Vergiften, Verbrennen und Aufschlitzen (Chemo, Bestrahlung und Operation) sind in diesem Fall nur Symptombekämpfung, und haben absolut nichts mit der zu heilenden Ursache zu tun. Im Gegenteil, mich haben diese Eingriffe zum Invaliden und palliativ gemacht, ja sie hätten mich sogar beinahe umgebracht. (P67: 15, GrLit., Krank., Pat.)

Durch die konventionelle Medizin „palliativ gemacht", lässt sich der absehbare Tod durch die Anwendung alternativer Formen von Religion resp. Medizin zwar nicht aufhalten, aber immerhin aufschieben – so setzt sich die Erzähllogik des Berichtes fort. So lässt sich Alessio z. B. „aus Experimentfreudigkeit (...) für ein paar Euro auf rein geistiger Ebene eine zweite Leber einbauen" (P67: 15, GrLit., Krank., Pat.):

Der Therapeut, der diese Arbeit ausführte, operierte mich nach den Lehren von Grigori Grabovoi. Er (...) brauchte für die OP gerade mal 35 Minuten, während ich zuhause gemütlich in meinem Sessel saß und ein wenig meditierte. Als er fertig war, rief er mich an und erklärte mir, dass alles wunderbar geklappt hätte. Ich meinerseits wollte nun wissen, ob das geistige Organ nun auch wirklich funktionierte[, BZ] und trank eine Flasche Wein und eine halbe Flasche Grappa. Ausser einem kleinen Seier im Kopf spürte ich nichts und wusste, die Operation war ein voller Erfolg. (P67: 15, GrLit., Krank., Pat.)

Außerdem liest Alessio eine Vielzahl an Büchern aus dem Bereich alternativer Ratgeberliteratur, wie z. B. *Krebs verstehen und natürlich heilen* von Ty Bollingers und *Der Healing Code* von Alex Loyd und Ben Johnson. Er praktiziert *Ho'oponopono* (P67: 11, GrLit., Krank., Pat.), ein hawaiianisches Reinigungs-

und Vergebungsritual zur Heilung von Krankheiten. Und er nimmt selbst produziertes levitiertes Wasser zu sich. Auch diesem schreibt Alessio heilende Kräfte zu, wobei sich die Heilung nicht auf den Krebs, sondern auf die *persönliche Entwicklung* bezieht: „Der Schlüssel für das spirituelle Erwachen liegt im Wasser" (P67: 27, GrLit., Krank., Pat.). Aufgrund seines zunehmend verschlechterten Allgemeinzustandes sei es immer aber leider nicht mehr möglich, sich weiterhin mit der „Entwicklung eines besonderen Wassers" zu beschäftigen (P67: 28, GrLit., Krank., Pat.).

Aus all diesen Beispielen geht hervor, dass das wesentliche Moment der doppelten Selbstthematisierung im Sinne von Bezugnahmen auf Religion und Medizin in der Wahl- und Entscheidungsfreiheit liegt, die den Akteur_innen – mit Dorothea Lüddeckens – gegeben ist:

> Mit alternativen Heilverfahren eröffnet sich für PatientInnen nicht nur eine Freiheit zu wählen, sondern auch die Freiheit[, BZ] sich gegen das herrschende System zu entscheiden. (Lüddeckens 2012, 114)

Selbstermächtigung baut also maßgeblich auf der Freiheit auf, sich in einem bestimmten Feld zu positionieren. Mit Bezug auf die vorliegende Untersuchung lässt sich dies einerseits medizinhistorisch mit dem Begriff des medizinischen Pluralismus erklären, demzufolge es nach der Etablierung der konventionellen Medizin Ende des 19. Jh. (vgl. Jütte 1996, 32–42) zu einem „Nebeneinander unterschiedlicher medizinischer Konzepte" kam (Stollberg 2002, 146).

Und andererseits ist diese zunehmende Entscheidungsfreiheit religionshistorisch auf die Möglichkeiten freier Wahl und multipler Zugehörigkeit zurückzuführen (siehe Kap. 1.2.3). Obgleich es Formen multipler religiöser Zugehörigkeit schon seit jeher gibt, hat die New-Age-Bewegung der 1980er Jahre gemäß Christoph Bochinger durchaus ein neues Ausmaß multipler Religionszugehörigkeit mit sich gebracht, indem sich verschiedene Typen multipler religiöser Identitäten zu etablieren begannen und sich New-Age-Anhänger_innen sowohl innerhalb etablierter Kirchen als auch in nicht-kirchlichen Kreisen verorteten (vgl. Bochinger 2008, 147, 158–160). Indem Catherine Cornille (2008) das New Age im Anschluss an Wouter Hanegraaff (1996) in den größeren Kontext der westlichen Esoterik stellt, vermag sie darauf hinzuweisen, dass das Phänomen der Mehrfachzugehörigkeit für das gesamte Feld alternativer Religiosität konstitutiv ist.

In diesem Sinne schließt sich Marianne nicht einer bestimmten Kirche nach dem Typus von Max Weber (1922) an.[7] Eher geht sie eine Vielzahl vorüber-

---

7 Diese zeichnen sich durch hierarchische Strukturen aus, erheben einen Anspruch auf Universalität und sind in der Regel anticharismatisch, d. h. bürokratisch organisiert (vgl. z. B. Riesebrodt 2001; Knoblauch 1999, 146–149).

gehender sozialer Beziehungen mit Anbieter_innen alternativer Formen von Religion und Medizin ein, die seit den 1980er Jahren das alternative Heilsgeschehen dominieren (vgl. z. B. Hero 2010b). Wichtig erscheint in diesem Zusammenhang, dass (exklusive) Gemeinschaften unverbindlichen Zusammenschlüssen Platz gemacht haben, in denen Zugehörigkeit nicht mehrheitlich traditionell und exklusiv geregelt, sondern eine Frage der freien Entscheidung ist. Insofern kann Marianne gleichzeitig alternativ-religiöse Handlungsformen und Rationalisierungen aus dem Bereich der westlichen Esoterik übernehmen, Zen-buddhistische Meditation betreiben und Gottesdienste verschiedener christlich-kirchlicher Institutionen besuchen. Und sie kann – und das ist das wesentliche Moment der doppelten Selbstthematisierung – nicht nur Handlungsformen und Rationalisierungen aus verschiedensten religiösen Kontexten kombinieren, sondern gleichzeitig sowohl konventionell medizinische als auch alternativ-medizinische Verfahren anwenden. Wenn sich Handlungsformen und Rationalisierungen aber zugleich auf Heilung und auf *Heil* beziehen, wie aus Mariannes Beschreibung der tiergestützten Therapie oder Alessios Bericht hervorgeht, verschwimmt die Grenzziehung zwischen Religion und Medizin. Aus den Bezugnahmen auf Religion und Medizin werden Bezugnahmen auf Religion resp. Medizin. Mit Terhi Utriainen lässt sich dieses Verschwimmen religionshistorisch als eine Folge der Arbeitsteilung zwischen Ärzt_innen und Seelsorgenden fassen, die sowohl für die schwer Kranken und Sterbenden als auch Sterbebegleitenden ein Vakuum für eine *ganzheitliche* resp. alternative Begleitung entstehen ließ, die nicht zwingend zwischen medizinischen und religiösen Expert_innen, Bedürfnissen resp. Handlungsformen unterscheidet (vgl. Utriainen 2010).

Damit wird die Abgrenzung gegenüber konventionellen und etablierten Formen von Religion resp. Medizin zum konstitutiven Merkmal derjenigen alternativen Begleitung am Lebensende, die in dieser Untersuchung rekonstruiert wird:

> Im Kampf um Aufmerksamkeit im Feld der körperlichen und seelischen Heilung kommt es zugleich darauf an, Möglichkeiten der Weltdeutung und Handlungsorientierung zu offerieren, die sich vom vorherrschenden medizinisch-religiösen Kanon abgrenzen. (Hero 2011a, 153)

In diesem Zusammenhang ist auch Heros Befund zu verstehen, dass alternative Formen von Religion resp. Medizin mehrheitlich in den Randbereichen des medizinischen Feldes – wie der Begleitung am Lebensende – tätig sind:

> Dazu gehören offensichtlich diejenigen Gesundheitsbedürfnisse, welchen von den „legitimen" Heilberufen nur unzureichend abgedeckt sind – neben den „unheilbaren" Krank-

heiten insbesondere körperliche und seelische Beschwerden, die in den Verfahren der etablierten Medizin nur bedingt berücksichtigt werden. (Hero 2011b, 105–106)

### 7.2.2 Hohe Selbstreferenzialität

Die doppelte Selbstthematisierung, die aus positiven und negativen Bezugnahmen auf Religion resp. Medizin besteht, erlaubt eine Positionierung der Akteur_innen im Feld der als alternativ aufgefassten Sterbebegleitungspraxis. Dabei weisen die diskursiven Bezugnahmen eine *hohe Selbstreferenzialität* auf, indem sie nicht nur das Selbst thematisieren, sondern diese Selbstthematisierung diskursiv legitimieren. Konkret bedeutet dies, dass die Akteur_innen die Abgrenzung resp. Übernahme von (alternativen) Formen von Religion sowie die negative resp. positive Bezugnahme auf konventionelle oder alternative Formen von Medizin mit *Erfahrung, Gefühl* oder *Wissen* begründen und legitimieren. Diese drei Formen der Erkenntnis- und Evidenzquelle der Legitimierung von Bezugnahmen auf Religion resp. Medizin sind in den beiden Gesundheitseinrichtungen sowie unter allen Akteursgruppen gleich vertreten.

### (1) Erfahrung

Besonders auffallend ist die diskursive Legitimierung bestimmter Handlungsformen bzw. Rationalisierungen über deren Erfahrbarkeit. Dementsprechend erzählen die Mitarbeitenden beider Gesundheitseinrichtungen häufig als abweichend und besonders markierte *Erfahrungen im beruflichen Kontext*, mit denen sie eine Selbstlegitimierung des eigenen professionellen Handelns erreichen. So „weiß" die Heileurythmistin des anthroposophischen Krankenhauses, Mara, aus ihrer eigenen Erfahrung, dass der eurythmische Buchstabe „L" im *Halleluja* bei „Menschen, die nicht sterben können", schwerer wiegt als sonst: „so SCHWER (...,) als würde ich (-) zentnerweise (.) Zement (.) irgendwie versuchen hochzuheben und wieder fallen zu lassen" (P102: 117, Trans., Krank., Ther.; siehe Kap. 5.2.1; 6.2.1).

Ob es sich um eine eigene Erfahrung oder die Erfahrung einer anderen Person handelt, scheint die selbstlegitimierende Kraft der Erfahrung nicht zu beeinträchtigen, wie aus der Darstellung Heikes, einer Therapeutin für rhythmische Massage im anthroposophischen Krankenhaus, hervorgeht: Sie legitimiert den von Rudolf Steiner proklamierten Energiefluss des Pentagramms durch ein „Experiment" von Berufskolleg_innen, die die Pentagramm-Einreibung in die „falsche" Richtung gemacht hätten; denen sei richtig schlecht geworden dabei (vgl. P75: 67, Prot., Krank.).

Als ein Sonderfall der Legitimierung alternativer Formen der Sterbebegleitung gilt der Rekurs auf eigene Nahtoderfahrungen (vgl. z. B. P33: 7–11, Trans., Hosp., Ther.), die Nahtoderfahrungserzählungen von anderen (vgl. z. B. P103: 19, Trans., Krank., Ther.; P108: 15, Trans., Krank., Psych.) oder von Patient_innen (vgl. z. B. P102: 109, 136–140, Trans., Krank., Ther.); ihnen obliegt besondere Gestaltungsmacht, wie am Beispiel der Nahtoderfahrung von Sandra, der Kunsttherapeutin des Hospizes, gezeigt wurde (siehe Kap. 4.4.4).

Solche vermittels religionsbezogener Begriffe beschriebenen oder als abweichend resp. besonders markierten Erfahrungen im beruflichen Kontext werden in der Regel von den Mitarbeitenden auf konkrete alternative Formen der Begleitung am Lebensende bezogen, können aber auch allgemeiner das berufliche Handeln meinen, wie aus der Erzählung einer Hospizpflegenden hervorgeht, die aufgrund einer Erfahrung mit einem buddhistischen Hospizbewohner entschieden hat, eine Weiterbildung im Bereich Palliative Care anzugehen:

> Der war (.) sehr, sehr spirituell. (...) Der war ähm (.) Buddhist und hat mega viel meditiert und war (.) ganz weit (.) so (-) für sich also, so ganz WEIT fortgeschritten. (...) Und (2) natürlich war er auch irgendwie (.) TRAUrig. (...) Aber es war (.) so (-) sehr klar und sehr (-) offen. Und d da muss ich sagen, von dem hab ich sehr, sehr viel gelernt. (...) Da hab ich dann schon auch angefangen wie m mich mit so (.) Sachen zu (.) beschäftigen, so ähm wie (-) wie die Tibeter das so sehen, was so passiert und so, weil, das war SEHR offensichtlich, dass da ganz viel dran ist an dem, was er so (-) gelebt hat. (...) Ich hab danach dann ne Ausbildung Palliative Care gemacht. (P30: 9, Trans., Hosp., Pfl.)

Während die Legitimierung durch die Erfahrung bei den Mitarbeitenden in der Regel auf berufliche Erfahrungen sowie das professionelle Handeln beschränkt bleibt, rekurrieren die schwer Kranken und Sterbenden sowohl zur Legitimierung von positiven Bezugnahmen auf Religion als auch auf Medizin auf ihre Erfahrung, wobei die Trennlinie zwischen Religion und Medizin häufig verschwimmt: So beschreibt Marianne, die krebskranke Hospizbewohnerin, die sich selbst als religiös resp. als „Esoteriker" klassifiziert (siehe Kap. 7.2.1), die tiergestützte Therapie vermittels religionsbezogener Begriffe als „heilend" und legitimiert dies damit, dass sie in der therapeutischen Begleitungssituation die Erfahrung gemacht habe, mit dem Hund – als einem „Gschöpf" Gottes – „energetisch verbunde" gewesen zu sein (P17: 142–144, Trans., Hosp., Pat.). Dabei bezieht sie das „Heilende" der tiergestützten Therapie nicht nur auf Heilung, sondern auch auf *Heil*.

## (2) Gefühl

Das *Gefühl* – häufig auch als *Intuition* bezeichnet und beschrieben – ist eine weitere Erkenntnis- und Evidenzquelle der Legitimierung positiver und negativer Bezugnahmen auf Religion resp. Medizin. Auch wenn weder das Gefühl noch die Intuition von den Akteur_innen in der diskursiven Selbstthematisierung als religiös klassifiziert wird, stellen sie mit Horst Stenger ein konstitutives Merkmal des alternativ-religiösen Feldes dar: „Diese Aufwertung der Emotion als Quelle von Erkenntnis und Evidenz ist (...) eine kulturelle Novität und ein Spezifikum des New Age-Mainstreams (sic!)" (Stenger 1993, 189).

Als ein paradigmatisches Beispiel der Legitimierung einer Übernahme aus dem alternativ-religiösen Feld in die alternative Begleitung am Lebensende über das Gefühl, indem eine alternativ-religiöse Rationalisierung auf eine professionsspezifische Handlungsform bezogen wird, gilt Retos Darstellung der Fußmassage bei schwer Kranken und Sterbenden (siehe Kap. 4.4.1): Gemäß Retos Gefühl verlassen die nicht-physischen Wesensglieder eines Menschen den Körper in alle Richtungen, was für ihn zugleich die Bedeutung der Behandlung der Füße anzeigt:

> Irgendwie han ich scho s Gfühl, es muess sicher frei si uf alli Site. Wänn irgendei Site blockiert isch, isch (2) isch es immer eisitig, oder? Und und d Füeß sind mir doch immer irgendwie wichtig. (P32: 25, Trans., Hosp., Ther.)

Indem Reto die Füße von schwer Kranken und Sterbenden mitbehandelt, begleitet er die schwer Kranken und Sterbenden nicht nur im Hier und Jetzt, sondern dehnt die Wirksamkeit seiner Begleitung auf die Zeit nach dem Tod aus, und markiert diese Begleitungsform als abweichend resp. besonders.

Die Legitimierung von positiven Bezugnahmen auf Religion resp. Medizin über das eigene Gefühl ist gleichermaßen unter den schwer Kranken und Sterbenden anzutreffen: So legitimiert Marianne ihr Gottesbild über das Gefühl und Alessio legitimiert den Abbruch der konventionell medizinischen Krebstherapie über seine *Intuition*, die ihm im Rahmen einer Trance-*Erfahrung* von einem „Lichtwesen" zugesprochen wurde (siehe Kap. 7.2.1.). Die Erkenntnis- und Evidenzquellen der Legitimation selbstthematisierender Sequenzen – Erfahrung, Gefühl und Wissen – treten also durchaus auch gemeinsam in Erscheinung.

### (3) Wissen

Alternative Formen der Begleitung am Lebensende werden auch über das *Wissen* als Erkenntnis- und Evidenzquelle legitimiert. Diese Form der diskursiven Legitimierung ist insbesondere in den anthroposophischen Therapien prominent, wo Wissen einen quasi-wissenschaftlichen Status erlangt, wie aus Rosmaries doppelter Legitimierung der „Methode" der anthroposophischen Mal- und Gestaltungstherapie hervorgeht:

> DUR d Kunscht bin ich bi die äh (-) i di spirituelli Siite (.) inecho. Und d Naturwüsseschaft hani ebe vom LAbor mitbracht. (1) Und (...) mit eusere Methode [anthroposophische Mal- und Gestaltungstherapie, BZ], wo fasch e chli en Forschigscharakter het, ähm (1) ja bisch würklich GANZ, i dem Sinn. Aso du (.) du gspürsch es nöd nume, (...) dass der guet tuet, (-) du chasch sälber drüber NAdenke und drü (.) und du chasch es erchenne. (P103: 5, Trans., Krank., Ther.)

Der „Forschigscharakter" der Mal- und Gestaltungstherapie besteht einerseits darin, die Wirksamkeit nicht nur sensitiv wahrzunehmen, sondern kognitiv zu erfassen. Andererseits wird er biographisch hergeleitet: In der Mal- und Gestaltungstherapie verbinden sich für Rosmarie ihre „spirituelli Siite", welche sie durch die Kunst entdeckt hat, und die „Naturwüsseschaft", die sie aus ihrer früheren Tätigkeit als medizinische Laborantin kennt. Und gerade in dieser Verbindung, die Praktizierende „GANZ" werden lässt, besteht das selbstermächtigende Moment dieser Form der Legitimierung: Denn in diesem Verständnis von „Forschig" bzw. Wissenschaft haben beide Elemente ihren angestammten Platz in der Begleitung am Lebensende:

> I de Kunscht berüehrsch du wie (.) beides [Spiritualität und Naturwissenschaft, BZ]. Grad mit eusere Methode, wo fasch e chli en Forschigscharakter het. (P103: 3–5, Trans, Krank., Ther.)

Auch die schwer Kranken und Sterbenden berufen sich zur Legitimierung positiver Bezugnahmen auf Religion resp. Medizin auf ihr Wissen: Marianne *weiß* viel über die „Weltreligionen", was sie darauf zurückführt, in einer bireligiösen Familie aufgewachsen zu sein und sich in der Folge auf eine „Suche" begeben zu haben (siehe Kap. 7.2.1). Daraus geht hervor, dass das Lesen eine entscheidende Rolle einnimmt, wenn wir es mit alternativen Formen von Religion resp. Medizin zu tun haben. Viele der schwer Kranken und Sterbenden, die in die alternative Begleitung am Lebensende involviert sind, lesen Bücher aus dem Bereich alternativer Ratgeberliteratur. Dazu gehören z. B. die bereits genannten Titel – wie *Die Wirbelsäulen-Seele, Krebs verstehen und natürlich heilen, Der Healing Code* –, aber auch Literatur aus dem Umkreis der Anthroposophie, der Germanischen Medizin oder der Esoterik.

Aus all diesen Beispielen zu den Evidenz- und Erkenntnisquellen der Erfahrung, des Gefühls und des Wissens folgt erstens, dass die Legitimierung individueller Religiosität und professioneller Praxis – v. a. bei den schwer Kranken und Sterbenden – oft untrennbar verbunden ist. Die Mitarbeitenden der beiden Gesundheitseinrichtungen hingegen legitimieren ihr professionelles Handeln eher mit beruflichen und professionsspezifischen Erfahrungen, Gefühlen und Wissensinhalten, wobei auch diese als abweichend und besonders markiert werden. Zweitens erfolgt die Selbstermächtigung der Akteur_innen in allen genannten Fällen durch eine gleichzeitige Selbstthematisierung und Legitimierung der Bezugnahmen auf Religion resp. Medizin über die eigene Erfahrung, das eigene Gefühl resp. das eigene Wissen. Angesichts dieser hohen Selbstreferenzialität scheint es naheliegender, von Selbstlegitimierung zu sprechen.

### 7.2.3 Multiple Autoritäten

In der thanatosoziologischen und religionswissenschaftlichen Literatur werden die zuvor diskutierten Formen der Selbstlegitimierung unter dem Stichwort der Autorität verhandelt. Bezüglich des Todes unterscheidet Tony Walter drei Idealtypen von Autorität: Während in traditionalen Gesellschaften dem Priesterstand qua Tradition eine hohe Autorität über den Tod zugesprochen wird, kommt in modernen Gesellschaften der professionellen Expertise, die im Typus der Ärzt_innen lokalisiert ist, höhere Relevanz zu. In der Gegenwart verlagert sich die externe Autorität über die individuelle Entscheidungsgewalt ins Selbst (vgl. Walter 1996b).

Der letzte Typus wird häufig als *Selbstautorität*[8] bezeichnet, was mit Matthew Wood einer methodologisch bedingten Überbetonung des Individuums in religionswissenschaftlichen Arbeiten gleichkommt: Während in Interviews reflexive, selbstbezogene Aussagen dominierten, bringe die Analyse sozialer Praktiken in ihrer konkreten Vollzugswirklichkeit deutliche Autoritätsstrukturen zum Vorschein (vgl. Wood 2007, 155). Zudem weist Olav Hammer (2010) darauf hin, dass die Emphase auf das Selbst eher ein Narrativ des alternativen Feldes selbst als eine analytische Kategorie ist. Demzufolge ist die hohe Selbstreferenzialität als ein datenbegründetes Merkmal der Selbstermächtigung am Lebensende zu deuten, deren Selbstlegitimierungen über Erfahrung, Gefühl und Wissen aber nicht darüber hinwegtäuschen dürfen, dass die Autoritätsstrukturen komplexer ausfallen, als die Semantik des Feldes für sich selbst in Anspruch nimmt.

Die Annahme einer singulären Autorität greift also deutlich zu kurz (vgl. Wood 2009). Weder die von Tony Walter skizzierte *Selbstautorität* der Sterbenden noch externe Quellen von Autorität nehmen eine absolute Gestaltungsmacht über den Habitus der Akteur_innen ein:

> Im spirituellen Bereich kann keine Autorität irgendeine Orthodoxie oder verbindliche Religionspraxis festlegen, die dann von außen dem Individuum aufgezwungen wird. (Hervieu-Léger 2004, 113)

Eher ist mit Matthew Wood von einem Zusammenspiel mehrerer Autoritäten, d. h. von einer *multiplen Autorität* auszugehen, wobei die einzelnen Quellen sich gegenseitig relativieren:

> This multiplicity of authorities and their sources meant that they tended to relativize each other, such that they tended to act in what may be termed a *nonformative* manner. (Wood 2009, 242)

---

8  Für eine kritische Diskussion zur „self-authority" mit Bezug auf gegenwärtige Religiosität vgl. z. B. Aupers und Houtman (2012; 2013) sowie Wood (2007, 60–65, 70–74; 2010, 270–273).

Folglich ist auch die alternative Sterbebegleitungspraxis der beiden Gesundheitseinrichtungen von mehreren Autoritäten geprägt, wobei vor allem die folgenden – neben gesundheitspolitischen und organisationsspezifischen Vorgaben – zwar relative, aber hohe Gestaltungsmacht ausüben:

Für viele Akteur_innen haben die *Schriften* prominenter Vertreter_innen der Hospiz- und Palliative-Care-Bewegung – wie Cicely Saunders, Elisabeth Kübler-Ross oder Gian Domenico Borasio – einen hohen Stellenwert. In der anthroposophischen Begleitung am Lebensende finden sich darüber hinaus Verweise auf Schriften von Rudolf Steiner oder Autor_innen, die der anthroposophischen Bewegung angehören resp. nahestehen. Die Autorität von Schrift hängt also maßgeblich mit ihrer Autorschaft zusammen.

Weiter wird bestimmten Personen, allen voran Ärzt_innen (und Pflegenden) des anthroposophischen Krankenhauses, die es vermögen, im Sinne einer anthroposophischen Pastoralmedizin (vgl. Stockmann 2006), in ihrer Rolle die ärztliche (und pflegerische) resp. seelsorgliche Begleitung zu vereinen, eine hohe Autorität zugesprochen. Immer wieder genannt werden Matthias, Leiter der Station für Innere Medizin, und seine Frau, die als Expertin für anthroposophische Pflege eine Teilzeitanstellung innehat:

> Die leben das wirklich, die Anthroposophie. (...) Die sind auch echt speziell, wenn die in einen Raum kommen, dann wird es ganz still, die verkörpern so eine Ruhe und Kraft. (P64: 109, Prot., Krank.)

Diese Form der personifizierten Autorität kann mit Max Weber als *charismatische Herrschaft* bezeichnet werden:

> „Charisma" soll eine als außeralltäglich (...) geltende Qualität einer Persönlichkeit heißen, um derentwillen sie als mit übernatürlichen oder übermenschlichen oder mindestens spezifisch außeralltäglichen, nicht jedem andern (sic!) zugänglichen Kräften oder Eigenschaften oder als gottgesendet oder als vorbildlich und deshalb als „Führer" gewertet wird. (Weber 1922, 140)

Die charismatische Herrschaft bestimmter Autor_innen resp. Personen beruht wesentlich auf der entsprechenden Zuschreibung durch die „charismatisch Beherrschten" (Weber 1922, 140), d. h. Autorität existiert nur in der Zuschreibung der Akteur_innen. Dabei gilt zu beachten, dass die charismatische Herrschaft durch die Zuschreibung der Akteur_innen die Lebenszeit der Herrschenden überdauern und damit über personifizierte Autorität hinausgehen kann (vgl. Weber 1922, 140–146).

Es deutet sich ein komplexes Verhältnis zwischen der Selbstautorität und externen Quellen der Autorität, wie sie Stefan Rademacher in seiner Untersuchung zu esoterischen *Maklern* zum Vorschein bringt, an. Er vermag aufzuzeigen, wie Klient_innen den Anbieter_innen bestimmter Dienstleistungen Autorität verleihen, was die Autorität der Anbieter_innen aber zugleich beschränkt: „Sie sind die Partner der modernen spirituellen Sucher, nicht ihre Meister" (Rademacher 2010, 146).

Auf den vorliegenden Untersuchungszusammenhang übertragen, lässt sich schließen, dass externen Quellen bloß über die Selbstreferenz Autorität zukommt und dass – auch wenn von mehreren Autoritäten mit relativer Gestaltungsmacht ausgegangen wird – der Einbezug externer Autoritäten also letztlich immer über eine „Auto-Validation" einer selbstermächtigten Akteurin resp. eines selbstermächtigten Akteurs erfolgt, „dans lequel le sujet ne reconnaît qu'à lui-même la capacité d'attester la vérité de ce à quoi il croit" (Hervieu-Léger 2000a, 25).

Ein konkretes Beispiel aus der heileurythmischen Praxis möge diesen Zusammenhang von Selbstautorität und externen Quellen von Autorität illustrieren: Mara, eine der Heileurythmist_innen des anthroposophischen Krankenhauses, erzählt von einer *Erfahrung* mit einem „Prophezeier" in Bangkok (vgl. P102: 117, Trans., Krank., Ther.). Dieser habe nicht nur die Engelshierarchien Rudolf Steiners bestätigt (vgl. P102: 117, Trans., Krank., Ther.), sondern auch eine Rationalisierung des heileurythmischen Buchstabens „L" vorgenommen, nachdem sie ihm das *Halleluja* vorgeführt hatte, die der ihren zu entsprechen scheint: „Die eine Hälfte der Bewegung (.) geht zum Leben und die andere zum Tod. Und der Patient (...) entscheidet, WELche Hälfte er jetzt braucht" (P102: 136, Trans., Krank., Ther.). Damit nimmt Mara eine diskursive Legitimierung anthroposophischer Handlungsformen und Rationalisierungen über eine eigene Erfahrung vor: Inhalte externer Autoritätsquellen werden auto-validiert und damit der Semantik der Selbstlegitimierung untergeordnet. Obgleich den Schriften Rudolf Steiners in der anthroposophischen Begleitung am Lebensende also sicherlich ein hoher Stellenwert beigemessen wird, erlangen sie in der Praxis der alternativen Begleitung am Lebensende erst durch die Selbstlegitimierung der Akteur_innen Autorität: Erfahrung, Gefühl und Wissen legitimieren Schrift und Charisma. Dies bedeutet nicht, dass externe Quellen von Autorität keine Geltungsmacht hätten, ihre Geltungsmacht wird lediglich zu Gunsten der Selbstautorität relativiert. Und die selbstermächtigten Akteur_innen werden zum Maßstab für Orthopraxie und Orthodoxie.

# 8.  Fazit

Das Hauptanliegen dieser Untersuchung bestand in der Rekonstruktion alternativer Formen der Begleitung am Lebensende. Wie herausgefunden wurde, weist diese Praxis eine bestimmte Geschlechtsspezifik (siehe Kap. 7.1) sowie feldspezifische Merkmale auf: Letztere sind dadurch charakterisiert, dass sich die Akteur_innen in diskursiven Selbstthematisierungen auf alternative Formen von Religion resp. Medizin beziehen und dies über die eigene Erfahrung, das eigene Gefühl oder Wissen legitimieren (siehe Kap. 7.2). Als ein wesentliches Moment dieser Bezugnahmen haben sich Abgrenzungen gegenüber konventionellen, d. h. christlich-kirchlichen Formen von Religion, gegenüber der konventionellen Medizin und gegenüber einer als herkömmlich markierten Begleitung am Lebensende anderer Gesundheitseinrichtungen erwiesen. In den Worten eines leitenden Arztes des anthroposophischen Krankenhauses: „Es ist schon ne Unternehmung, die so n bisschen sich GEgen den Mainstream stellt" (P94: 155, Trans., Krank., Arzt.). Doch welche Schlussfolgerungen lassen sich daraus ziehen?

Mit der *Selbstermächtigung* als Schlüsselkategorie werden die *Positivierung des Todes* und das *Mehr an Handlungsoptionen* zu den Chiffren einer als alternativ aufgefassten Begleitung am Lebensende (siehe Kap. 8.1). Ihre *Alternativität* rührt erstens daher, dass die Praxis von den Akteur_innen selbst als alternativ aufgefasst wird, indem sie bestimmte Handlungsformen und Rationalisierungen als religiös klassifizieren, vermittels religionsbezogener Begriffe beschreiben oder als abweichend resp. besonders markieren. Zweitens können diese die Praxis konstituierenden Handlungsformen und Rationalisierungen aus einer religionswissenschaftlichen Außenperspektive in den Feldern alternativer Religiosität und alternativer Medizin verortet werden.

Diese *zweifache Alternativität* zeichnet sich ferner dadurch aus, dass in der alternativen Sterbebegleitungspraxis häufig nicht zwischen medizinischer und religiöser Begleitung unterschieden wird. Die alternativen Handlungsformen und Rationalisierungen unterwandern die Grenzziehung zwischen Religion und Medizin geradezu. Damit geht einher, dass diese Art der Begleitung am Lebensende weder religionsgemeinschaftlich organisiert ist noch an religiöse Expert_innen delegiert wird. Vielmehr kann jede professionelle Handlungsform und Rationalisierung von den schwer Kranken und Sterbenden sowie den Sterbebegleitenden als Ressource im Bereich der spirituellen Begleitung wahrgenommen werden (siehe Kap. 8.2). Häufig wird dies indessen nicht entsprechend gekennzeichnet, was mitunter daran liegt, dass die Begleitung am Lebensende, je weiter der Sterbeprozess fortschreitet, immer weniger von der gemeinsamen Präsenz der Sterbenden und Sterbebegleitenden bestimmt ist. Damit verschwindet die Religion zwar nicht, aber sie wird zunehmend implizit (siehe Kap. 8.3).

Die dergestalt konfigurierte alternative Sterbebegleitungspraxis kann abschließend unter Rückgriff auf Pierre Bourdieus Metapher des *Spielfeldes* diskutiert werden: Seit den Anfängen der „medizinischen Sterbebegleitung" treten Ärzt_innen und Priester_innen in der westlichen Welt am Sterbebett gegeneinander an (vgl. Stolberg 2011, 110–116, 149–153); neuerdings sind auch die schwer Kranken und Sterbenden – als Expert_innen ihrer selbst (vgl. Walter 1996b) – auf dem Spielfeld aktiv; und sie werden durch die Therapeut_innen flankiert, welche sich zunehmend am alternativen Spiel am Lebensende beteiligen (siehe Kap. 8.4).

## 8.1 Chiffren der Alternativität

Insofern die Akteur_innen der alternativen Begleitung am Lebensende durch die Praktizierung von als alternativ aufgefassten Handlungsformen mit den entsprechenden Rationalisierungen eine Selbstermächtigung erfahren, gehen sie – ohne sich dies zwingend bewusst zu sein – gegen die vermeintlich drohende Handlungs- und Deutungsohnmacht vor: Sowohl die schwer Kranken und Sterbenden als auch die Mitarbeitenden der beiden Gesundheitseinrichtungen stehen dem *Ausgeliefertsein* und *Nichts-Tun-Können* nicht machtlos gegenüber. Diese Ermächtigung der in die alternative Begleitung am Lebensende involvierten Akteur_innen hat inhaltliche und strukturelle Konsequenzen auf das Praxisfeld selbst: Eine so konstituierte Selbstermächtigung am Lebensende führt eine *Positivierung des Todes* (siehe Kap. 8.1.1) nach sich und hält ein *Mehr an Handlungsoptionen* bereit (siehe Kap. 8.1.2).

### 8.1.1 Die Positivierung des Todes

Gleichzeitig zum Bedeutungsverlust konventioneller, d. h. vornehmlich christlich-kirchlicher Formen von Religion im Rahmen des religiösen Wandels der letzten Jahrzehnte in Westeuropa scheint auch die konventionelle Medizin an universaler Deutungsmacht zu verlieren. Konventionell medizinische Rationalisierungen geben in der Regel keine Antwort auf die Frage „Warum ich?" und hinterlassen ein Deutungsvakuum. Alternative Formen der Begleitung hingegen, die häufig (alternativ-) religiös geprägt sind und in Form alternativ-medizinischer Verfahren mittlerweile ein bestimmtes Maß an Legitimität im Gesundheitswesen erlangt haben, vermögen dieses Deutungsvakuum zu füllen; sie stellen Deutungsoptionen für die Akteur_innen bereit, wenn durch den

Rückgang professioneller (d. h. ärztlicher, pflegerischer und therapeutischer) Handlungsoptionen in Verlauf des Sterbeprozesses Raum für die religiöse Rationalisierung von Krankheit, Sterben und Tod entsteht.

In diesem Zusammenhang stellen Jenseitsvorstellungen eine wichtige Ressource dar, wobei Reinkarnationsvorstellungen in beiden Gesundheitseinrichtungen sowohl bei schwer Kranken und Sterbenden als auch bei Sterbebegleitenden beliebt sind (siehe Kap. 6.1.1; 6.1.2). Mit Horst Stenger kann davon ausgegangen werden, dass „okkulte Wissensinhalte" – wie positiv konnotierte Reinkarnationsvorstellungen – einen höheren Autonomiegehalt aufweisen als Jenseitsvorstellungen aus dem Feld konventioneller Formen von Religion – wie etwa christliche Paradiesvorstellungen. Inhaltlich kann dies damit in Zusammenhang gebracht werden, dass solche Vorstellungen einen starken Diesseitsbezug haben, indem sie etwa *Entwicklung bis zuletzt* für möglich halten, also eine selbstbezogene Erlösung im Diesseits favorisieren (siehe Kap. 6.1.3). In dieser Rationalisierung fällt viel Unerfreuliches weg: Die Auswirkungen des eigenen Handelns bleiben auf die Ebene der Biographie beschränkt und schlechte Erfahrungen, die möglicherweise durch die Krankheit verursacht wurden, werden als notwendige Entwicklungsstufen aufgefasst. Stenger spricht in diesem Zusammenhang von einer „Positivierung des Lebens" (Stenger 1993, 199), womit sich zugleich eine „Überwindung des Todes" im Diesseits verbindet (Stenger 1993, 195): Gerade in der anthroposophischen Konzeption des Lebensendes liegt der Fokus nicht auf diesem Leben, auch nicht im Nachtodlichen, das mit dem Kamaloka als durchaus schrecklich vorgestellt wird, sondern im nächsten Leben.

Hier lässt sich geradezu von einer *Positivierung des Todes* reden: Indem man durch die Krankheit und den Sterbeprozess Erkenntnisse sammeln kann, die sich begünstigend auf die nächste Inkarnierung auswirken können, d. h. an eine *Entwicklung über den Tod* hinaus glaubt (siehe Kap. 6.1.3), reduzieren Reinkarnationsvorstellungen die Angst vor dem Sterben und nehmen dem Tod seinen Schrecken (vgl. Stenger 1993, 195–204), wie sich Alessio, ambulanter Patient im anthroposophischen Krankenhaus, selbst versichert:

> Vo was häsch dänn Angscht? Vo dem bizeli Sterbe? Weisch wie mängisch bisch du scho gstorbe. (-) Und sterbe isch (.) SCHÖN. (1) Das sich vo dä Schöpfig (-) gmacht und (-) im HERbscht gaht jedes Blatt ab, (-) wo im Früelig cho isch. Das isch es Sterbe. (...) Das muess (.) das MUESS schön si. (P68: 8, Trans., Krank., Pat.)

### 8.1.2 Das Mehr an Handlungsoptionen

Die alternativen Formen von Religion resp. Medizin, welche die Praxis der schwer Kranken und Sterbenden sowie das professionsspezifische und professionsübergreifende Handeln der Sterbebegleitenden in den beiden Gesundheitseinrichtungen konstituieren, halten nicht nur alternative Rationalisierungen bereit, die im Verlauf des Sterbeprozesses sowie nach dem Tod der schwer Kranken und Sterbenden erhöhte Plausibilität erfahren. Sie zeichnen sich zugleich durch eine Vielfalt an Handlungsoptionen aus. Insofern zeichnet sich die alternative Praxis der Sterbebegleitung gegenüber einer herkömmlichen Begleitung am Lebensende durch ein *Mehr an Handlungsoptionen* aus.

Auf der Handlungsebene stellt die Selbstermächtigung am Lebensende demzufolge ein Mittel für schwer Kranke und Sterbende sowie Sterbebegleitende dar, angesichts der vermeintlich drohenden Handlungsohnmacht erneut Handlungsmacht zu gewinnen. Das *Mehr* der alternativen Begleitung am Lebensende bezieht sich einerseits darauf, dass mit den alternativen Handlungsformen grundsätzlich mehr Handlungsoptionen zur Verfügung stehen. Nicht nur dann, wenn angesichts unheilbarer Krankheit resp. in Anbetracht des Todes kurative Verfahren ihren Sinn verloren haben, sondern auch dann, wenn schwer Kranke und Sterbende aus unterschiedlichen Gründen auf eine konventionell medizinische Behandlung verzichten möchten, wie einer der anthroposophischen Ärzt_innen des anthroposophischen Krankenhauses formuliert:

> Wenn eben Patienten, aus welchen Erwägungen auch immer heraus, sagen, <zitierend: nein, ich will kei mich jetzt nicht mehr vergiften mit irgend ner Chemie,> dann haben wir andere Möglichkeiten. (P126: 31, Trans., Krank., Arzt.)

Das *Mehr* der alternativen Begleitung am Lebensende beschränkt sich andererseits nicht darauf, mehr Handlungsoptionen bereitzuhalten. Vielmehr beruht es wesentlich darauf, dass die entsprechenden Handlungsoptionen sowohl auf Heilung als auch auf *Heil* bezogen werden können. Während viele herkömmliche ärztliche, pflegerische, therapeutische Handlungsformen im Angesicht des Todes keinen Sinn mehr aufweisen, stellen alternative Formen der Begleitung am Lebensende gerade deshalb eine passable Option dar, weil ihnen eine über das Körperliche und Diesseitige hinausgehende Bedeutung zugeschrieben werden kann.

## 8.2 Alternative Begleitung und Spiritual Care

Verstehen wir *Spiritual Care* als emischen Begriff eines gesundheitspolitischen sowie akademischen Diskurses (siehe Kap. 2.3), der die Leitbilder von Gesundheitseinrichtungen zwar durchdringt, deren Handlungsmaximen sich aber nicht zwingend in der Sterbebegleitungspraxis niederschlagen müssen, so leistet die vorliegende Untersuchung einen wichtigen Beitrag dazu, aufzuzeigen, wie diese Art der Begleitung konkret ausfallen kann und welche Berufsgruppen daran teilhaben.

Dank der Rekonstruktion der alternativen Begleitungspraxis zweier – eher am Rande des medizinischen Feldes verorteten – Gesundheitseinrichtungen konnte zunächst aufgezeigt werden, dass sie Raum lässt für die Integration sowohl alternativ-religiöser Verfahren, die sich auf Heilung und *Heil* beziehen (siehe Kap. 1.2), als auch alternativ-medizinischer, -pflegerischer und -therapeutischer Verfahren, die auf Ganzheitlichkeit sowie (alternative) Religiosität referieren (siehe Kap. 1.3), wobei die Grenzen häufig verschwimmen. Und daran anschließend lässt sich mit Tony Walter nun diskutieren, wie sich diese Formen der alternativen Sterbebegleitungspraxis zu dem verhalten, was im Feld der Palliative Care als spirituelle Begleitung bezeichnet wird.

Indem Walter den historischen Prozess der Entstehung und Entwicklung von Spiritual Care, wie sie in den Gesundheitseinrichtungen konkret erbracht wurde und wird, nachzeichnet und diesen mit Konzeptionen von Spiritual Care aus der Palliative-Care-Forschungsliteratur in Verbindung bringt, entwickelt er ein Modell, das drei Formen von Spiritual Care unterscheidet (vgl. Walter 1996a; 1997):

(1) „Religious Community": Religiöse Gemeinschaft

Die heutige Sterbebegleitung basiert wesentlich auf der modernen Hospizbewegung, die stark christlich geprägt war (siehe Kap. 2.2). Die ersten Sterbehospize waren als religiöse Gemeinschaften geführt, ihre Mitarbeitenden entsprechend sozialisiert und folglich in der Lage, eine *ganzheitliche* Sterbebegleitung zu erbringen, die auch die spirituellen Bedürfnisse der schwer Kranken und Sterbenden in die Begleitung integrierte:

> The idea of the hospice as a religious community enables total care to be given, but conflict can develop as such institutions expand and take on less devout staff. (Walter 1997, 21)

Insofern das anthroposophische Krankenhaus von den Anhänger_innen einer *(alternativ-) religiösen Gemeinschaft* gegründet wurde, war die spirituelle Begleitung selbstverständlicher Bestandteil der Begleitung am Lebensende und wurde von allen Mitarbeitenden erbracht. Probleme entstanden erst als Folge von Wachstums- und Professionalisierungsprozessen, da bei Neuanstellungen neben der weltanschaulichen Zugehörigkeit potentieller Mitarbeitender zunehmend deren professionelle Kompetenzen in den Vordergrund gestellt werden musste. Dass Ärzt_innen der anthroposophischen Gesellschaft nahestehen bzw. über anthroposophisch-medizinische Kompetenzen verfügen, ist zwar nach wie vor erwünscht, aber zweitrangig; primär müssen sie die entscheidenden konventionell medizinischen, d. h. akademischen Titel besitzen. Das Gleiche gilt für Pflegende, Physiotherapeut_innen und Mitarbeitende in psychologischen sowie nicht-medizinischen Berufen. Einzige Ausnahme stellen die rhythmische Massage, die Mal- und Gestaltungstherapie sowie die Heileurythmie dar: Die Therapeut_innen, die diese Anwendungen ausführen, sind allesamt anthroposophisch sozialisiert resp. anthroposophisch-medizinisch geschult. Ihnen stehen mit der Anthroposophie resp. anthroposophischen Medizin in der Begleitung schwer Kranker und Sterbender alternative Handlungs- und Deutungsoptionen zur Verfügung. Bestimmte Akteur_innen – allen voran die anthroposophischen Therapeut_innen – erbringen also gleichermaßen medizinische wie auch spirituelle Begleitung, sofern man die Anthroposophie als alternative Religion fassen möchte.

(2) „Calling in the Chaplain": Religiöse Expertise

Als Folge von Wachstums- und Professionalisierungsprozessen entsteht also ein Mangel an Mitarbeitenden, die entsprechend ihrer religiösen Positionierung bzw. Zugehörigkeit spirituelle Begleitung erbringen können:

> The simple solution to these problems, especially in a secular hospice or hospital, is to leave spiritual care to the chaplain. However secular the institution, it is widely agreed that religion is the clergy's sphere of competence. (Walter 1997, 24)

Obwohl viele gegenwärtige Hospize nach wie vor starke religiöse Züge aufweisen (vgl. Wright und Clark 2012, 11), ist das Hospiz nicht als religiöse Gemeinschaft zu klassifizieren.[9] Demzufolge übernehmen schon seit jeher Seelsorgende qua *religiöser Expertise* die Hauptverantwortung für die spirituelle Begleitung im Hospiz. Ihr professionelles Handeln lässt sich klar von der Begleitung anderer Mitarbeitender unterscheiden. Durch diese klare Trennung lassen sich nicht nur Kompetenzüberschreitungen gegenüber Patient_innen verhindern, sondern auch Verstöße gegenüber den als distinkt gedachten Zuständigkeitsbereichen: Wenn einzig den Seelsorgenden religiöse Expertise zugeschrieben wird, kann etwa das Beten mit schwer Kranken und Sterbenden durch medizinisches Personal als grenzüberschreitend wahrgenommen werden; auf der anderen Seite erscheint es als selbstverständlich, dass die Seelsorgenden keinerlei medizinische Befugnisse haben. Religiöse Expertise schließt medizinische

---

9 Züge einer alternativen Gemeinschaft sind höchstens in seiner Anfangszeit zu sehen, als es als Aids-Hospiz Anhänger_innen einer alternativen Subkultur begleitete.

Kompetenz geradezu aus – und umgekehrt: Eine einzelne Handlungsform kann nicht gleichzeitig Teil der medizinischen und spirituellen Begleitung sein.

(3) „The Search for Meaning": Spiritualität

Wird spirituelle Begleitung bloß von Seelsorger_innen offiziell anerkannter Religionsgemeinschaften erbracht, werden diejenigen religiösen Bedürfnisse von schwer Kranken und Sterbenden missachtet, deren religiöse Positionierung bzw. Zugehörigkeit davon abweicht. Damit entsteht ein Widerspruch zu einer als *ganzheitlich* beschriebenen *Palliative Care*, die die körperliche, psychologische, soziale und spirituelle Dimension zu begleiten beabsichtigt (siehe Kap. 2.3). Denn wenn Religion konventionell gefasst wird, geht die spirituelle Dimension vieler schwer Kranker und Sterbender verloren.:

> Recent discussion of spiritual needs, however, argues that everyone has a spiritual dimension, entailing a search for meaning. All staff can help in this area. (Walter 1997, 21)

Demzufolge würde es zu kurz greifen, die spirituelle Begleitungspraxis der beiden Gesundheitseinrichtungen auf religiöse Gemeinschaft resp. Expertise zu beschränken: Die spirituelle Begleitung schwer Kranker und Sterbender im anthroposophischen Krankenhaus baut auf weit mehr als auf den anthroposophischen resp. anthroposophisch-medizinischen Pfeilern des Krankenhauses auf; auch sehen sich im Hospiz nicht nur religiöse Expert_innen für die spirituelle Begleitung der Bewohner_innen zuständig; und trotz des unterschiedlichen Stellenwertes der Seelsorge sind in beiden Gesundheitseinrichtungen traditions- und institutionsgebundene Handlungsformen weniger verbreitet als solche, die semantisch vage, diesseitsorientiert und subjektzentriert sind. Unter dem Deckmantel der Spiritualität wird alles Mögliche zusammengefasst.

Die Beteiligung an dieser Art der Begleitung ist nicht von der Profession, sondern von der Positionierung der Akteur_innen im Praxisfeld abhängig. Insofern ist eine spirituelle Begleitung, die unter dieser Prämisse zustande kommt, weder an Gemeinschaft noch Expertise geknüpft, sondern kann sich niederschwellig, aber flächendeckend in jeder Begleitungssituation ergeben: Niederschwellig deshalb, weil diese Formen der Begleitung keinerlei Vorwissens von Seiten der Mitarbeitenden bedürfen; und flächendeckend, weil sie von allen schwer Kranken und Sterbenden – unabhängig von ihrer religiösen Positionierung bzw. Zugehörigkeit – adaptierbar sind.

Eine so verstandene Begleitung geht weit darüber hinaus, was im Feld selbst emisch als *Spiritual Care* gefasst wird: Religiöse Referenzen auf der Interaktionsoberfläche werden optional, Religion fungiert als ein diskursives Argumentarium hinter konkreten Handlungsabläufen. Demnach müssen diese Formen der

Begleitung am Lebensende nicht zwingend von allen Beteiligten als religiös klassifiziert oder in der konkreten Situation entsprechend gekennzeichnet werden, was wiederum zu ihrer hohen Anschlussfähigkeit beiträgt: Durch den Verzicht auf die Diskursivierung religiöser Rationalisierungen in der Begleitungssituation selbst wirken alternative Handlungsformen für die schwer Kranken und Sterbenden nicht übergriffig, auch wenn sie impliziert sind.

## 8.3 Rückgang, Wegfallen und Fehlen von Kopräsenz

Die Diskursivierung religiöser Rationalisierungen, d. h. die Thematisierung von Religion in der Begleitung am Lebensende basiert mit Ervin Goffman grundlegend auf der *Kopräsenz* von schwer Kranken und Sterbenden sowie Sterbebegleitenden:

> Persons must sense that they are close enough to be perceived in whatever they are doing, including their experiencing of others, and close enough to be perceived in this sensing of being perceived. (Goffman 1969, 17)

Eine so verstandene Kopräsenz geht über eine gemeinsam geteilte korporale Präsenz mehrerer Akteur_innen hinaus; vielmehr beruht sie auf der gegenseitigen Wahrnehmung und der Wahrnehmung dieser Wahrnehmung. Im Verlauf des Sterbeprozesses kommt es zu einem Rückgang der Kopräsenz von schwer Kranken und Sterbenden sowie Sterbebegleitenden: Trotz dem *Mehr an Handlungsoptionen* (siehe Kap. 8.1.2) fallen immer mehr auch alternative Handlungsformen weg, wenn von Heilung nicht mehr auszugehen ist und sich der Allgemeinzustand der Sterbenden zunehmend verschlechtert. So lange wie möglich bleiben sämtliche Berufsgruppen an der Begleitung Sterbender in der Finalphase beteiligt, passen aber ihr professionelles Handeln an:

Wenn die Bewohner_innen nicht mehr ansprechbar resp. bei Bewusstsein sind, reduzieren sie die Verwendung von Sprache. Dies kann sich einerseits auf eine bestimmte Handlungsform beziehen, die mit der Zeit auch ohne Sprache auskommen kann. Dementsprechend kann die Heileurythmistin ihre Patient_innen sprachlich anleiten, das *Halleluja* selbst zu machen, sie kann es begleitet von Sprache an den Patient_innen machen oder aber sie kann es den Patient_innen vormachen (siehe Kap. 4.4.5). Andererseits können bestimmte Berufsgruppen gesprächsorientierte Handlungsformen durch körperorientierte ersetzen, wie z. B. im Falle der Seelsorge, der sowohl gesprächs- als auch körperorientierte Handlungsformen zur Verfügung stehen (siehe Kap. 4.7).

Ist die professionsspezifische Begleitung hingegen grundlegend auf Sprache angewiesen, ist eine Verlagerung zu körperorientierten Handlungsformen nur bedingt möglich, was auf einen Teil der ärztlichen (siehe Kap. 4.1.2), psychologischen (siehe Kap. 4.5) und seelsorglichen Begleitung (siehe Kap. 4.7) zutrifft. Unter Umständen kommt es zum Abbruch dieser Formen der Begleitung. So wäre eine ausschließlich körperorientierte Begleitung für die Psychotherapeutin des Hospizes stark erklärungsbedürftig und nur bis zu einem bestimmten Punkt sinnvoll (siehe Kap. 4.5).

Folglich ist die alternative Begleitung am Lebensende zunehmend geprägt von mehr körperorientierten als gesprächsorientierten Handlungsformen (vgl. Zeugin und Walthert 2016).[10] Mit diesem Abnehmen gesprächsorientierter Handlungsformen geht auch die Thematisierung von Religion gegenüber den Sterbenden zurück. Die Praxis ist aber nicht weniger religiös, nur weil die religiösen Referenzen implizit bleiben.

Durch den Rückgang der Kopräsenz von Sterbenden und Sterbebegleitenden angesichts des nahenden Todes entsteht ein Deutungsvakuum: Nichtstun wäre nicht sinnvoll, dementsprechend unzulässig und rationalisierungswürdig. In der Konsequenz kompensieren die Beteiligten es mit alternativen Handlungsformen und Rationalisierungen. Ein gutes Beispiel hierfür ist die gerade in der Finalphase verbreitete Handlungsform des *Daseins* am Sterbebett, das zwar auf der korporalen Präsenz der Sterbebegleitenden beruht, aber häufig ohne Kopräsenz auskommen muss, wenn die Sterbenden nicht mehr bei Bewusstsein sind. So wird das vermeintliche Nichtstun während des Daseins am Sterbebett mit religionsbezogenen Begriffen beschrieben (siehe Kap. 4.2.3; 4.7.1) resp. im Sinne eines *Handlungsverzichtes* als abweichend resp. besonders markiert (siehe Kap. 6.2.3).

Diese und weitere Rationalisierungen werden indessen gegenüber den Sterbenden nicht diskursiviert, selbst dann nicht, wenn diese u. U. noch ansprechbar sind. Man denke an den Physiotherapeuten Reto, der die Füße der Hospizbewohner_innen zwar aus religiösen Gründen mitbehandelt, dies ihnen gegenüber in der konkreten Begleitungssituation aber nicht zwingend thematisiert (siehe Kap. 4.4.1). Vielmehr werden sie sowohl in informellen Gesprächen unter Mitarbeitenden und multiprofessionellen Fallgesprächen als auch in den Interviewgesprächen, d. h. in Abwesenheit der schwer Kranken und Sterbenden thematisiert. Je weniger die alternative Begleitungspraxis also von Kopräsenz schwer Kranken und Sterbender und Sterbebegleitender bestimmt ist, desto wichtiger ist es für Letztere, ihr professionelles Handeln zu rationalisieren, da viele ehedem praktizierte professionsspezifische Handlungsformen im fortschreitenden Sterbeprozess an Sinn einbüßen, wenn sie zumindest teilweise auf

---

10 Körperorientierte Handlungsformen nehmen in der Finalphase nicht absolut betrachtet zu, aber sie machen im Vergleich zu den gesprächsorientierten Handlungsformen den größeren Teil aus, weil diese abnehmen.

Heilung ausgerichtet waren (z. B. die Misteltherapie und Hyperthermie, siehe Kap. 4.2.1).

Diese Zunahme diskursiver Rationalisierungen im Verlauf des Sterbeprozesses findet ihren Höhepunkt nach dem Tod, der als ein Wegfallen von Kopräsenz gedeutet werden kann. In kollektiven Abschieds- und Erinnerungspraktiken bewältigen die Mitarbeitenden diskursiv rationalisierend den Tod der Bewohner_innen resp. Patient_innen (siehe Kap. 5.2). Diese Zeit des Fehlens von Kopräsenz ist mehr von gesprächsorientierten als körperorientierten Handlungsformen geprägt und die entsprechenden Handlungsrationalisierungen richten sich immer weniger auf die verstorbenen Bewohner_innen und Patient_innen, sondern auf die Lebenden – nämlich die Sterbebegleitenden selbst – aus.

## 8.4 Das alternative Spiel am Lebensende

Auch wenn die Akteur_innen der alternativen Begleitung am Lebensende grundsätzlich darüber übereinstimmen, dass es sich lohnt, sich mit dem alternativen Spiel am Lebensende zu beschäftigen, sind sich die alternativen Spieler_innen bezüglich einzelner Spielregeln z. T. uneinig (vgl. Bourdieu 2014b).[11] Dies hängt maßgeblich daran, dass nicht alle Mitarbeitenden gleichermaßen in das alternative Spielfeld sozialisiert sind: Auf der einen Seite des Kontinuums befinden sich z. B. die anthroposophischen Ärzte Matthias (siehe Kap. 4.1.2; 4.6) und Herr Schmied (siehe Kap. 4.1.2; 4.3.2; 5.2.1; 6.1.3; 6.2.4); beide sind anthroposophisch-medizinisch weitergebildet, gehören der Anthroposophischen Gesellschaft an oder stehen ihr nahe und haben eine leitende Funktion im anthroposophischen Krankenhaus inne. Auch die anthroposophischen Therapeut_innen sind auf dieser Seite des Kontinuums zu verorten, da sie lediglich anthroposophisch resp. anthroposophisch-medizinisch aus- und weitergebildet sind (siehe Kap. 4.4). Ihnen gegenüber stehen z. B. Pflegende, die durchaus ins Praxisfeld der alternativen Begleitung involviert sind, indem sie qua institutioneller Vorgabe alternativ-pflegerische Praktiken ausüben (siehe Kap. 4.2.1) und an kollektiven Vermittlungspraktiken teilnehmen (siehe Kap. 4.2.2), diese aber nicht zwingend als religiös klassifizieren, vermittels religionsbezogener Begriffe beschreiben oder als abweichend resp. besonders markieren. Auch die

---

11 Hier gilt es kurz daran zu erinnern, dass es im engeren Sinne nicht die Spieler_innen sind, die sich auf einem Spielfeld durchsetzen, sondern es ist der Habitus, der – verstanden als „Spiel-Sinn" (Bourdieu 1992b, 84) – dazu führt, dass bestimmte Handlungsformen wahrscheinlicher und den Spielregeln zufolge gewinnbringender sind als andere (vgl. Bourdieu 2011b; 2013; 2015b).

überkonfessionelle Seelsorge des Hospizes ist über die Begleitung von Bewohner_innen mit entsprechenden Bedürfnissen sowie über das Praktizieren von Handlungsformen im Umkreis des *Daseins* in die alternative Sterbebegleitung involviert, selbst aber kaum alternativ sozialisiert.

Dieser unterschiedliche Grad an Sozialisation und Involviertheit der alternativen Spieler_innen bedingt, dass sie unterschiedliche Positionen auf dem alternativen Spielfeld einnehmen. Auch wenn die Spielpositionen im Verlauf eines Spieles variieren können, lässt sich grundsätzlich sagen, dass diejenigen Spieler_innen besser aufgestellt sind, die nicht nur über alternativ-medizinische Kompetenzen verfügen, sondern diese (alternativ-) religiös rationalisieren. Es dominieren also v. a. diejenigen alternativen Spieler_innen das alternative Spiel am Lebensende, deren Spielzüge sowohl von alternativen Formen der Religion als auch von alternativen Formen der Medizin beeinflusst sind. Dazu gehören z. B. die Ärzt_innen des anthroposophischen Krankenhauses, da sie aufgrund ihrer akademischen Titel eine geeignetere Position einnehmen als andere Spieler_innen. Und dennoch ist die Expertin für anthroposophische Pflege besser aufgestellt als manche Assistenzärzt_innen, die im Rahmen ihrer konventionell medizinischen Fachausbildung zeitlich begrenzt im anthroposophischen Krankenhaus tätig sind. Dies liegt u. a. daran, dass es der anthroposophischen Pflegeexpertin qua Anstellung durch den Unterstützungsverein erlaubt ist, andere Pflegende zu trainieren und damit deren Spielzüge zu Gunsten des alternativen Spieles am Lebensende zu beeinflussen. Und auch die Therapeut_innen vermögen gerade in entscheidenden Spielphasen vermittels bestimmter Spielzüge den Verlauf des alternativen Spieles aus ihrer Sicht positiv mitzugestalten. So behandelt z. B. der Physiotherapeut Reto die Füße schwer kranker und sterbender Hospizbewohner_innen mit, um ihnen den Sterbeprozess, d. h. das Loslösen der Wesensglieder zu erleichtern.

Und dennoch setzen sich diese Spieler_innen nicht immer durch: Im Falle der palliativen Sedierung z. B. sind sie nicht im Vorteil, sondern versuchen zumeist erfolglos, das Alternative, in diesem Fall: Anthroposophische, in der Begleitung am Lebensende durchzusetzen. Erfolglos bleiben sie deshalb, weil das alternative Spiel am Lebensende nicht nur von seinen eigenen Spielregeln, sondern auch von Regelungen übergeordneter Spielverbände, d. h. gesundheitspolitischen Rahmenbedingungen und ökonomischen Zwängen determiniert ist: Gemäß dem ökonomischen Habitus „Zeit ist Geld" kann sich ein öffentliches Krankenhaus den Mehraufwand nicht leisten, der mit dem Verzicht auf die Gabe von Schmerzmitteln und sedierenden Arzneimitteln am Lebensende einhergehen würde.

Die Turniere um diese gesundheitspolitischen und ökonomischen Konfigurationen finden jedoch in jeweils anderen Spielfeldern statt – wie z. B. im öffentlichen Diskurs um die Integration bestimmter alternativ-medizinischer

Verfahren in die obligatorische Krankenpflegeversicherung. An solchen Debatten können sich die alternativen Spieler_innen zwar durchaus beteiligen.
Da auf diesen Spielfeldern indessen andere Spielregeln vorherrschen und die
Spielpositionen der alternativen Spieler_innen entsprechend geschwächt sind,
ist nicht gesagt, dass ihnen Gehör verliehen wird.

Obgleich die Autonomie des alternativen Spieles dergestalt von außen bedroht und beschränkt wird (vgl. Bourdieu 1992a; 2001), verfügen das Hospiz
und das anthroposophische Krankenhaus, sofern sie sich an die grundsätzlichen Spielregeln der Gesundheitspolitik und der Wirtschaft halten, dennoch
über große Freiräume, vermittels professionsspezifischer oder professionsüber-
greifender Handlungsformen das alternative Spiel am Lebensende zu gestalten,
wie im Rahmen dieser Untersuchung aufgezeigt werden konnte.

# Abkürzungsverzeichnis

| | |
|---|---|
| P1 | 1. Primärdokument aus ATLAS.ti |
| Prot. | Beobachtungsprotokoll |
| Trans. | Interviewtranskription |
| GrLit. | Graue Literatur (aus dem Hospiz oder Krankenhaus) |
| Hosp. | Hospiz |
| Krank. | Krankenhaus |
| Pat. | Patient_innen |
| Arzt. | Ärtz_innen |
| Pfl. | Pflegende |
| Ther. | Therapeut_innen |
| Psych. | Psycholog_innen |
| NichtMed. | Nicht-medizinische Mitarbeitende |
| Seel. | Seelsorgende |
| BZ | Barbara Zeugin |

# Literatur

Abels, Heinz; König, Alexandra (2010): Sozialisation. Soziologische Antworten auf die Frage, wie wir werden, was wir sind, wie gesellschaftliche Ordnung möglich ist und wie Theorien der Gesellschaft und der Identität ineinanderspielen. Wiesbaden: VS Verlag für Sozialwissenschaften (Studientexte zur Soziologie).

Ablett, Janice; Jones Robert (2007): Resilience and well-being in palliative care staff. A qualitative study of hospice nurses' experience of work. In: *Psycho-Oncology* 16, S. 733–740.

Adler, Patricia A.; Adler, Peter (2007): The Demedicalization of Self-Injury. From Psychopathology to Sociological Deviance. In: *Journal of Contemporary Ethnography* (36), S. 537–570.

Alexander, Kay (1992): Roots of the New Age. In: James R. Lewis und J. Gordon Melton (Hg.): Perspectives on the New Age. Albany: State University of New York Press (SUNY Series in Religious Studies), S. 30–47.

Alter, Joseph (1993): The Body of One Color. Indian Wrestling, the Indian State, and Utopian Somatics. In: *Cultural Anthropology* 8 (1), S. 49–72.

Anandarajah, Gowri; Hight, Ellen (2001): Spirituality and Medical Practice. Using the HOPE Questions as a Practical Tool for Spiritual Assessment. In: *American Family Physician* 63 (1), S. 81–88.

Anderheiden, Michael; Bardenheuer, Hubert J.; Eckart, Wolfgang U. (Hg.) (2008): Ambulante Palliativmedizin als Bedingung einer ars moriendi. Tübingen: Mohr Siebeck Verlag.

Ariès, Philippe (1976): Studien zur Geschichte des Todes im Abendland. München: Carl Hanser Verlag (Hanser Anthropologie).

Ariès, Philippe (2009): Geschichte des Todes. 12. Auflage. München: Deutscher Taschenbuch Verlag.

Arman, Maria; Ranheim, Albertine; Rehnsfeldt, Arne; Wode, Kathrin (2008): Anthroposophic Health Care – Different and Home-like. In: *Scandinavian Journal of Caring Sciences* 22, S. 357–366.

Arntz, Klaus (Hg.) (2008): Ars moriendi. Sterben als geistliche Aufgabe. Regensburg: Verlag Friedrich Pustet.

Arweck, Elisabeth (2002): New Religious Movements. In: Linda Woodhead, Paul Fletcher, Hiroko Kavanimi und David Smith (Hg.): Religions in the Modern World. Traditions and Transformations. London, New York: Routledge, S. 264–288.

Ashby, Michael (2009): The Dying Human. A Perspective from Palliative Medicine. In: Allan Kellehear (Hg.): The Study of Dying. From Autonomy to

Transformation. Cambridge, New York, Melbourne, Madrid, Cape Town, Singapore, São Paolo, Delhi: Cambridge University Press, S. 76–98.

Atkinson, Paul (1995): Medical Talk and Medical Work. The Liturgy of the Clinic. London, Thousand Oaks, New Delhi: Sage Publications.

Aulbert, Eberhard; Nauck, Friedemann; Radbruch, Lukas (Hg.) (2012): Lehrbuch der Palliativmedizin. Mit einem Geleitwort von Heinz Pichlmaier. 3. Auflage. Stuttgart: Schattauer Verlag.

Aupers, Stef; Houtman, Dick (2012): Beyond the Spiritual Supermarket. The Social and Public Significance of New Age Spirituality. In: Paul Heelas (Hg.): Spirituality in the Modern World. Within Religious Tradition and Beyond. Critical Concepts in Religious Studies. Volume III: ‚Autonomous Spiritualities beyond. London, New York: Routledge, S. 3–28.

Aupers, Stef; Houtman, Dick (2013): Beyond the Spiritual Supermarket. The Social and Public Significance of New Age Spirituality. In: Steven Sutcliffe und Ingvilid Saelid Gilhus (Hg.): New Age Spirituality. Rethinking Religion. Durham: Acumen Publishing, S. 174–196.

Avishai, Orit (2016): Theorizing Gender from Religion Cases. Agency, Feminist Activism, and Masculinity. In: *Sociology of Religion* 77 (3), S. 261–279.

Backer, Jane H.; Bakas, Tamilyn; Bennett, Susan J.; Pierce, Patricia K. (2005): Die Bewältigung von Stress. Programme der Pflegeforschung. In: Virginia Hill Rice (Hg.): Stress und Coping. Lehrbuch für Pflegepraxis und -wissenschaft. Mit einem Beitrag von Richard S. Lazarus. Bern: Verlag Hans Huber (Programmbereich Pflege), S. 264–308.

Baer, Hans A. (2010): Complementary and Alternative Medicine Processes of Legimation, Professionalization, and Cooption. In: William Carl Cockerham (Hg.): The New Blackwell Companion to Medical Sociology. Chichester: Wiley-Blackwell (Blackwell Companions to Sociology), S. 373–390.

BAG; GDK (2009): Nationale Strategie Palliative Care 2010–2012. Unter Mitarbeit von Judith Binder und Lea von Wartburg.

BAG; GDK (2010a): Nationale Leitlinien Palliative Care. Unter Mitarbeit von Judith Binder und Lea von Wartburg.

BAG; GDK (2011): Indikationskriterien für spezialisierte Palliative Care. Unter Mitarbeit von Annette Grünig.

BAG; GDK (2012): Nationale Strategie Palliative Care 2013–2015. Bilanz „Nationale Strategie Palliative Care 2010–2012" und Handlungsbedarf 2013–2015. Unter Mitarbeit von Lea von Wartburg und Flurina Näf.

BAG; GDK (2013): Finanzierung der Palliative-Care-Leistungen der Grundversorgung und der spezialisierten Palliative Care (ambulante Pflege und Langzeitpflege). Unter Mitarbeit von Marie-Thérèse Furrer, Annette Grünig und Pia Coppex.

BAG; GDK; palliative.ch (2012): Versorgungsstrukturen für spezialisierte Palliative Care in der Schweiz. Unter Mitarbeit von Steffen Eychmüller, Pia Coppex und Lea von Wartburg.

Baier, Karl (2006): Spiritualitätsforschung heute. In: Karl Baier (Hg.): Handbuch Spiritualität. Zugänge, Traditionen, interreligiöse Prozesse. Darmstadt: Wissenschaftliche Buchgesellschaft, S. 11–45.

Baines, Mary (1995): Dem totalen Schmerz begegnen. In: Cicely Saunders (Hg.): Hospiz und Begleitung im Schmerz. Wie wir sinnlose Apparatemedizin und einsames Sterben vermeiden können. Mit einem Vorwort von Reinhold Iblacker S. J. und einem Nachtrag von Johann-Christoph Student. Freiburg, Basel, Wien: Verlag Herder (Herder Spektrum 4213), S. 41–54.

Balboni, Michael J.; Puchalski, Christina; Peteet, John R. (2014): The Relationship between Medicine, Spirituality and Religion. Three Models for Integration. In: *Journal for Religion and Health* 53, S. 1586–1598.

Barcan, Ruth (2014): Aromatherapy and the Mixed Blessing of Feminization. In: *The Senses and Society* 9 (1), S. 33–54.

Barker, Eileen (1992): New Religious Movements. A Practical Introduction. London: HMSO.

Barker, Eileen (1993): Neue religiöse Bewegungen. Religiöser Pluralismus in der westlichen Welt. In: Jörg Bergmann, Alois Hahn und Thomas Luckmann (Hg.): Religion und Kultur. Opladen: Westdeutscher Verlag (Kölner Zeitschrift für Soziologie und Sozialpsychologie, Sonderheft 33), S. 231–248.

Barker, Eileen (1998): The Scientific Study of Religion? You must be joking! In: Lorne L. Dawson (Hg.): Cults in Context. Readings in the Study of New Religious Movements. New Brunswick: Transaction Publishers, S. 5–27.

Barker, Eileen (1999): New Religious Movements. Their incidence and significance. In: Bryan R. Wilson und Jamie Cresswell (Hg.): New Religious Movements. Challenge and response. London, New York: Routledge, S. 13–31.

Barnes, Michael (2010): Religious pluralism. In: John R. Hinnells (Hg.): The Routledge Companion to the Study of Religion. Second edition. London, New York: Routledge, S. 426–441.

Baumann, Martin (2012): Religionsgemeinschaften im Wandel. Strukturen, Identitäten, interreligiöse Beziehungen. In: Christoph Bochinger (Hg.): Religionen, Staat und Gesellschaft. Die Schweiz zwischen Säkularisierung und religiöser Vielfalt. Zürich: Verlag Neue Zürcher Zeitung (Nationales Forschungsprogramm NFP 58), S. 21–75.

Baumann, Martin; Stolz, Jörg (Hg.) (2007a): Eine Schweiz – viele Religionen. Risiken und Chancen des Zusammenlebens. Bielefeld: transcript Verlag.

Baumann, Martin; Stolz, Jörg (2007b): Religiöse Vielfalt in der Schweiz. Zahlen, Fakten, Trends. In: Martin Baumann und Jörg Stolz (Hg.): Eine Schweiz – viele Religionen. Risiken und Chancen des Zusammenlebens. Bielefeld:

transcript Verlag, S. 39–66.

Bausewein, Claudia (2008): Palliativmedizin. In: Klaus Arntz (Hg.): Ars moriendi. Sterben als geistliche Aufgabe. Regensburg: Verlag Friedrich Pustet, S. 77–87.

Beck, Ulrich; Beck-Gernsheim, Elisabeth (1994): Individualisierung in modernen Gesellschaften. Perspektiven und Kontroversen einer subjektorientierten Soziologie. In: Ulrich Beck und Elisabeth Beck-Gernsheim (Hg.): Riskante Freiheiten. Individualisierung in modernen Gesellschaften. Frankfurt am Main: Suhrkamp Verlag (816), S. 10–39.

Becker, Paul (1992): Moderne Gesellschaft im Umgang mit Sterben und Tod – Hospize. Hospitalisierung des Todes? In: Armin Nassehi und Reinhard Pohlmann (Hg.): Sterben und Tod. Probleme und Perspektiven der Organisation von Sterbebegleitung. Münster, Hamburg: LIT Verlag, S. 43–53.

Becker, Raymond; Sertel, Serkan; Stassen-Rapp, Isabel; Walburg, Ines (Hg.) (2010): „Neue" Wege in der Medizin. Alternativmedizin – Fluch oder Segen? Heidelberg: Universitätsverlag Winter (Akademiekonferenzen 10).

Becker, Ulrich; Feldmann, Klaus; Johannsen, Friedrich (Hg.) (1998): Sterben und Tod in Europa. Wahrnehmungen, Deutungsmuster, Wandlungen. Neukirchen-Vluyn: Neukirchener Verlag.

Beckford, James A. (1984): Holistic Imagery and Ethics in New Religious and Healing Movements. In: *Social Compass* 31 (2–3), S. 259–272.

Beer, Bettina (2003): Systematische Beobachtung. In: Bettina Beer (Hg.): Methoden und Techniken der Feldforschung. Berlin: Dietrich Reimer Verlag, S. 119–141.

Bell, Catherine M. (2009): Ritual Theory, Ritual Practice. Oxford: Oxford University Press.

Berger, Peter L. (1967): The Sacred Canopy. Elements of a Sociological Theory of Religion. New York: Doubleday (Anchor books 658).

Bergmann, Jörg (1985): Flüchtigkeit und methodische Fixierung sozialer Wirklichkeit. In: Wolfgang Bonss (Hg.): Entzauberte Wissenschaft. Zur Relativität und Geltung soziologischer Forschung. Göttingen: Schwartz Verlag (Soziale Welt. Sonderband 3), S. 299–320.

Bernard, Harvey Russell (1994): Research Methods in Anthropology. Qualitative and Quantitative Approaches. Second Edition. London, New Delhi: Sage Publications.

Bernhardt, Reinhold; Schmidt-Leukel, Perry (Hg.) (2008): Multiple religiöse Identität. Aus verschiedenen religiösen Traditionen schöpfen. Zürich: Theologischer Verlag Zürich (Beiträge zur Theologie der Religionen 5).

Besecke, Kelly (2010): Seeing Invisible Religion. Religion as a Societal Conversation About Transcendent Meaning. In: Stef Aupers und Dick Houtman (Hg.): Religions of Modernity. Relocating the Sacred to the Self and the Digital. Leiden, Boston: Brill (International Studies in Religion and Society 12), S. 89–114.

Beyer, Peter (2003): Conceptions of Religion. On Distinguishing Scientific, Theological, and „Official" Meanings. In: *Social Compass* 50 (2), S. 141–160.

Bienstein, Christel; Fröhlich, Andreas (2010): Basale Stimulation in der Pflege. Die Grundlagen. 6., überarbeitete Auflage. Bern: Verlag Hans Huber.

Bloor, Michael (2001): The Ethnography of Health and Medicine. In: Paul Atkinson, Amanda Coffey, Sara Delamont, John Lofland und Lyn Lofland (Hg.): Handbook of Ethnography. London: Sage Publications, S. 177–187.

Bochinger, Christoph (1994): „New Age" und moderne Religion. Religionswissenschaftliche Analysen. Gütersloh: Kaiser Gütersloher Verlagshaus.

Bochinger, Christoph (2005): Spiritualität. In: Christoph Auffarth und Agnes Imhof (Hg.): Metzler Lexikon Religion. Gegenwart – Alltag – Medien, Bd. 3. Stuttgart: J. B. Metzler Verlag, S. 360.

Bochinger, Christoph (2008): Multiple religiöse Identitäten im Westen zwischen Traditionsbezug und Individualisierung. In: Reinhold Bernhardt und Perry Schmidt-Leukel (Hg.): Multiple religiöse Identität. Aus verschiedenen religiösen Traditionen schöpfen. Zürich: Theologischer Verlag Zürich (Beiträge zur Theologie der Religionen 5), S. 137–161.

Bochinger, Christoph (2009): Religion ohne Orthodoxie. In: Christoph Bochinger, Martin Engelbrecht und Winfried Gebhardt (Hg.): Die unsichtbare Religion in der sichtbaren Religion. Formen spiritueller Orientierung in der religiösen Gegenwartskultur. Stuttgart: Verlag W. Kohlhammer (Religionswissenschaft heute 3), S. 145–161.

Bochinger, Christoph (Hg.) (2012): Religionen, Staat und Gesellschaft. Die Schweiz zwischen Säkularisierung und religiöser Vielfalt. Zürich: Verlag Neue Zürcher Zeitung (Nationales Forschungsprogramm NFP 58).

Bochinger, Christoph; Engelbrecht, Martin; Gebhardt, Winfried (Hg.) (2009a): Die unsichtbare Religion in der sichtbaren Religion. Formen spiritueller Orientierung in der religiösen Gegenwartskultur. Stuttgart: Verlag W. Kohlhammer (Religionswissenschaft heute 3).

Bochinger, Christoph; Engelbrecht, Martin; Gebhardt, Winfried (2009b): Einführung. In: Christoph Bochinger, Martin Engelbrecht und Winfried Gebhardt (Hg.): Die unsichtbare Religion in der sichtbaren Religion. Formen spiritueller Orientierung in der religiösen Gegenwartskultur. Stuttgart: Verlag W. Kohlhammer (Religionswissenschaft heute 3), S. 9–34.

Bock, Klaus Dietrich (1993): Wissenschaftliche und alternative Medizin. Paradigmen – Praxis – Perspektiven. Berlin, Heidelberg, New York, London, Paris, Tokyo, Hong Kong, Barcelona, Budapest: Springer-Verlag.

Bogdan, Henrik (2016): Western Esotericism and New Religious Movements. In: James R. Lewis und Inga Bårdsen Tøllefsen (Hg.): The Oxford Handbook of New Religious Movements. Second Edition. New York: Oxford University Press, S. 455–468.

Böhm, Andreas (2012): Theoretisches Kodieren: Textanalyse in der Grounded Theory. In: Uwe Flick, Ernst von Kardoff und Ines Steinke (Hg.): Qualitative Forschung. Ein Handbuch. 9. Auflage. Reinbek bei Hamburg: Rowohlt Taschenbuch Verlag (rowohlts enzyklopädie 55628), S. 475–485.

Borasio, Gian Domenico (2009): Spiritualität in Palliativmedizin / Palliative Care. In: Eckhard Frick und Traugott Roser (Hg.): Spiritualität und Medizin. Gemeinsame Sorge für den kranken Menschen. Stuttgart: Verlag W. Kohlhammer (Münchner Reihe Palliative Care 4), S. 109–115.

Borasio, Gian Domenico (2011): Über das Sterben. Was wir wissen. Was wir tun können. Wie wir uns darauf einstellen. München: Verlag C. H. Beck.

Bösch, Jakob (2002): Spirituelles Heilen und Schulmedizin. Eine Wissenschaft am Neuanfang. 2. Auflage. Bern: Lokwort Buchverlag.

Bourdieu, Pierre (1992a): Delegation und politischer Fetischismus. In: Pierre Bourdieu (Hg.): Rede und Antwort. Frankfurt am Main: Suhrkamp Verlag (Edition Suhrkamp 547), S. 174–192.

Bourdieu, Pierre (1992b): Von der Regel zu den Strategien. In: Pierre Bourdieu (Hg.): Rede und Antwort. Frankfurt am Main: Suhrkamp Verlag (Edition Suhrkamp 547), S. 79–98.

Bourdieu, Pierre (2001): Die Regeln der Kunst. Genese und Struktur des literarischen Feldes. Frankfurt am Main: Suhrkamp Verlag (suhrkamp taschenbuch wissenschaft 1539).

Bourdieu, Pierre (2011a): Der Tote packt den Lebenden. In: Margarete Steinrücke (Hg.): Der Tote packt den Lebenden. Hamburg: VSA Verlag (Schriften zu Politik & Kultur 2), S. 17–54.

Bourdieu, Pierre (2011b): Zur Genese der Begriffe Habitus und Feld. In: Margarete Steinrücke (Hg.): Der Tote packt den Lebenden. Hamburg: VSA Verlag (Schriften zu Politik & Kultur 2), S. 55–73.

Bourdieu, Pierre (2013): Meditationen. Zur Kritik der scholastischen Vernunft. Unter Mitwirkung von Hélène Albagnac und Bernd Schwibs. 3. Auflage. Frankfurt am Main: Suhrkamp Verlag.

Bourdieu, Pierre (2014a): Die feinen Unterschiede. Kritik der gesellschaftlichen Urteilskraft. 24. Auflage. Frankfurt am Main: Suhrkamp Verlag (suhrkamp taschenbuch wissenschaft 658).

Bourdieu, Pierre (2014b): Über einige Eigenschaften von Feldern. In: Pierre Bourdieu (Hg.): Soziologische Fragen. 5. Auflage. Frankfurt am Main: Suhrkamp Verlag (Edition Suhrkamp 1872), S. 107–114.

Bourdieu, Pierre (2015a): Entwurf einer Theorie der Praxis auf der ethnologischen Grundlage der kabylischen Gesellschaft. 4. Auflage. Frankfurt am Main: Suhrkamp Verlag (suhrkamp taschenbuch wissenschaft 291).

Bourdieu, Pierre (2015b): Sozialer Sinn. Kritik der theoretischen Vernunft. 9. Auflage. Frankfurt am Main: Suhrkamp Verlag (suhrkamp taschenbuch wissenschaft 1066).

Bourdieu, Pierre; Wacquant, Loïc J. D. (2013): Reflexive Anthropologie. 3. Auflage. Frankfurt am Main: Suhrkamp Verlag (suhrkamp taschenbuch wissenschaft 1793).

Bovay, Claude; Broquet, Raphaël (2004): Religionslandschaft in der Schweiz. Eidgenössische Volkszählung 2000. Neuchâtel: Bundesamt für Statistik.

Bowman, Marion (2014a): Vernacular Religion, Contemporary Spirituality and Emergent Identities. Lessons from Lauri Honko. In: *Approaching Religion* 4 (1), S. 101–113.

Bowman, Marion (2014b): Vernacular / Lived Religion. In: George D. Chryssides und Benjamin E. Zeller (Hg.): The Bloomsbury Companion to New Religious Movements. London, New Delhi, New York, Sydney: Bloomsbury (Bloomsbury companions), S. 253–269.

Bradshaw, Ann (1996): The spiritual dimension of hospice. The secularization of an ideal. In: *Social Science & Medicine* 43, S. 3409–3419.

Braidotti, Rosi (2008): In Spite of the Times. The Postsecular Turn in Feminism. In: *Theory, Culture & Society* 25 (6), S. 1–24.

Breidenstein, Georg; Hirschauer, Stefan (2002): Endlich fokussiert? Weder ‚Ethno‘ noch ‚Graphie‘. Anmerkungen zu Hubert Knoblauchs Beitrag „Fokussierte Ethnographie". In: *sozialersinn* 2 (1), S. 123–141.

Bromley, David G. (2002): Dramatic Denouements. In: David G. Bromley und J. Gordon Melton (Hg.): Cults, Religion, and Violence. Cambridge: Cambridge University Press, S. 11–41.

Brown, Candy Gunther (2013): The Healing Gods. Complementary and Alternative Medicine in Christian America. Oxford: Oxford University Press.

Brown, Louise; Walter, Tony (2013): Towards a Social Model of End-of-Life Care. In: *British Journal of Social Work*, S. 1–16.

Brown, Mary V. (2011): The Stresses of Hospice Volunteer Work. In: *American Journal of Hospice & Palliative Medicine* 28 (3), S. 188–192.

Bruce, Steve (2000): The New Age and Secularization. In: Steven Sutcliffe und Marion Bowman (Hg.): Beyond New Age. Exploring Alternative Spirituality. Edinburgh: Edinburgh University Press, S. 220–236.

Bruce, Steve (2001): The Social Process of Secularization. In: Richard Kimball Fenn (Hg.): The Blackwell Companion to Sociology of Religion. Oxford: Blackwell Publishers (Blackwell Companions to Religion 2), S. 249–263.

Bruchhausen, Walter (2010): ‚Biomedizin‘ in sozial- und kulturwissenschaftlichen Beiträgen. Eine Begriffskarriere zwischen Analyse und Polemik. In: *Zeitschrift für Geschichte der Wissenschaften, Technik und Medizin* 18 (4), S. 497–522.

Brügge, Peter (1984): Die Anthroposophen. Waldorfschulen, Biodynamischer Landbau, Ganzheitsmedizin, Kosmische Heilslehre. Reinbek bei Hamburg: Rowohlt Verlag.

Brüggen, Susanne (2005a): Letzte Ratschläge. Der Tod als Problem für Soziologie, Ratgeberliteratur und Expertenwissen. Wiesbaden: VS Verlag für Sozialwissenschaften (Forschung Gesellschaft).

Brüggen, Susanne (2005b): Religiöses aus der Ratgeberecke. In: Hubert Knoblauch und Arnold Zingerle (Hg.): Thanatosoziologie. Tod, Hospiz und die Institutionalisierung des Sterbens. Berlin: Duncker & Humblot (Sozialwissenschaftliche Abhandlungen der Görres-Gesellschaft 27), S. 81–99.

Brüggen, Susanne (2008): Letzte Ratschläge. Die „Ars moriendi" in der zeitgenössischen Lebenshilfe-Literatur und ihre Adressaten. In: Klaus Arntz (Hg.): Ars moriendi. Sterben als geistliche Aufgabe. Regensburg: Verlag Friedrich Pustet, S. 44–59.

Bryant, Clifton D. (2007): The Sociology of Death and Dying. In: Clifton D. Bryant und Dennis L. Peck (Hg.): 21st Century Sociology. A Reference Handbook. Thousand Oaks: Sage Publications, S. 156–166.

Bühring, Ursel; Casagrande, Christina; Huber, Gudrun; Maier, Rosmarie; Mayer, Petra; Wagenlechner, Dagmar; Wasner, Maria (2011): Bewährte Therapieverfahren. In: Gudrun Huber und Christina Casagrande (Hg.): Komplementäre Sterbebegleitung. Ganzheitliche Konzepte und naturheilkundliche Therapien. Stuttgart: Karl F. Haug Verlag, S. 48–76. Burkhard, Barbara (2000): Anthroposophische Arzneimittel. Eine kritische Betrachtung. Eschborn: GOVI-Verlag (PZ Schriftenreihe 10).

Büssing, Arndt (2011): Die Bedeutung von Religiosität und Spiritualität für chronisch Kranke. In: Constantin Klein, Hendrik Berth und Friedrich Balck (Hg.): Gesundheit – Religion – Spiritualität. Konzepte, Befunde und Erklärungsansätze. Weinheim, München: Juventa Verlag (Gesundheitsforschung), S. 189–213.

Cadge, Wendy (2012): Paging God. Religion in the halls of medicine. Chicago: The University of Chicago Press.

Cadge, Wendy; Calle, Katherine; Dillinger, Jennifer (2011): What Do Chaplains Contribute to Large Academic Hospitals? The Perspectives of Pediatric Physicians and Chaplains. In: Journal of Religion and Health 50, S. 300–312.

Cadge, Wendy; Catlin, Elizabeth A. (2006): Making Sense of Suffering and Death. How Health Care Providers' (sic!) Construct Meanings in a Neonatal Intensive Care Unit. In: Journal of Religion and Health 45 (2), S. 248–263.

Cadge, Wendy; Ecklund, Elaine Howard; Short, Nicholas (2009): Religion and Spirituality. A Barrier and a Bridge in the Everyday Professional Work of Pediatric Physicians. In: Social Problems 56 (4), S. 702–721.

Cadge, Wendy; Fair, Brian (2010): Religion, Spirituality, Health and Medicine. Sociological Intersections. In: Chloe E. Bird, Peter Conrad, Allen M. Fremont und Stefan Timmermans (Hg.): Handbook of Medical Sociology. Sixth edition. Nashville: Vanderbilt University Press, S. 341–362.

Cadge, Wendy; Konieczny, Mary Ellen (2014): „Hidden in Plain Sight": The Significance of Religion and Spirituality in Secular Organizations. In: *Sociology of Religion* 75 (4), S. 551–563.

Campbell, Colin (2002): The Cult, the Cultic Milieu and Secularization. In: Jeffrey Kaplan und Heléne Lööw (Hg.): The Cultic Milieu. Oppositional Subcultures in an Age of Globalization. Walnut Creek, Oxford: AltaMira Press, S. 12–25.

Campbell, Colin (2007): The Easternization of the West. A Thematic Account of Cultural Change in the Modern Era. Boulder: Paradigm Publishers (The Yale cultural sociology series).

Campiche, Roland J. (2004): Die zwei Gesichter der Religion. Faszination und Entzauberung. Unter Mitarbeit von Raphaël Broquet, Alfred Dubach und Jörg Stolz. Zürich: Theologischer Verlag Zürich.

Cant, Sarah; Watts, Peter (2012): Complementary and Alternative Medicine. Gender and Marginality. In: Ellen Annandale und Ellen Kuhlmann (Hg.): The Palgrave Handbook of Gender and Healthcare. Second Edition. Basingstoke: Palgrave Macmillan, S. 488–504.

Carver, Charles S.; Weintraub, Jagdish Kumari; Scheier, Michael F. (1989): Assessing Coping Strategies. A Theoretically Based Approach. In: *Journal of Personality and Social Psychology* 56 (2), S. 267–283.

Chotkevys, Debra L. (2009): A grounded theory study to explore how nurses overcome barriers to spiritual care. University of Phoenix, Phoenix. Health Administration.

Chryssides, George (2012): The New Age. In: Olav Hammer und Mikael Rothstein (Hg.): The Cambridge Companion to New Religious Movements. Cambridge: Cambridge University Press, S. 247–262.

Chryssides, George D. (2016): Conversion. In: James R. Lewis und Inga Bårdsen Tøllefsen (Hg.): The Oxford Handbook of New Religious Movements. Second Edition. New York: Oxford University Press, S. 25–35.

Clark, David (Hg.) (1993): The Sociology of Death. Theory, culture, practice. Oxford, Cambridge: Blackwell Publishers / The Sociological Review.

Clark, David (1998): Originating a movement. Cicely Saunders and the development of St Christopher's Hospice, 1957–1967. In: *Mortality* 3 (1), S. 43–63.

Clark, David (1999): ‚Total pain, disciplinary power and the body in the work of Cicely Saunders, 1958–1967. In: *Social Science & Medicine* 49, S. 727–736.

Clark, David (2000): Total pain. The work of Cicely Saunders and the hospice movement. In: *American Pain Society Bulletin* 10 (4), S. 13–15.

Clark, David (2001): Religion, Medicine, and Community in the Early Origins of St. Christopher's Hospice. In: *Journal of Palliative Medicine* 4 (3), S. 353–360.

Clark, David (2002): Between hope and acceptance. The medicalisation of dying. British Medical Journal. bmj.com (Volume 324).

Clark, David (2007): From margins to centre. A review of the history of palliative care in cancer. In: *The Lancet Oncology* 8 (5), S. 430–438.

Clark, David (2016): Hospice and Palliative Care: Developments, Differences, and Challenges. In: Stuart J. Youngner (Hg.): The Oxford handbook of ethics at the end of life. New York: Oxford University Press (Oxford Handbooks), S. 409–424.

Clarke, Peter B. (2006): New Religions in Global Perspective. A Study of Religious Change in the Modern World. London, New York: Routledge.

Cobb, Mark; Rumbold, Bruce; Puchalski, Christina M. (2012): The future of spirituality and healthcare. In: Mark Cobb, Christina M. Puchalski und Bruce Rumbold (Hg.): Oxford Textbook of Spirituality in Healthcare. Oxford: Oxford University Press, S. 487–492.

Cockerham, William Carl (2012): Medical Sociology. Twelfth Edition. Boston et al.: Prentice Hall.

Coleman, Elizabeth Burns; White, Kevin (2010): The Meanings of Health and Illness. Medicine, Religion, and the Body. In: Elizabeth Burns Coleman und Kevin White (Hg.): Medicine, Religion, and the Body. Leiden, Boston: Brill (International Studies in Religion and Society 11), S. 1–14.

Collins, Randall (2005): Interaction Ritual Chains. Princeton, Oxford: Princeton University Press (Princeton studies in cultural sociology).

Collot d'Herbois, Liane (1993): Licht, Finsternis und Farbe in der Maltherapie. Herausgegeben von der Medizinischen Sektion der Freien Hochschule für Geisteswissenschaft am Goetheanum. Dornach: Verlag am Goetheanum.

Conrad, Peter (2007): The Medicalization of Society. On the Transformation of Human Conditions into Treatable Disorders. Baltimore: Johns Hopkins University Press.

Cornille, Catherine (2008): Mehrere Meister? Multiple Religionszugehörigkeit in Praxis und Theorie. In: Reinhold Bernhardt und Perry Schmidt-Leukel (Hg.): Multiple religiöse Identität. Aus verschiedenen religiösen Traditionen schöpfen. Zürich: Theologischer Verlag Zürich (Beiträge zur Theologie der Religionen 5), S. 15–32.

Corrywright, Dominic (2003): Theoretical and Empirical Investigations into New Age Spiritualities. Oxford, Bern, Berlin, Bruxelles, Frankfurt am Main, New York, Wien: Peter Lang.

Coward, Harold; Stajduhar, Kelli I. (2012a): Introduction. In: Harold Coward und Kelli I. Stajduhar (Hg.): Religious Understandings of a Good Death in Hospice Palliative Care. Albany: State University of New York Press

(SUNY Series in Religious Studies), S. 1–8.

Coward, Harold; Stajduhar, Kelli I. (Hg.) (2012b): Religious Understandings of a Good Death in Hospice Palliative Care. Albany: State University of New York Press (SUNY Series in Religious Studies).

Daaleman, Timothy P.; Usher, Barbara M.; Williams, Sharon W.; Rawlings, Jim; Hanson, Laura C. (2008): An Exploratory Study of Spiritual Care at the End of Life. In: *Annals of Family Medicine* 6 (5), S. 406–411.

Dach, Christoph von (2008): Komplementärmedizin und Palliative Care. Lukas Klinik: Ein bewährtes Konzept. In: *palliative.ch* 3, S. 16–19.

Dach, Christoph von (2009): Begleitung über den Tod hinaus. In: *VSAO – Verband Schweizer Assistenz- und Oberärztinnen und -ärzte* 4, S. 14–15.

Dach, Christoph von; Osterbrink, Jürgen (2013): Spiritualität der Pflege. In: *Spiritual Care. Zeitschrift für Spiritualität in den Gesundheitsberufen* 2 (3), S. 21–30.

Daems, Willem F. (2001): Streifzüge durch die Medizin- und Pharmaziegeschichte. Mit einem Geleitwort von Michaela Glöckner und einem Vorwort von Johannes Zwiauer. Herausgegeben von Geertruida W. Daems. Dornach: Verlag am Goetheanum (Persephone. Arbeitsberichte der Medizinischen Sektion am Goetheanum 15).

Davie, Grace (1994): Religion in Britain since 1945. Believing without Belonging. Oxford: Blackwell (Making contemporary Britain series).

Davie, Grace (2008): From Believing without Belonging to Vicarious Religion. Understanding the Patterns of Religion in Modern Europe. In: Detlef Pollack und Daniel V. A. Olson (Hg.): The Role of Religion in Modern Societies. New York: Routledge (Routledge advances in sociology 31), S. 165–176.

Davie, Grace (2010): Resacralization. In: Bryan S. Turner (Hg.): The new Blackwell companion to the Sociology of Religion. Malden, MA: Wiley-Blackwell (Blackwell Companions to Sociology), S. 160–177.

Davies, Bronwyn; Harré, Rom (1990): Positioning. The Discursive Production of Selves. In: *Journal for the Theory of Social Behaviour* 20 (1), S. 43–63.

Dawson, Lorne L. (1998a): Anti-Modernism, Modernism, and Postmodernism: Struggling with the Cultural Significance of New Religious Movements. In: *Sociology of Religion* 59 (2), S. 131–156.

Dawson, Lorne L. (Hg.) (1998b): Cults in Context. Readings in the Study of New Religious Movements. New Brunswick: Transaction Publishers.

Day, Abby (2011): Believing in Belonging. Belief and Social Identity in the Modern World. Oxford: Oxford University Press.

Debus, Michael (2006): Auferstehungskräfte im Schicksal. Die Sakramente der Christengemeinschaft. Stuttgart: Verlag Urachhaus.

Degele, Nina (1998): Professionelle Alternativmedizin? Die Homöopathie zwischen Anpassung und Ausstieg? In: *Sociologia Internationalis* 36 (2),

S. 189–217.

Degele, Nina (2000): Homöopathie heute. Im Trend der Zeit oder die wahre Mauer, die nicht umkippt im Sturm? In: *Allgemeine Homöopathische Zeitung (AHZ)* 245 (2), S. 58–64.

Degele, Nina; Dries, Christian (2005): Modernisierungstheorie. Eine Einführung. München: Wilhelm Fink Verlag (UTB Religion Soziologie, 2703).

Denzin, Norman Kent (1978): Sociological Methods. A Sourcebook. New York: McGraw-Hill.

Deppermann, Arnulf (2008): Gespräche analysieren. Eine Einführung. 4. Auflage. Wiesbaden: VS Verlag für Sozialwissenschaften (Qualitative Sozialforschung 3).

Desbiens, Jean-Franois; Fillion, Lise (2007): Coping strategies, emotional outcomes and spiritual quality of life in palliative care nurses. In: *International Journal of Palliative Nursing* 13 (6), S. 291–300.

Diakonisches Werk der EKD; Kottnik, Klaus-Dieter K.; Giebel, Astrid (Hg.) (2010): Spiritualität in der Pflege. Neukirchen-Vluyn: Neukirchener Verlag.

Dichter Research AG (2012): Bericht zu einem Pretest von Kernbotschaften bezüglich Palliative Care. Ausgearbeitet für Bundesamt für Gesundheit BAG. Unter Mitarbeit von Beatrice Rudolf.

Dinger, Thomas (1990): Homöopathie und Anthroposophische Medizin. Ursprünge, Abhängigkeiten und Kontroversen von 1910–1990. Unveröffentlichte Dissertation. München.

DiTullio, Maria; MacDonald, Douglas (1999): The struggle for the soul of hospice. Stress, coping, and change among hospice workers. In: *American Journal of Hospice & Palliative Care* 16 (5), S. 641–655.

Dörschug, Dorthe (2011): Pflege Sterbender und der Umgang mit Verstorbenen unterschiedlicher Religionen. In: *Zeitschrift für Palliativmedizin* 12, S. 62–65.

Draper, Peter; McSherry, Wilfried (2002): A Critical View of Spirituality and Spiritual Assessment. In: *Journal of Advanced Nursing* 39 (1), S. 1–2.

Dresske, Stefan (2005a): Ambivalenzen des guten Sterbens im Hospiz. In: *Sozial Extra* 29 (10), S. 6–10.

Dresske, Stefan (2005b): Sterben im Hospiz. Der Alltag in einer alternativen Pflegeeinrichtung. Frankfurt am Main, New York: Campus Verlag.

Dresske, Stefan (2007): Interaktionen zum Tode. Wie Sterben im Hospiz orchestriert wird. In: Petra Gehring, Marc Rölli und Maxine Saborowski (Hg.): Ambivalenzen des Todes. Wirklichkeit des Sterbens und Todestheorien heute. Darmstadt: Wissenschaftliche Buchgesellschaft, S. 77–101.

Dresske, Stefan (2008a): Die Herstellung des „guten Sterbens". Arbeit an der Identitätssicherung im Hospiz. In: Irmhild Saake und Werner Vogd (Hg.): Moderne Mythen der Medizin. Studien zur organisierten Krankenbehandlung. Wiesbaden: VS Verlag für Sozialwissenschaften, S. 215–235.

Dresske, Stefan (2008b): Identität und Körper am Lebensende. Die Versorgung Sterbender im Krankenhaus und im Hospiz. In: *Psychologie & Gesellschaftskritik* 32 (2 / 3), S. 109–129.

Dresske, Stefan (2012a): Ars moriendi nova. Eine Kultur- und Gesellschaftstechnik der Sterbekontrolle. In: Daniel Schäfer, Christof Müller-Busch und Andreas Frewer (Hg.): Perspektiven zum Sterben. Auf dem Weg zu einer Ars moriendi nova? Stuttgart: Franz Steiner Verlag (Ars Morienda Nova 2), S. 191–194.

Dresske, Stefan (2012b): Das Hospiz als Einrichtung des guten Sterbens. Eine soziologische Analyse der Interaktion mit Sterbenden. In: Daniel Schäfer, Christof Müller-Busch und Andreas Frewer (Hg.): Perspektiven zum Sterben. Auf dem Weg zu einer Ars moriendi nova? Stuttgart: Franz Steiner Verlag (Ars Morienda Nova 2), S. 103–119.

Ebertz, Michael N. (2005): „Spiritualität" im Christentum und darüber hinaus. Soziologische Vermutungen zur Hochkunjunktur eines Begriffs. In: *Zeitschrift für Religionswissenschaft (ZfR)* 13 (2), S. 193–208.

Edwards, Adrian; Pang, N.; Shiu, V.; Chan, C. (2010): The understanding of spirituality and the potential role of spiritual care in end-of-life and palliative care. A meta-study of qualitative research. In: *Palliative Medicine* 24 (8), S. 753–770.

Ellis, Jackie; Lloyd-Williams, Mari (2012): Palliative Care. In: Mark Cobb, Christina M. Puchalski und Bruce Rumbold (Hg.): Oxford Textbook of Spirituality in Healthcare. Oxford: Oxford University Press, S. 257–263.

Ellwood, Robert (1992): How New is the New Age. In: James R. Lewis und J. Gordon Melton (Hg.): Perspectives on the New Age. Albany: State University of New York Press (SUNY Series in Religious Studies), S. 59–67.

Elwert, Georg (1994): Feldforschung. Vom literarischen Berichten zur methodisch angeleiteten qualitativen und quantitativen Forschung. Frankfurt an der Oder: Europa-Universität (Skripten zu den Kulturwissenschaften 1).

Ember, Carol R.; Ember, Melvin (2002): Cultural Anthropology. Tenth Edition. Upper Saddle River, N. J: Prentice Hall.

Emerson, Robert M.; Fretz, Rachel I.; Shaw, Linda L. (2001): Participant Observation and Fieldnotes. In: Paul Atkinson, Amanda Coffey, Sara Delamont, John Lofland und Lyn Lofland (Hg.): Handbook of Ethnography. London: Sage Publications, S. 352–368.

Engelbrecht, Martin (2009a): Die Spiritualität der Wanderer. In: Christoph Bochinger, Martin Engelbrecht und Winfried Gebhardt (Hg.): Die unsichtbare Religion in der sichtbaren Religion. Formen spiritueller Orientierung in der religiösen Gegenwartskultur. Stuttgart: Verlag W. Kohlhammer (Religionswissenschaft heute 3), S. 35–81.

Engelbrecht, Martin (2009b): Vergemeinschaftungsformen der Wanderer. In: Christoph Bochinger, Martin Engelbrecht und Winfried Gebhardt (Hg.): Die unsichtbare Religion in der sichtbaren Religion. Formen spiritueller Orientierung in der religiösen Gegenwartskultur. Stuttgart: Verlag W. Kohlhammer (Religionswissenschaft heute 3), S. 121–143.

Eschenbruch, Nicholas (2004): Ein besseres Sterben? Die Entstehung der modernen Hospizbewegung und ihre historischen Voraussetzungen. In: *Praxis* 93, S. 1265–1267.

Eychmüller, Steffen; Schmid, Margareta; Müller, Marianne (2009): Palliative Care in der Schweiz. Nationale Bestandesaufnahme 2008. Schlussbericht.

Faivre, Antoine (1992): Introduction I. In: Antoine Faivre und Jacob Needleman (Hg.): Modern esoteric spirituality. New York: Crossroad (World Spirituality: An Encyclopedic History of the Religious Quest 21), S. xi–xxii.

Faivre, Antoine (1998): Questions of terminology proper to the study of esoteric currents in modern and contemporary Europe. In: Antoine Faivre und Wouter J. Hanegraaff (Hg.): Western Esotericism and the Science of Religion. Selected papers presented at the 17th Congress of the International Association for the History of Religions, Mexico City 1995. Leuven: Peeters Publishers, S. 1–10.

Faivre, Antoine (2001): Esoterik im Überblick. Überarbeitete und erweiterte Neuausgage. Freiburg, Basel, Wien: Verlag Herder (Herder Spektrum 4961).

Faltermaier, Toni; Lessing, Nora (2018): Coping. In: Markus Antonius Wirtz (Hg.): Dorsch. Lexikon der Psychologie. Online verfügbar unter https://portal.hogrefe.com/dorsch/coping-1, 22.08.2018.

Faunce, William A.; Fulton, Robert L. (1958): The Sociology of Death. A Neglected Area of Research. In: *Social Forces* 36 (36), S. 205–209.

Favre, Olivier; Stolz, Jörg (2007): Die Evangelikalen. Überzeugte Christen in einer zunehmend säkularisierten Welt. In: Martin Baumann und Jörg Stolz (Hg.): Eine Schweiz – viele Religionen. Risiken und Chancen des Zusammenlebens. Bielefeld: transcript Verlag, S. 128–144.

Fegg, Martin; Kramer, Mechtild; Stiefel, Friedrich; Borasio, Gian Domenico (2008): Lebenssinn trotz unheilbarer Erkrankung? Die Entwicklung des Schedule for Meaning in Life Evaluation (SMiLE). In: *Zeitschrift für Palliativmedizin* 9, S. 238–245.

Feldmann, Klaus (1997): Sterben und Tod. Sozialwissenschaftliche Theorien und Forschungsergebnisse. Opladen: Leske + Budrich Verlag.

Feldmann, Klaus (1998): Physisches und soziales Sterben. In: Ulrich Becker, Klaus Feldmann und Friedrich Johannsen (Hg.): Sterben und Tod in Europa. Wahrnehmungen, Deutungsmuster, Wandlungen. Neukirchen-Vluyn: Neukirchener Verlag, S. 94–107.

Feldmann, Klaus (2010): Tod und Gesellschaft. Sozialwissenschaftliche Thanatologie im Überblick. 2., überarbeitete Auflage. Wiesbaden: VS Verlag für Sozialwissenschaften.

Feldmann, Klaus (2012): Sterbekultur in der modernen Gesellschaft. Soziologische Perspektiven zur Ars moriendi nova. In: Daniel Schäfer, Christof Müller-Busch und Andreas Frewer (Hg.): Perspektiven zum Sterben. Auf dem Weg zu einer Ars moriendi nova? Stuttgart: Franz Steiner Verlag (Ars Morienda Nova 2), S. 77–88.

Feldmann, Klaus; Fuchs-Heinritz, Werner (1995a): Der Tod als Gegenstand der Soziologie. In: Klaus Feldmann und Werner Fuchs-Heinritz (Hg.): Der Tod ist ein Problem der Lebenden. Beiträge zur Soziologie des Todes. Frankfurt am Main: Suhrkamp Verlag (1214), S. 7–18.

Feldmann, Klaus; Fuchs-Heinritz, Werner (Hg.) (1995b): Der Tod ist ein Problem der Lebenden. Beiträge zur Soziologie des Todes. Frankfurt am Main: Suhrkamp Verlag (1214).

Figl, Johann (2003): Neue Religionen. In: Johann Figl (Hg.): Handbuch Religionswissenschaft. Religionen und ihre zentralen Themen. Innsbruck, Wien: Tyrolia-Verlag, S. 457–484.

Fischer, Susanne; Bosshard, Georg; Zellweger, Ueli; Faisst, Karin (2004): Der Sterbeort: „Wo sterben die Menschen heute in der Schweiz?" In: *Zeitschrift für Gerontologie und Geriatrie* 37 (6), 10.03.2013.

Flanagan, Kieran (2007): Introduction. In: Kieran Flanagan und Peter C. Jupp (Hg.): A Sociology of Spirituality. Aldershot: Ashgate (Theology and Religion in interdisciplinary perspective series in association with the BSA Sociology of Religion study group), S. 1–21.

Flaugergues, Amélie de (2016): Religiöse und spirituelle Praktiken und Glaubensformen in der Schweiz. Erste Ergebnisse der Erhebung zur Sprache, Religion und Kultur 2014. Neuchâtel: Bundesamt für Statistik (BFS).

Flensburger Hefte – Anthroposophie im Gespräch (1995): Nah-Todeserfahrungen. Rückkehr zum Leben. Flensburg: Flensburger Hefte Verlag GmbH.

Flensburger Hefte – Anthroposophie im Gespräch (1997a): Über Reinkarnation und Karma. Erfahrungen früherer Erdenleben. Flensburg: Flensburger Hefte Verlag GmbH.

Flensburger Hefte – Anthroposophie im Gespräch (1997b): Umgang mit dem Sterben. Flensburg: Flensburger Hefte Verlag GmbH.

Flensburger Hefte – Anthroposophie im Gespräch (2001): Es ist an der Zeit. Aspekte der Anthroposophie. Flensburg: Flensburger Hefte Verlag GmbH.

Flick, Uwe (2011a): Qualitative Sozialforschung. Eine Einführung. 4. Auflage. Reinbek bei Hamburg: Rowohlt Taschenbuch Verlag (rowohlts enzyklopädie 55694).

Flick, Uwe (2011b): Triangulation. Eine Einführung. 3., aktualisierte Auflage. Wiesbaden: VS Verlag für Sozialwissenschaften (Qualitative Sozialforschung 12).

Flick, Uwe (2012): Design und Prozess qualitativer Forschung. In: Uwe Flick, Ernst von Kardoff und Ines Steinke (Hg.): Qualitative Forschung. Ein Handbuch. 9. Auflage. Reinbek bei Hamburg: Rowohlt Taschenbuch Verlag (rowohlts enzyklopädie 55628), S. 252–265.

Forclaz, Bertrand (2007): Religiöse Vielfalt in der Schweiz seit der Reformation. In: Martin Baumann und Jörg Stolz (Hg.): Eine Schweiz – viele Religionen. Risiken und Chancen des Zusammenlebens. Bielefeld: transcript Verlag, S. 89–99.

Foucault, Michel (2011): Die Geburt der Klinik. Eine Archäologie des ärztlichen Blicks. 9. Auflage. Frankfurt am Main: Fischer Taschenbuch Verlag (Fischer-Taschenbücher 7400).

Fox, Judith (2010a): New Religious Movements. In: John R. Hinnells (Hg.): The Routledge Companion to the Study of Religion. Second edition. London, New York: Routledge, S. 339–353.

Fox, Judith (2010b): Secularization. In: John R. Hinnells (Hg.): The Routledge Companion to the Study of Religion. Second edition. London, New York: Routledge, S. 306–322.

Frank, Robert (2004): Globalisierung „alternativer" Medizin. Homöopathie und Ayurveda in Deutschland und Indien. Bielefeld: transcript Verlag (Kultur und soziale Praxis).

Franke, Edith; Maske, Verena (2011): Teilnehmende Beobachtung als Verfahren der Religionsforschung. In: Stefan Kurth und Karsten Lehmann (Hg.): Religionen erforschen. Kulturwissenschaftliche Methoden in der Religionswissenschaft. Wiesbaden: VS Verlag für Sozialwissenschaften, S. 105–134.

Frenschkowski, Marco (2008): Theosophie. In: Hans Dieter Betz, Don S. Browning, Bernd Janowski und Eberhard Jüngel (Hg.): Religion in Geschichte und Gegenwart. Handwörterbuch für Theologie und Religionswissenschaft. Online verfügbar unter http://referenceworks.brillonline.com/entries/religion-in-geschichte-und-gegenwart/theosophie-COM_025110#export-form, 22.08.2018.

Frewer, Andreas (2007): Forschung an Sterbenden als Verstoss gegen Menschenrechte. Ethische Grenzen des Humanversuchs. In: *Jahrbuch für Recht und Ethik* 15, S. 357–375.

Frick, Eckhard; Riedner, Carola; Fegg, Martin; Hauf, Stephan; Borasio, Gian Domenico (2006): A clinical interview assessing cancer patients' spiritual needs and preferences. In: *European Journal of Cancer Care* 15, S. 238–243.

Friebertshäuser, Barbara (1997): Feldforschung und teilnehmende Beobachtung. In: Barbara Friebertshäuser und Annedore Prengel (Hg.): Handbuch qualitative Forschungsmethoden in der Erziehungswissenschaft. Weinheim: Juventa, S. 503–534.

Fried, Anne (1988): Wo man in Frieden sterben kann. Die Hospizbewegung. Wuppertal, Zürich: Brockhaus (R. Brockhaus Taschenbuch 426).

Friedemann, Marie-Luise; Mouch, Judith; Racey, Teri (2002): Nursing the spirit. The Framework of Systemic Organization. In: *Journal of Advanced Nursing* 39 (4), S. 325–332.

Frisk, Liselotte (2009–2011): Globalization: A Key Factor in Contemporary Religious Change. In: *Journal of Alternative Spiritualities and New Age Studies* 5, S. i–xiv.

Frisk, Liselotte; Gilhus, Ingvilid Saelid; Kraft, Siv Ellen (2016): The New Age. In: James R. Lewis und Inga Bårdsen Tøllefsen (Hg.): The Oxford Handbook of New Religious Movements. Second Edition. New York: Oxford University Press, S. 461–481.

Froschauer, Ulrike; Lueger, Manfred (2003): Das qualitative Interview. Zur Praxis interpretativer Analyse sozialer Systeme. Wien: facultas.wuv (UTB Soziologie 2418).

Fuchs-Heinritz, Werner (2007): Soziologisierung des Todes? Der halbherzige Diskurs über das Lebensende. In: Petra Gehring, Marc Rölli und Maxine Saborowski (Hg.): Ambivalenzen des Todes. Wirklichkeit des Sterbens und Todestheorien heute. Darmstadt: Wissenschaftliche Buchgesellschaft, S. 15–30.

Fuller, Robert C. (1989): Alternative Medicine and American Religious Life. New York, Oxford: Oxford University Press.

Fuller, Robert C. (1996): Holistic Health Practices. In: Peter H. van Ness (Hg.): Spirituality and the Secular Quest. New York: Crossroad (World Spirituality: An Encyclopedic History of the Religious Quest 22), S. 227–250.

Fuller, Robert C. (2001): Spiritual, but not Religious. Understanding Unchurched America. New York: Oxford University Press.

Gädeke, Rudolf F. (1992): Die Gründer der Christengemeinschaft. Ein Schicksalsnetz. 48 kurze Biographien mit Dokumenten. Dornach: Verlag am Goetheanum (Pioniere der Anthroposophie 10).

Gale, Nicola (2014): The Sociology of Traditional, Complementary and Alternative Medicine. In: *Sociology Compass* 8 (6), S. 805–822.

Gale, Nicola K.; McHale, Jean V. (Hg.) (2015): Routledge Handbook of Complementary and Alternative Medicine. Perspectives from Social Science and Law. London: Routledge.

Gamarnikov, Eva (1991): Nurse or Woman. Gender and Professionalism in Reformed Nursing 1860–1923. In: Pat Holden und Jenny Littlewood (Hg.): Anthropology and Nursing. London: Routledge, S. 110–129.

Garces-Foley, Kathleen (Hg.) (2006a): Death and Religion in a Changing World. Armonk, London: M. E. Sharpe.

Garces-Foley, Kathleen (2006b): Hospice and the Politics of Spirituality. In: *OMEGA* 53 (1–2), S. 117–136.

Garces-Foley, Kathleen (2013): Hospice and the Politics of Spirituality. In: Paul Bramadat, Harold Coward und Kelli I. Stajduhar (Hg.): Spirituality in Hospice Palliative Care. Albany: State University of New York Press (SUNY Series in Religious Studies), S. 13–40.

Gebhardt, Winfried (2006): Kein Pilger mehr, noch kein Flaneur. Der „Wanderer" als Prototyp spätmoderner Religiosität. In: Winfried Gebhardt und Ronald Hitzler (Hg.): Nomaden, Flaneure, Vagabunden. Wissensformen und Denkstile der Gegenwart. Wiesbaden: VS Verlag für Sozialwissenschaften (Erlebniswelten 10), S. 228–243.

Gebhardt, Winfried (2009): Die Kirchenbilder der Wanderer und das Verhältnis zu ihrer Herkunftskirche. In: Christoph Bochinger, Martin Engelbrecht und Winfried Gebhardt (Hg.): Die unsichtbare Religion in der sichtbaren Religion. Formen spiritueller Orientierung in der religiösen Gegenwartskultur. Stuttgart: Verlag W. Kohlhammer (Religionswissenschaft heute 3), S. 83–120.

Gebhardt, Winfried (2010a): Experte seiner selbst. Über die Selbstermächtigung des religiösen Subjekts. In: Michael N. Ebertz und Rainer Schützeichel (Hg.): Sinnstiftung als Beruf. Wiesbaden: VS Verlag für Sozialwissenschaften.

Gebhardt, Winfried (2010b): Flüchtige Gemeinschaften. Eine kleine Theorie situativer Event-Vergemeinschaftung. In: Dorothea Lüddeckens und Rafael Walthert (Hg.): Fluide Religion. Neue religiöse Bewegungen im Wandel. Theoretische und empirische Systematisierungen. Bielefeld: transcript Verlag, S. 175–188.

Gebhardt, Winfried (2013): Die Selbstermächtigung des religiösen Subjekts und die Entkonturierung der religiösen Landschaft. In: Peter A. Berger, Klaus Hock und Thomas Klie (Hg.): Religionshybride. Religion in posttraditionalen Kontexten. Wiesbaden: Springer VS, S. 89–105.

Gebhardt, Winfried; Engelbrecht, Martin; Bochinger, Christoph (2005): Die Selbstermächtigung des religiösen Subjekts. Der „spirituelle Wanderer" als Idealtypus spätmoderner Religiosität. In: *Zeitschrift für Religionswissenschaft (ZfR)* 13 (2), S. 133–151.

Geertz, Clifford (1987a): Dichte Beschreibung. Bemerkungen zu einer deutenden Theorie von Kultur. In: Clifford Geertz (Hg.): Dichte Beschreibung. Beiträge zum Verstehen kultureller Systeme. Frankfurt am Main: Suhrkamp Verlag (suhrkamp taschenbuch wissenschaft, 696), S. 7–43.

Geertz, Clifford (1987b): Religion als kulturelles System. In: Clifford Geertz (Hg.): Dichte Beschreibung. Beiträge zum Verstehen kultureller Systeme. Frankfurt am Main: Suhrkamp Verlag (suhrkamp taschenbuch wissenschaft

696), S. 44–95.

GfK (2009): Zusammenfassung der Ergebnisse zur Studie „Palliative Care". Online verfügbar unter www.bag.admin.ch/dam/bag/de/dokumente/nat-gesundheitsstrategien/strategie-palliative-care/forschungsberichte/bevoelkerungsbefragung/bericht-bev-bef-pc-2009.pdf.download.pdf/D_BEricht_Bevoelkerungsbefragung_PC_2009.pdf, 22.08.2018.

Giddens, Anthony (1984): The Constitution of Society. Outline of the Theory of Structuration. Berkeley: University of California Press.

Girke, Matthias (2012): Innere Medizin. Grundlagen und therapeutische Konzepte der anthroposophischen Medizin. 2. Auflage. Berlin: Salumed Verlag.

Girtler, Roland (1989): Die „teilnehmende unstrukturierte Beobachtung". Ihr Vorteil bei der Erforschung des sozialen Handelns und des in ihm enthaltenen Sinns. In: Reiner Aster, Hans Merkens und Michael Repp (Hg.): Teilnehmende Beobachtung. Werkstattberichte und methodologische Reflexionen. Frankfurt am Main: Campus Verlag (Campus-Forschung 632), S. 103–113.

Girtler, Roland (2001): Methoden der Feldforschung. 4., völlig neu bearbeitete Auflage. Wien, Köln, Weimar: Böhlau Verlag (2257).

Glaser, Barney G.; Strauss, Anselm L. (1965): Awareness of Dying. Chicago: Aldine.

Glaser, Barney G.; Strauss, Anselm L. (1974): Interaktion mit Sterbenden. Beobachtungen für Ärzte, Schwestern, Seelsorger und Angehörige. Göttingen: Vandenhoeck & Ruprecht Verlag (Sammlung Vandenhoeck).

Glaser, Barney G.; Strauss, Anselm L. (2010): Grounded Theory. Strategien qualitativer Forschung. Mit einem Vorwort von Bruno Hildenbrand. 3., unveränderte Auflage. Bern: Verlag Hans Huber.

Glock, Charles Y.; Bellah, Robert N. (Hg.) (1976): The New Religious Consciousness. Berkeley, Los Angeles, London: University of California Press.

Glöckler, Michaela (2002): Zum Sterbeprozess aus anthroposophischer Sicht. In: Michaela Glöckler und Rolf Heine (Hg.): Handeln im Umkreis des Todes. Praktische Hinweise für die Pflege des Körpers, die Aufbahrung, die spirituelle Begleitung des Verstorbenen. Dornach: Medizinische Sektion am Goetheanum (Persephone. Kongressband 4), S. 62–67.

Glöckler, Michaela (2006a): Krankheit und Schicksal. Zur Aktualität des Karma-Gedankens in der Medizin. In: Peter Heusser (Hg.): Spiritualität in der modernen Medizin. Bern: Peter Lang (Komplementäre Medizin im interdisziplinären Diskurs 10), S. 241–263.

Glöckler, Michaela (2006b): Spirituelles Krankheitsverständnis aus anthroposophischer Sicht am Beispiel der Krebserkrankung. In: Arndt Büssing, Thomas Ostermann, Michaela Glöckler und Peter F. Matthiessen (Hg.): Spiritualität,

Krankheit und Heilung. Bedeutung und Ausdrucksformen der Spiritualität in der Medizin. Frankfurt am Main: Verlag für akademische Schriften (Perspektiven. Schriften zur Pluralität in der Medizin), S. 128–144.

Glöckler, Michaela (2006c): Was heißt menschenwürdig sterben? In: Michaela Glöckler und Rolf Heine (Hg.): Ethik des Sterbens – Würde des Lebens. Geistige, rechtliche und wirtschaftliche Fragen zum Altwerden, Sterben und nachtodlichen Leben. 2. Auflage. Dornach: Medizinische Sektion am Goetheanum (Persephone. Kongressband 1), S. 13–30.

Glöckler, Michaela; Girke, Matthias; Matthes, Harald (2011): Anthroposophische Medizin und ihr integratives Paradigma. In: Rahel Uhlenhoff (Hg.): Anthroposophie in Geschichte und Gegenwart. Berlin: Berliner Wissenschafts-Verlag, S. 515–611.

Glöckler, Michaela; Heine, Rolf (Hg.) (2002): Handeln im Umkreis des Todes. Praktische Hinweise für die Pflege des Körpers, die Aufbahrung, die spirituelle Begleitung des Verstorbenen. Dornach: Medizinische Sektion am Goetheanum (Persephone. Kongressband 4).

Glöckler, Michaela; Heine, Rolf; Saur, Beate (2006): Der Sterbeprozess aus anthroposophischer Sicht. In: Michaela Glöckler und Rolf Heine (Hg.): Ethik des Sterbens – Würde des Lebens. Geistige, rechtliche und wirtschaftliche Fragen zum Altwerden, Sterben und nachtodlichen Leben. 2. Auflage. Dornach: Medizinische Sektion am Goetheanum (Persephone. Kongressband 1), S. 31–50.

Gloy, Karen (1996): Das Verständnis der Natur. Zweiter Bd. Die Geschichte des ganzheitlichen Denkens. München: Verlag C. H. Beck.

Göckenjan, Gerd; Dressel, Gert (2002): Wandlungen des Sterbens im Krankenhaus und die Konflikte zwischen Krankenrolle und Sterberolle. In: *Österreichische Zeitschrift für Soziologie* 27 (4), S. 80–96.

Goffman, Erving (1969): Behavior in Public Places. Notes on the Social Organization of Gatherings. New York, London: The Free Press.

Goffman, Erving (1972): Asyle. Über die soziale Situation psychiatrischer Patienten und anderer Insassen. Frankfurt am Main: Suhrkamp Verlag.

Goffman, Erving (1986): Interaktionsrituale. Über Verhalten in direkter Kommunikation. Frankfurt am Main: Suhrkamp Verlag (suhrkamp taschenbuch wissenschaft 594).

Good, Byron J. (1996): Medicine, rationality, and experience. An anthropological perspective. Cambridge: Cambridge University Press.

Goodrick-Clarke, Nicholas (2008): The Western Esoteric Traditions. A Historical Introduction. New York: Oxford University Press.

Goodwin, Megan (2014): Gender. In: George D. Chryssides und Benjamin E. Zeller (Hg.): The Bloomsbury Companion to New Religious Movements. London, New Delhi, New York, Sydney: Bloomsbury (Bloomsbury companions), S. 196–206.

Gorer, Geoffrey (1955): The Pornography of Death. In: *Encounter*, S. 49–52.

Gorer, Geoffrey (1965): Death, Grief, and Mourning in Contemporary Britain. London: Cresset.

Graham, Elaine (2012): What's Missing? Gender, Reason and the Post- Secular. In: *Political Theology* 13 (2), S. 233–245.

Grant, Don (2014): Spiritual Interventions: How, When, and Why Nurses Use Them. In: *Holistic Nursing Practice* 18 (1), S. 36–41.

Grant, Don; O'Neil, Kathleen; Stephens, Laura (2004): Spirituality in the Workplace: New Empirical Directions in the Study of the Sacred. In: *Sociology of Religion* 65 (3), S. 265–283.

Gray-Toft, Pamela; Anderson, James G. (1981): The Nursing Stress Scale. Development of an Instrument. In: *Journal of Behavioral Assesment* 3 (1), S. 11–23.

Gronemeyer, Reimer (2005): Hospiz, Hospizbewegung und Palliative Care in Europa. In: Hubert Knoblauch und Arnold Zingerle (Hg.): Thanatosoziologie. Tod, Hospiz und die Institutionalisierung des Sterbens. Berlin: Duncker & Humblot (Sozialwissenschaftliche Abhandlungen der Görres-Gesellschaft 27), S. 207–217.

Gruber, Matthias (2014): Tod und Sterben in der Medizin. Eine Untersuchung zu Begriffsgeschichte und aktueller Bedeutung. Frankfurt am Main: Peter Lang Edition (Frankfurter Forschungen zur Kultur- und Sprachwissenschaft 19).

Gugutzer, Robert (2012): Die Sakralisierung des Profanen. Der Körperkult als individualisierte Sozialform des Religiösen. In: Robert Gugutzer und Moritz Böttcher (Hg.): Körper, Sport und Religion. Zur Soziologie religiöser Verkörperungen. Wiesbaden: Springer VS, S. 285–309.

Gülich, Elisabeth; Mondada, Lorenza (2008): Konversationsanalyse. Eine Einführung am Beispiel des Französischen. Tübingen: Max Niemeyer Verlag (Romanistische Arbeitshefte 52).

Hager, Gisela (2003): Sterbebegleitung in der anthroposophischen Pflege. Gedanken einer Krankenschwester. In: Peter Heusser und Björn Riggenbach (Hg.): Sterbebegleitung – Sterbehilfe – Euthanasie. Die aktuelle Problematik aus anthroposophisch-medizinischer Sicht. Bern, Stuttgart, Wien: Verlag Paul Haupt, S. 95–110.

Hahn, Alois (1968): Einstellungen zum Tod und ihre soziale Bedingtheit. Eine soziologische Untersuchung. Stuttgart: Ferdinand Enke Verlag (Soziologische Gegenwartsfragen).

Hahn, Alois (1987): Identität und Selbstthematisierung. In: Alois Hahn und Volker Kapp (Hg.): Selbstthematisierung und Selbstzeugnis. Bekenntnis und Geständnis. Frankfurt am Main: Suhrkamp Verlag (suhrkamp taschenbuch wissenschaft 643), S. 9–24.

Hahn, Alois (1995): Identität und Biographie. In: Monika Wohlrab-Sahr (Hg.): Biographie und Religion. Zwischen Ritual und Selbstsuche. Frankfurt am Main, New York: Campus Verlag, S. 127–152.

Hahn, Alois; Kapp, Volker (1987): Selbstthematisierung und Selbstzeugnis. Bekenntnis und Geständnis. In: Alois Hahn und Volker Kapp (Hg.): Selbstthematisierung und Selbstzeugnis. Bekenntnis und Geständnis. Frankfurt am Main: Suhrkamp Verlag (suhrkamp taschenbuch wissenschaft 643), S. 7–8.

Hall, Dorota (2013): The Holistic Milieu in Context. Between Traditional Christianity and Folk Religiosity. In: Steven Sutcliffe und Ingvild Saelid Gilhus (Hg.): New Age Spirituality. Rethinking Religion. Durham: Acumen Publishing, S. 146–159.

Halliburton, Murphy (2005): „Just Some Spirits". The Erosion of Spirit Possession and the Rise of „Tension" in South India. In: *Medical Anthropology. Cross-Cultural Studies in Health and Illness* 24 (2), S. 111–144.

Hammer, Olav (2010): Individual Choice and Social Conformity in New Age Religion. In: Stef Aupers und Dick Houtman (Hg.): Religions of Modernity. Relocating the Sacred to the Self and the Digital. Leiden, Boston: Brill (International Studies in Religion and Society 12), S. 49–67.

Hammersley, Martyn; Atkinson, Paul (2007): Ethnography. Principles in practice. Third edition. London: Routledge.

Hanegraaff, Wouter J. (1996): New Age Religion and Western Culture. Esotericism in the Mirror of Secular Thought. Leiden, New York, Köln: Brill (Studies in the history of religions 72).

Hanegraaff, Wouter J. (1998): Introduction: The Birth of a Discipline. In: Antoine Faivre und Wouter J. Hanegraaff (Hg.): Western Esotericism and the Science of Religion. Selected papers presented at the 17th Congress of the International Association for the History of Religions, Mexico City 1995. Leuven: Peeters Publishers, S. VII–XVII.

Hanegraaff, Wouter J. (2000): New Age Religion and Secularization. In: *Numen* 47 (3), S. 288–312.

Hanson, Laura C.; Dobbs, Debra; Usher, Barbara M.; Williams, Sharon W.; Rawlings, Jim; Daaleman, Timothy P. (2008): Providers and Types of Spiritual Care during Serious Illness. In: *Journal of Palliative Medicine* 11 (6), S. 907–914.

Hapatsch, Hischam A. (1996): Die Kultushandlungen der Christengemeinschaft und die Kultushandlungen in der Freien Waldorfschule. München: Arbeitsgemeinschaft für Religions- und Weltanschauungsfragen (ARW).

Haraldsdottir, Erna (2011): The constraints of the ordinary: ‚being with in the context of end-of-life nursing care. In: *International Journal of Palliative Nursing* 17 (5), 245–250.

Härle, Wilfried (2008): Selbstbestimmung und Fürsorge – ein unlösbarer Widerspruch? In: Michael Anderheiden, Hubert J. Bardenheuer und Wolfgang U. Eckart (Hg.): Ambulante Palliativmedizin als Bedingung einer ars moriendi. Tübingen: Mohr Siebeck, S. 53–66.

Harris, LaToya J.M. (2008): Exploring How Nurses Manage Workplace Stress. In: *Journal of Hospice and Palliative Nursing* 15 (8), S. 446–454.

Hart, Patricia (2019): Spiritual Care at End of Life. In: *LILIPOH* 95 (25), S. 26–28.

Hartley, Nigel (2014): End of Life Care: A Guide for Therapists, Artists and Arts Therapists Paperback. London, Philadelphia: Jessica Kingsley Publishers.

Hauschka, Margarethe (1978): Rhythmische Massage nach Dr. Ita Wegman. Menschenkundliche Grundlagen. 2. Auflage. Boll über Göppingen. Schule für künstlerische Therapie und Massage.

Hayek, Julia von (2006): Hybride Sterberäume in der reflexiven Moderne. Eine ethnographische Studie im ambulanten Hospizdienst. Hamburg: LIT Verlag (Studien zur interdisziplinären Thanatologie 8).

Headland, Thomas N.; Pike, Kenneth L.; Harris, Marvin (Hg.) (1990): Emics and Etics. The Insider / Outsider Debate. Newbury Park, Calif., London: Sage Publications (Frontiers of anthropology 7).

Heckel, Martin; Dickreiter, Bernhard (2007): Ganzkörperhyperthermie. Kontrollierte Erhöhung der Körpertemperatur zu therapeutischen Zwecken. In: *Natur-Heilkunde* 9, S. 2–7.

Hedges, Ellie; Beckford, James A. (2000): Holism, Healing and the New Age. In: Steven Sutcliffe und Marion Bowman (Hg.): Beyond New Age. Exploring Alternative Spirituality. Edinburgh: Edinburgh University Press, S. 169–187.

Heelas, Paul (1996): The New Age Movement. The Celebration of the Self and the Sacralization of Modernity. Oxford, Cambridge: Blackwell.

Heelas, Paul (2007): The Holistic Milieu and Spirituality. Reflections on Voas and Bruce. In: Kieran Flanagan und Peter C. Jupp (Hg.): A Sociology of Spirituality. Aldershot: Ashgate (Theology and Religion in interdisciplinary perspective series in association with the BSA Sociology of Religion study group), S. 63–80.

Heelas, Paul (2008): Spiritualities of Life. New Age Romanticism and Consumptive Capitalism. Malden, Oxford: Blackwell (Religion and Spirituality in the modern world).

Heelas, Paul (Hg.) (2012a): Spirituality in the Modern World. Within Religious Tradition and Beyond. Critical Concepts in Religious Studies. Volume III: ,Autonomous Spiritualities beyond. London, New York: Routledge.

Heelas, Paul (Hg.) (2012b): Spirituality in the Modern World. Within Religious Tradition and Beyond. Explorations of Explanations. Volume IV: Explorations of Explanations. London, New York: Routledge.

Heelas, Paul; Seel, Benjamin (2003): An Ageing New Age? In: Grace Davie, Paul Heelas und Linda Woodhead (Hg.): Predicting Religion. Christian, Secular and Alternative Futures. Aldershot: Ashgate (Theology and Religion in interdisciplinary perspective series in association with the BSA Sociology of Religion study group), S. 229–247.

Heelas, Paul; Woodhead, Linda (2005): The Spiritual Revolution. Why Religion is Giving Way to Spirituality. Malden, Oxford, Carlton: Blackwell Publishing (Religion and Spirituality in the modern world).

Heine, Rolf (2001): Spirituelle Begleitung und Pflege des Sterbenden. Zwölf pflegerische Gesten. In: *die Drei* 8 / 9, S. 73–86.

Heller, Andreas (2000): Ambivalenzen des Sterbens heute. Einschätzungen zum gegenwärtigen Umgang mit dem Sterben und den Sterbenden. In: Andreas Heller, Katharina Heimerl und Christian Metz (Hg.): Kultur des Sterbens. Bedingungen für das Lebensende gestalten. 2., erweiterte Auflage. Freiburg im Breisgau: Lambertus-Verlag (Palliative Care und Organisationales Lernen 1), S. 17–34.

Heller, Andreas (2014): Die Spiritualität der Hospizbewegung. In: Birgit Heller und Andreas Heller (Hg.): Spiritualität und Spiritual Care. Orientierungen und Impulse. Mit einem Geleitwort von Allan Kellehear. Bern: Verlag Hans Huber, S. 93–114.

Heller, Andreas; Pleschberger, Sabine (2015): Geschichte der Hospizbewegung in Deutschland. Hintergrundfolie für Forschung in Hospizarbeit und Palliative Care. In: Martin W. Schnell, Christian Schulz, Andreas Heller und Christine Dunger (Hg.): Palliative Care und Hospiz. Eine Grounded Theory. Wiesbaden: Springer VS (Palliative Care und Forschung), S. 61–74.

Heller, Andreas; Pleschberger, Sabine; Fink, Michaela; Gronemeyer, Reimer (2012): Die Geschichte der Hospizbewegung in Deutschland. Mit einem Beitrag von Klaus Müller. Ludwigsburg: Der Hospiz Verlag.

Heller, Birgit (2003): Gender und Religion. In: Johann Figl (Hg.): Handbuch Religionswissenschaft. Religionen und ihre zentralen Themen. Innsbruck, Wien: Tyrolia-Verlag, S. 758–769.

Heller, Birgit (2007): Bedeutung religiös-kultureller Unterschiede in der Palliative Care. In: Cornelia Knipping und Angelika Abt-Zegelin (Hg.): Lehrbuch Palliative Care. 2., durchgesehene und korrigierte Auflage. Bern: Verlag Hans Huber, S. 432–437.

Heller, Birgit (2010): Gender und Spiritualität am Lebensende. In: Elisabeth Reitinger und Sigrid Beyer (Hg.): Geschlechtersensible Hospiz- und Palliativkultur in der Altenhilfe. Frankfurt am Main: Mabuse-Verlag, S. 61–72.

Heller, Birgit (2011): Spiritualität zwischen Tadition und Moderne: Religionswissenschaftliche Perspektiven auf die Begriffsdebatte im Kontext von Spiritual Care. In: Hans Gerald Hödl und Veronica Futterknecht (Hg.): Religionen nach der Säkularisierung. Festschrift für Johann Figl zum 65. Geburtstag. Wien, Berlin, Münster: LIT Verlag (Schriftenreihe der ÖGRW 4), S. 288–300.

Heller, Birgit; Heller, Andreas (2003): Sterben ist mehr als Organversagen. Spiritualität und Palliative Care. In: Birgit Heller (Hg.): Aller Einkehr ist der Tod. Interreligiöse Zugänge zu Sterben, Tod und Trauer. Freiburg im Breisgau: Lambertus-Verlag (Palliative Care und OrganisationsEthik 8), S. 7–21.

Helwig, Silke (2003): Ideal und Wirklichkeit – ein Spannungsfeld. Erfahrungsn als anthroposophische Klinikärztin in der Begleitung Sterbender. In: Peter Heusser und Björn Riggenbach (Hg.): Sterbebegleitung – Sterbehilfe – Euthanasie. Die aktuelle Problematik aus anthroposophisch-medizinischer Sicht. Bern, Stuttgart, Wien: Verlag Paul Haupt, S. 111–126.

Hero, Markus (2010a): Die neuen Formen des religiösen Lebens. Eine institutionentheoretische Analyse neuer Religiosität. Würzburg: Ergon Verlag (Religion in der Gesellschaft 28).

Hero, Markus (2010b): Von der Kommune zum Kommerz? Zur institutionellen Genese zeitgenössischer Spiritualität. In: Ruth-Elisabeth Mohrmann (Hg.): Alternative Spiritualität heute. Münster, New York, München, Berlin: Waxmann (Beiträge zur Volkskultur in Nordwestdeutschland 114), S. 35–53.

Hero, Markus (2011a): Der Markt für spirituelles Heilen. Eine soziologische Betrachtung seiner Akteure und Institutionen. In: Constantin Klein, Hendrik Berth und Friedrich Balck (Hg.): Gesundheit – Religion – Spiritualität. Konzepte, Befunde und Erklärungsansätze. Weinheim, München: Juventa Verlag (Gesundheitsforschung), S. 149–161.

Hero, Markus (2011b): Glauben und Heilen. Religiöse Entrepreneure im Gesundheitssektor – eine angebotsseitige Betrachtung. In: *Zeitschrift für Nachwuchswissenschaftler – German Journal for Young Researchers* 3 (1), S. 102–120.

Hero, Markus (2012): Religiöse Sozialisationsinstanzen im Wandel. Wer vermittelt die ‚neue‘ oder ‚alternative‘ Religiosität? In: Dimitrij Owetschkin (Hg.): Tradierungsprozesse im Wandel der Moderne. Religion und Familie im Spannungsfeld von Konfessionalität und Pluralisierung. Essen: Klartext Verlag (Veröffentlichungen des Instituts für soziale Bewegungen. Schriftenreihe A: Darstellungen 53), S. 335–359.

Hervieu-Léger, Danièle (2000a): La lignee croyante en question. In: *Espaces Temps* 74–75, S. 17–30.

Hervieu-Léger, Danièle (2000b): Religion as a Chain of Memory. Cambridge, Malden: Polity Press.

Hervieu-Léger, Danièle (2004): Pilger und Konvertiten. Religion in Bewegung. Mit einer Einleitung von Claire de Galembert. Würzburg: Ergon Verlag (Religion in der Gesellschaft 17).

Hetzel, Andreas (2007): Todesverdrängung? Stationen einer Deutungsgeschichte. In: Petra Gehring, Marc Rölli und Maxine Saborowski (Hg.): Ambivalenzen des Todes. Wirklichkeit des Sterbens und Todestheorien heute. Darmstadt: Wissenschaftliche Buchgesellschaft, S. 158–170.

Heusser, Peter (1999a): Anthroposophie als Geisteswissenschaft und die naturwissenschaftliche Medizin. In: Peter Heusser (Hg.): Akademische Forschung in der anthroposophischen Medizin. Beispiel Hygiogenese: natur- und geisteswissenschaftliche Zugänge zur Selbstheilungskraft des Menschen. Bern: Peter Lang (Komplementäre Medizin im interdisziplinären Diskurs 3), S. 21–38.

Heusser, Peter (2006): Steht der wissenschaftlichen Medizin eine neue spirituelle Epoche bevor? In: Peter Heusser (Hg.): Spiritualität in der modernen Medizin. Bern: Peter Lang (Komplementäre Medizin im interdisziplinären Diskurs 10), S. 11–33.

Heusser, Peter (2011): Anthroposophische Medizin und Wissenschaft. Beiträge zu einer integrativen medizinischen Anthropologie. Mit einem Geleitwort von Eckhart G. Hahn. Stuttgart: Schattauer Verlag.

Heusser, Peter (2014): Geistige Wirkfaktoren im menschlichen Organismus? Vom Einbezug des Immateriellen in die empirische Forschung der Medizin. In: Peter Heusser und Johannes Weinzirl (Hg.): Rudolf Steiner. Seine Bedeutung für Wissenschaft und Leben heute. Stuttgart: Schattauer Verlag.

Heusser, Peter; Riggenbach, Björn (Hg.) (2003): Sterbebegleitung – Sterbehilfe – Euthanasie. Die aktuelle Problematik aus anthroposophisch-medizinischer Sicht. Bern, Stuttgart, Wien: Verlag Paul Haupt.

Hillebrandt, Frank (2009): Praktiken des Tauschens. Zur Soziologie symbolischer Formen der Reziprozität. Wiesbaden: VS Verlag für Sozialwissenschaften (Wirtschaft + Gesellschaft).

Hillebrandt, Frank (2012): Die Soziologie der Praxis und die Religion. Ein Theorievorschlag. In: Anna Daniel, Franka Schäfer, Frank Hillebrandt und Hanns Wienold (Hg.): Doing Modernity – Doing Religion. Wiesbaden: Springer VS, S. 25–57.

Hirschauer, Stefan (2001): Ethnografisches Schreiben und die Schweigsamkeit des Sozialen. Zu einer Methodologie der Beschreibung. In: *Zeitschrift für Soziologie* 30 (6), S. 429–451.

Hödl, Hans Gerald (2003): Alternative Formen des Religiösen. In: Johann Figl (Hg.): Handbuch Religionswissenschaft. Religionen und ihre zentralen Themen. Innsbruck, Wien: Tyrolia-Verlag, S. 485–524.

Hoefert, Hans-Wolfgang; Uehleke, Bernhard (2009): Komplementäre Heilverfahren im Gesundheitswesen. Analyse und Bewertung. Bern: Verlag Hans Huber.

Holder-Franz, Martina (2009): Cicely Saunders: Sterben und Leben – Spiritualität in der Palliative Care. Vorwort. In: Cicely Saunders (Hg.): Sterben und Leben. Spiritualität in der Palliative Care. Zürich: Theologischer Verlag Zürich.

Holder-Franz, Martina (2012): „… dass du bis zuletzt leben kannst." Spiritualität und Spiritual Care bei Cicely Saunders. Zürich: Theologischer Verlag Zürich (Beiträge zu Theologie, Ethik und Kirche).

Höllinger, Franz (2006): Does the Counter-Cultural Character of New Age Persist? Investigating Social and Political Attitudes of New Age Followers. In: *Journal of Alternative Spiritualities and New Age Studies* 2, S. 63–89.

Höllinger, Franz; Tripold, Thomas (2012): Ganzheitliches Leben. Das holistische Milieu zwischen neuer Spiritualität und postmoderner Wellness-Kultur. Bielefeld: transcript Verlag (Kulturen der Gesellschaft 5).

Holmes, Peter R. (2007): Spirituality: Some Disciplinary Perspectives. In: Kieran Flanagan und Peter C. Jupp (Hg.): A Sociology of Spirituality. Aldershot: Ashgate (Theology and Religion in interdisciplinary perspective series in association with the BSA Sociology of Religion study group), S. 23–42.

Hood, Ralph W. (2003): The Relationship between Religion and Spirituality. In: Arthur L. Greil und David G. Bromley (Hg.): Defining Religion. Investigating the Boundaries Between the Sacred and Secular. Amsterdam, London: JAI (Religion and the Social Order 10), S. 241–265.

Hopf, Christel (2012): Qualitative Interviews. Ein Überblick. In: Uwe Flick, Ernst von Kardoff und Ines Steinke (Hg.): Qualitative Forschung. Ein Handbuch. 9. Auflage. Reinbek bei Hamburg: Rowohlt Taschenbuch Verlag (rowohlts enzyklopädie 55628), S. 349–360.

Horneber, Markus; Bueschel, Gerd; Dennert, Gabriele; Less, Danuta; Ritter, Erik; Zwahlen, Marcel (2012): How Many Cancer Patients Use Complementary and Alternative Medicine. A Systematic Review and Metaanalysis. In: *Integrative Cancer Therapies* 3 (11), S. 187–203.

Houtman, Dick; Aupers, Stef (2008): The Spiritual Revolution and the New Age Gender Puzzle. The Sacralization of the Self in Late Modernity (1980–2000). In: Kristin Aune, Sonya Sharma und Giselle Vincett (Hg.): Women and Religion in the West. Challenging Secularization. London, New York: Routledge (Theology and Religion in Interdisciplinary Perspective Series in Association with the BSA Sociology of Religion Study Group), S. 99–118.

Hughes, Brian M. (2006): Regional Patterns of Religious Affiliation and Availability of Complementary and Alternative Medicine. In: *Journal of Religion and Health* 45 (4), S. 549–557.

Hunt, Kate (2003a): Understanding the Spirituality of People who Do Not Go to Church. In: Grace Davie, Paul Heelas und Linda Woodhead (Hg.): Predicting Religion. Christian, Secular and Alternative Futures. Aldershot:

Ashgate (Theology and Religion in interdisciplinary perspective series in association with the BSA Sociology of Religion study group), S. 159–169.

Hunt, Stephen (2003b): Alternative Religions. A Sociological Introduction. Aldershot: Ashgate.

Hunter, James D. (1998): The New Religions. Demodernization and the Protest against Modernity. In: Lorne L. Dawson (Hg.): Cults in Context. Readings in the Study of New Religious Movements. New Brunswick: Transaction Publishers, S. 105–118.

Huss, Boaz (2014): Spirituality. The Emergence of a New Cultural Category and its Challenge to the Religious and the Secular. In: *Journal of Contemporary Religion* 29 (1), S. 47–60.

Illhardt, Franz Josef (2010): Bilder vom Sterben in der Ars moriendi. Meditation der Endlichkeit als Vision der Unsterblichkeit. In: Annette Hilt, Isabella Jordan und Andreas Frewer (Hg.): Endlichkeit, Medizin und Unsterblichkeit. Geschichte – Theorie – Ethik. Wiesbaden: Franz Steiner Verlag (Ars Morienda Nova 1), S. 77–95.

Illich, Ivan (1976): Limits to Medicine; Medical Nemesis. The Expropriation of Health. London: Marion Boyars Publishers.

Jakoby, Bernard (2007): Geheimnis Sterben. Was wir heute über den Sterbeprozess wissen. Reinbek bei Hamburg: Rowohlt Taschenbuch Verlag (Rororo 62067).

James, Nicky; Field, David (1992): The routinization of hospice. Charisma and bureaucratization. In: *Social Science & Medicine* 34 (12), S. 1363–1375.

Jeserich, Florian (2010): Spirituelle / religiöse Weltanschauungen als Herausforderung für unser Gesundheitswesen. Am Beispiel der Homöopathie. In: Raymond Becker, Serkan Sertel, Isabel Stassen-Rapp und Ines Walburg (Hg.): „Neue" Wege in der Medizin. Alternativmedizin – Fluch oder Segen? Heidelberg: Universitätsverlag Winter (Akademiekonferenzen 10), S. 203–227.

Jeserich, Florian (2011): Religion, Spiritualität und Gesundheitswissenschaft. Eine formale und inhaltliche Analyse deutscher Fachbücher und Zeitschriften. In: *Zeitschrift für Nachwuchswissenschaftler – German Journal for Young Researchers* 3 (1), S. 121–152.

Johnston, Jay (2010): Subtle Anatomy: The Bio-Metaphysics of Alternative Therapies. In: Elizabeth Burns Coleman und Kevin White (Hg.): Medicine, Religion, and the Body. Leiden, Boston: Brill (International Studies in Religion and Society 11), S. 69–78.

Johnston, Jay (2013): A Deliciously Troubling Duo. Gender and Esotericism. In: Egil Asprem und Kennet Granholm (Hg.): Contemporary Esotericism. Sheffield: Equinox (Gnostica).

Johnston, Jay; Barcan, Ruth (2006): Subtle transformations. Imagining the body in alternative health practices. In: *International journal of cultural studies* 6

(1), S. 25–44.

Jonen-Thielemann, Ingeborg (2012): Terminalphase. In: Eberhard Aulbert, Friedemann Nauck und Lukas Radbruch (Hg.): Lehrbuch der Palliativmedizin. Mit einem Geleitwort von Heinz Pichlmaier. 3. Auflage. Stuttgart: Schattauer Verlag, S. 989–997.

Jordan, Isabella (2010): Endlichkeit und Hospizbetreuung. Zur institutionellen Bewältigung der Sterblichkeit seit den 1970er Jahren. In: Annette Hilt, Isabella Jordan und Andreas Frewer (Hg.): Endlichkeit, Medizin und Unsterblichkeit. Geschichte – Theorie – Ethik. Wiesbaden: Franz Steiner Verlag (Ars Morienda Nova 1), S. 271–284.

Juenger, Saskia (2012): Belastung des Teams in der Versorgung am Lebensende. Empirie, Konzepte, Erkenntnisse. In: Monika Müller und David Pfister (Hg.): Wie viel Tod verträgt das Team? Belastungs- und Schutzfaktoren in Hospizarbeit und Palliativmedizin. Göttingen: Vandenhoeck & Ruprecht Verlag, S. 22–30.

Juschka, Darlene (2010): Gender. In: John R. Hinnells (Hg.): The Routledge Companion to the Study of Religion. Second edition. London, New York: Routledge, S. 245–258.

Jütte, Robert (1996): Geschichte der alternativen Medizin. Von der Volksmedizin zu den unkonventionellen Therapien von heute. München: Verlag C. H. Beck.

Jütte, Robert (2010): Alternative Medizin. Eine moderne Strömung mit alten Wurzeln. In: Raymond Becker, Serkan Sertel, Isabel Stassen-Rapp und Ines Walburg (Hg.): „Neue" Wege in der Medizin. Alternativmedizin – Fluch oder Segen? Heidelberg: Universitätsverlag Winter (Akademiekonferenzen 10), S. 23–34.

Kallmeyer, Werner; Schütze, Fritz (1977): Zur Konstitution von Kommunikationsschemata der Sachverhaltsdarstellung. In: Dirk Wegner (Hg.): Gesprächsanalysen. Vorträge, gehalten anlässlich des 5. Kolloquiums des Instituts für Kommunikationsforschung und Phonetik, Bonn, 14.–16. Oktober 1976. Hamburg: Helmut Buske Verlag (Forschungsberichte des Instituts für Kommunikationsforschung und Phonetik der Universität Bonn 65), S. 159–274.

Kant, Immanuel (1998): Kritik der reinen Vernunft. Nach der ersten und zweiten Originalausgabe. Herausgegeben von Jens Timmermann. Mit einer Bibliographie von Heiner Klemme. Hamburg: Felix Meiner Verlag (Philosophische Bibliothek 505).

Käppeli, Silvia; Bernhart-Just, Alexandra; Rist, Lukas (2007): Ich spreche mit ihnen, als ob sie noch lebten. Die Gestaltung des letzten Abschieds im Spital. Zürich: SGGP (Schriftenreihe der SGGP 90).

Karstein, Uta; Benthaus, Apel Friederike (2012): Asien als Alternative oder Kompensation? Spirituelle Körperpraktiken und ihr transformatives Potential (nicht nur) für das religiöse Feld. In: Robert Gugutzer und Moritz Böttcher (Hg.): Körper, Sport und Religion. Zur Soziologie religiöser Verkörperungen. Wiesbaden: Springer VS, S. 311–339.

Kearl, Michael C. (1989): Endings. A Sociology of Death and Dying. New York, Oxford: Oxford University Press.

Kelle, Udo; Kluge, Susann (2010): Vom Einzelfall zum Typus. Fallvergleich und Fallkontrastierung in der qualitativen Sozialforschung. 2., überarbeitete Auflage. Wiesbaden: VS Verlag für Sozialwissenschaften (Qualitative Sozialforschung 15 / 2).

Kellehear, Allan (2000): Spirituality and palliative care. A model of needs. In: *Palliative Medicine* (14), S. 149–155.

Kellehear, Allan (2003): Complementary medicine. Is it more acceptable in palliative care practice? In: *The Medical Journal of Australia* (179), S. 46–48.

Kellehear, Allan (2007): A Social History of Dying. Cambridge: Cambridge University Press.

Kellehear, Allan (2009): What the Social and Behavioural Studies Say About Dying. In: Allan Kellehear (Hg.): The Study of Dying. From Autonomy to Transformation. Cambridge, New York, Melbourne, Madrid, Cape Town, Singapore, São Paolo, Delhi: Cambridge University Press, S. 1–26.

Kelly, Aidan A. (1990): Holistic Health. In: John Gordon Melton, Jerome Clark und Aidan A. Kelly (Hg.): New Age Encyclopedia. Detroit: Gale, S. 154–156.

Kemp, Alan R. (2014): Death, Dying, and Bereavement in a Changing World. Boston et al.: Pearson.

Kessler, David (1997): Die Rechte des Sterbenden. Berlin: Beltz Verlag, Quadriga.

Kienle, Gunver S.; Albonico, Hans-Ulrich; Baars, Erik; Hamre, Harald J.; Zimmermann, Peter; Kiene, Helmut (2013): Anthroposophic Medicine.: An Integrative Medical System Originating in Europe. In: *Global Advances in Health and Medicine* 2 (6), S. 20–31.

Kippenberg, Hans Gerhard; Stuckrad, Kocku von (2003): Einführung in die Religionswissenschaft. Gegenstände und Begriffe. München: Verlag C. H. Beck (C. H. Beck Studium).

Kirchner-Bockholt, Margarete (2010): Grundelemente der Heileurythmie. Herausgegeben von der Medizinischen Sektion der Freien Hochschule für Geisteswissenschaft Goetheanum. 5. Auflage. Dornach: Verlag am Goetheanum.

Kirmayer, Laurence J. (1992): The Body's Insistence on Meaning. Metaphor as Presentation and Representation in Illness Experience. In: *Medical Anthropology Quarterly* 6 (4), S. 323–346.

Knipping, Cornelia et al. (Hg.) (2007): Lehrbuch Palliative Care. 2., durchgesehene und korrigierte Auflage. Bern: Verlag Hans Huber.

Knoblauch, Hubert (1989): Das unsichtbare Zeitalter. „New Age", privatisierte Religion und kultisches Milieu. In: *Kölner Zeitschrift für Soziologie und Sozialpsychologie* 41, S. 504–525.

Knoblauch, Hubert (1991): Die Verflüchtigung der Religion ins Religiöse. Thomas Luckmanns Unsichtbare Religion. In: Thomas Luckmann (Hg.): Die unsichtbare Religion. Mit einem Vorwort von Hubert Knoblauch. Frankfurt am Main: Suhrkamp (suhrkamp taschenbuch wissenschaft 947), S. 7–41.

Knoblauch, Hubert (1997): Die Sichtbarkeit der unsichtbaren Religion. Subjektivierung, Märkte und die religiöse Kommunikation. In: *Zeitschrift für Religionswissenschaft (ZfR)* 5 (2), S. 179–202.

Knoblauch, Hubert (1999): Religionssoziologie. Berlin, New York: Walter de Gruyter (Sammlung Göschen 2094).

Knoblauch, Hubert (2000): Populäre Religion. Markt, Medien und die Popularisierung der Religion. In: *Zeitschrift für Religionswissenschaft (ZfR)* 8, S. 143–161.

Knoblauch, Hubert (2001): Fokussierte Ethnographie. Soziologie, Ethnologie und die neue Welle der Ethnographie. In: *sozialersinn* 1 (1), S. 123–141.

Knoblauch, Hubert (2002): Fokussierte Ethnographie als Teil einer soziologischen Ethnographie. Zur Klärung einiger Missverständnisse. In: *sozialersinn* 2 (1), S. 129–135.

Knoblauch, Hubert (2003): Qualitative Religionsforschung. Religionsethnographie in der eigenen Gesellschaft. Paderborn, München, Wien, Zürich: Verlag Ferdinand Schöningh (UTB Religion Soziologie 2409).

Knoblauch, Hubert (2005): Einleitung: Soziologie der Spiritualität. In: *Zeitschrift für Religionswissenschaft (ZfR)* 13 (2), S. 123–131.

Knoblauch, Hubert (2006): Soziologie der Spiritualität. In: Karl Baier (Hg.): Handbuch Spiritualität. Zugänge, Traditionen, interreligiöse Prozesse. Darmstadt: Wissenschaftliche Buchgesellschaft, S. 91–111.

Knoblauch, Hubert (2009): Populäre Religion. Auf dem Weg in eine spirituelle Gesellschaft. Frankfurt am Main, New York: Campus Verlag.

Knoblauch, Hubert (2010a): Populäre Spiritualität. In: Ruth-Elisabeth Mohrmann (Hg.): Alternative Spiritualität heute. Münster, New York, München, Berlin: Waxmann (Beiträge zur Volkskultur in Nordwestdeutschland 114), S. 18–34.

Knoblauch, Hubert (2010b): Vom New Age zur populären Spiritualität. In: Dorothea Lüddeckens und Rafael Walthert (Hg.): Fluide Religion. Neue religiöse Bewegungen im Wandel. Theoretische und empirische Systematisierungen. Bielefeld: transcript Verlag, S. 149–174.

Knoblauch, Hubert; Zingerle, Arnold (2005a): Thanatosoziologie. Tod, Hospiz und die Institutionalisierung des Sterbens. In: Hubert Knoblauch und Arnold Zingerle (Hg.): Thanatosoziologie. Tod, Hospiz und die Institutionalisierung des Sterbens. Berlin: Duncker & Humblot (Sozialwissenschaftliche Abhandlungen der Görres-Gesellschaft 27), S. 11–27.

Knoblauch, Hubert; Zingerle, Arnold (Hg.) (2005b): Thanatosoziologie. Tod, Hospiz und die Institutionalisierung des Sterbens. Tagung der Sektion für Soziologie der Görres-Gesellschaft. Berlin: Duncker & Humblot (Sozialwissenschaftliche Abhandlungen der Görres-Gesellschaft 27).

Knott, Kim (2010): Insider / Outsider Perspectives. In: John R. Hinnells (Hg.): The Routledge Companion to the Study of Religion. Second edition. London, New York: Routledge, S. 259–273.

Koch, Anne (2005): Spiritualisierung eines Heilwissens im lokalen religiösen Feld? Zur Formierung deutscher Ayurveden. In: *Zeitschrift für Religionswissenschaft (ZfR)* 13, S. 21–44.

Koch, Anne (2006a): Ayurveda. Zur Attraktivität eines alternativen Heilsystems. In: Verena Wetzstein (Hg.): Was macht uns gesund? Heilung zwischen Medizin und Spiritualität. Freiburg im Breisgau: Verlag der Katholischen Akademie der Erzdiözese Freiburg, S. 57–75.

Koch, Anne (2006b): Wie Medizin und Heilsein wieder verwischen. Ethische Plausibilisierungsmuster des Ayurveda im Westen. In: *Zeitschrift für medizinische Ethik* 52 (2), S. 169–182.

Koch, Anne (2014): Ganzheitsmedizin zwischen Religion und Wissenschaft. In: Michael Utsch (Hg.): Spirituelle Lebenshilfe. Berlin: Evangelische Zentralstelle für Weltanschauungsfragen (EZW-Texte, 229), S. 7–19.

Koch, Anne (2015): Alternative Healing as Magical Self-Care in Alternative Modernity. In: *Numen* 62 (4), S. 413–459.

Koch, Anne; Binder, Stefan (2013): Holistic Medicine between Religion and Science. A secularist Construction of Spiritual Healing in Medical Literatur. In: *Journal of Religion in Europe* 6, S. 1–34.

Kögler, Monika; Fegg, Martin (2009): Kann man Spiritualität messen? Operationalisierung des Begriffs. In: Eckhard Frick und Traugott Roser (Hg.): Spiritualität und Medizin. Gemeinsame Sorge für den kranken Menschen. Stuttgart: Verlag W. Kohlhammer (Münchner Reihe Palliative Care 4), S. 221–228.

Kostrzewa, Stephan; Kutzner, Marion (2009): Was wir noch tun können! Basale Stimulation in der Sterbebegleitung. Mit einem Geleitwort von Prof. Dr. Andreas Fröhlich. 4., überarbeitete und ergänzte Auflage. Bern: Verlag Hans Huber (Programmbereich Pflege).

Krafft, Michael (1984): Die anthroposophische Heilmittellehre und ihre geistesgeschichtliche Beziehung zu Heilmittelkonzepten des 19. Jahrhunderts. Stuttgart: Deutscher Apotheker Verlag (Quellen und Studien zur Geschichte der Pharmazie 27).

Kränzle, Susanne (2011): Geschichte und Wesen von Palliative Care. In: Susanne Kränzle, Ulrike Schmid und Christa Seeger (Hg.): Palliative Care. Handbuch für Pflege und Begleitung. 4., überarbeitete und erweiterte Auflage. Berlin, Heidelberg, New York: Springer VS, S. 3–8.

Kränzle, Susanne; Schmid, Ulrike; Seeger, Christa (Hg.) (2011): Palliative Care. Handbuch für Pflege und Begleitung. 4., überarbeitete und erweiterte Auflage. Berlin, Heidelberg, New York: Springer VS.

Kübler-Ross, Elisabeth (2009): Interviews mit Sterbenden. Mit einem einleitenden Essay von Prof. Dr. med. Dr. h. c. Christoph Student. Freiburg im Breisgau: Kreuz Verlag.

Kurth, Stefan; Lehmann, Karsten (2011): Narrativ fundierte Interviews mit religiösen Subjekten. Individualsynkretismus als Typus moderner Religiosität. In: Stefan Kurth und Karsten Lehmann (Hg.): Religionen erforschen. Kulturwissenschaftliche Methoden in der Religionswissenschaft. Wiesbaden: VS Verlag für Sozialwissenschaften, S. 135–168.

Küsters, Ivonne (2009): Narrative Interviews. Grundlagen und Anwendungen. 2. Auflage. Wiesbaden: VS Verlag für Sozialwissenschaften (Hagener Studientexte zur Soziologie).

Lamb, Sarah (1997): The Making and Unmaking of Persons. Notes on Aging and Gender in North India. In: *Ethos* 25 (3), S. 279–302.

Lamnek, Siegfried (1989): Qualitative Sozialforschung. Bd. 2. Methoden und Techniken. München: Psychologie Verlags Union.

Lamnek, Siegfried (2010): Qualitative Sozialforschung. Lehrbuch. Unter Mitarbeit von Claudia Krell. 5. Auflage. Weinheim: Beltz Verlag.

Lang, Bernhard (1998): Ritual / Ritus. In: Hubert Cancik, Burkhard Gladigow und Karl-Heinz Kohl (Hg.): Handbuch religionswissenschaftlicher Grundbegriffe. Band IV. Kultbild – Rolle. Stuttgart, Berlin, Köln: Kohlhammer, S. 442–458.

Last, Murray (1996): The Professionalization of Indigenous Healers. In: Carolyn F. Sargent und Thomas M. Johnson (Hg.): Handbook of Medical Anthropology. Contemporary Theory and Method. Revised edition. Westport, London: Greenwood Press, S. 374–395.

Lazarus, Richard S. (1995): Stress und Stressbewältigung. Ein Paradigma. In: Sigrun-Heide Filipp (Hg.): Kritische Lebensereignisse. 3. Auflage. Weinheim: Beltz Psychologie Verlags Union, S. 198–232.

Lazarus, Richard S. (2005): Stress, Bewältigung und Emotionen. Entwicklung eines Modells. In: Virginia Hill Rice (Hg.): Stress und Coping. Lehrbuch für Pflegepraxis und -wissenschaft. Deutschsprachige Ausgabe bearbeitet von Rudolf Müller. Deutschsprachige Ausgabe herausgegeben von Patrick Muijsers. Mit einem Beitrag von Richard S. Lazarus. Bern: Verlag Hans Huber

(Programmbereich Pflege), S. 231–263.

Lazarus, Richard S.; Folkman, Susan (1985): Stress, Appraisal, and Coping. New York: Springer Publishing Company.

Lee, Raymond L. M. (2007): Mortality and Re-enchantment. Conscious Dying as Individualized Spirituality. In: *Journal of Contemporary Religion* 22 (2), S. 221–234.

Lee, Raymond L. M. (2008): Modernity, Mortality and Re-Enchantment. The Death Taboo Revisited. In: *Sociology Compass* 42 (4), S. 745–759.

Leroi, Rita: Die Ernährungslehre Dr. Rudolf Steiners als Grundlage einer Kostform für Tumorgefährdete und Tumorkranke. Arlesheim: Verein für Krebsforschung.

Leuba, James H. (1912): A psychological study of religion. Its origin, function, and future. New York: Macmillan Co.

Levin, Jeff (2008): Esoteric Healing Traditions. A Conceptual Overview. In: *Explore* 4 (2), S. 101–112.

Lewis, James R. (2016): Seekers and Subcultures. In: James R. Lewis und Inga Bårdsen Tøllefsen (Hg.): The Oxford Handbook of New Religious Movements. Second Edition. New York: Oxford University Press, S. 60–71.

Lichtblau, Klaus (2000): „Vergemeinschaftung" und „Vergesellschaftung" bei Max Weber. Eine Rekonstruktion seines Sprachgebrauchs. In: *Zeitschrift für Soziologie* 29 (6), S. 423–443.

Lindner, Rolf (1981): Die Angst des Forschers vor dem Feld. Überlegungen zur teilnehmenden Beobachtung als Interaktionsprozess. In: *Zeitschrift für Volkskunde* 77, S. 51–66.

Littger, Benno (2014): Christliche Hospiz- und Palliativkultur. Grundlagen, Erfahrungen und Herausforderungen. Würzburg: Echter Verlag (Studien zur Theologie und Praxis der Seelsorge 90).

Lofland, John; Stark, Rodney (1965): Becoming a World-Saver. A Theory of Conversion to a Deviant Perspective. In: *American Sociological Review* 30 (6), S. 862–875.

Lombard, John (2018): Law, Palliative Care and Dying. Legal and Ethical Challenges. London: Routledge.

Lübbe, Andreas (2005): Palliativmedizinische Aspekte. Strukturelle und ethische Herausforderungen für die Palliativmedizin in Deutschland. In: Martin Hörning und Peter Leppin (Hg.): Der Tod gehört zum Leben. Sterben und Sterbebegleitung aus interdisziplinärer Sicht. Münster: LIT Verlag (Ethik interdisziplinär 7), S. 25–56.

Luckmann, Thomas (Hg.) (1991): Die unsichtbare Religion. Mit einem Vorwort von Hubert Knoblauch. Frankfurt am Main: Suhrkamp Verlag (suhrkamp taschenbuch wissenschaft 947).

Luckmann, Thomas (1996): Privatisierung und Individualisierung. Zur Sozialform der Religion in spätindustriellen Gesellschaften. In: Karl Gabriel (Hg.): Religiöse Individualisierung oder Säkularisierung. Biographie und Gruppe als Bezugspunkte moderner Religiosität. Gütersloh: Kaiser Gütersloher Verlagshaus (Veröffentlichungen der Sektion Religionssoziologie in der DGS 1), S. 17–28.

Lüddeckens, Dorothea (2010): Fluide Religion. Vom Wandel „Neuer religiöser Bewegungen". In: *Georgia August. Wissenschaftsmagazin der Georg-August-Universität Göttingen* 7, S. 54–61.

Lüddeckens, Dorothea (2012): Religion und Medizin in der europäischen Moderne. In: Michael Stausberg (Hg.): Religionswissenschaft. Berlin: Walter de Gruyter, S. 283–297.

Lüddeckens, Dorothea (2013): Alternative Heilverfahren als Religionshybride. In: Peter A. Berger, Klaus Hock und Thomas Klie (Hg.): Religionshybride. Religion in posttraditionalen Kontexten. Wiesbaden: Springer VS, S. 107–119.

Lüddeckens, Dorothea; Walthert, Rafael (2010a): Das Ende der Gemeinschaft? Neue religiöse Bewegungen im Wandel. In: Dorothea Lüddeckens und Rafael Walthert (Hg.): Fluide Religion. Neue religiöse Bewegungen im Wandel. Theoretische und empirische Systematisierungen. Bielefeld: transcript Verlag, S. 19–53.

Lüddeckens, Dorothea; Walthert, Rafael (2010b): Fluide Religion. Eine Einleitung. In: Dorothea Lüddeckens und Rafael Walthert (Hg.): Fluide Religion. Neue religiöse Bewegungen im Wandel. Theoretische und empirische Systematisierungen. Bielefeld: transcript Verlag, S. 9–17.

Lüders, Christian (2012): Beobachten im Feld und Ethnographie. In: Uwe Flick, Ernst von Kardoff und Ines Steinke (Hg.): Qualitative Forschung. Ein Handbuch. 9. Auflage. Reinbek bei Hamburg: Rowohlt Taschenbuch Verlag (rowohlts enzyklopädie 55628), S. 384–401.

Luhmann, Niklas (1983): Medizin und Gesellschaftstheorie. In: *Medizin, Mensch, Gesellschaft* 8 (3), S. 168–175.

Lutz, Stephen (2011): The History of Hospice and Palliative Care. In: *Current Problems in Cancer* 35 (6), S. 304–309.

Mahmood, Saba (2005): Politics of Piety. The Islamic Revival and the Feminist subject. Princeton, Oxford: Princeton University Press.

Maindok, Herlinde (2003): Professionelle Interviewführung in der Sozialforschung. Interviewtraining: Bedarf, Stand und Perspektiven. 2. Auflage. Herbholzheim: Centaurus Verlag (Reihe Sozialwissenschaften 21).

Marler, Penny Long; Hadaway, Kirk (2002): „Being Religious" or „Being Spiritual" in America. A Zero-Sum Proposition? In: *Journal for the Scientific Study of Religion* 41 (2), S. 289–300.

Mayer, Petra; Maier, Rosmarie (2011): Die Bedürfnisse Sterbender und ihrer Angehörigen. In: Gudrun Huber und Christina Casagrande (Hg.): Komplementäre Sterbebegleitung. Ganzheitliche Konzepte und naturheilkundliche Therapien. Stuttgart: Karl F. Haug, S. 14–33.

McCutcheon, Russell T. (Hg.) (1999): The Insider / Outsider Problem in the Study of Religion. A Reader. London: Cassell (Controversies in the Study of Religion).

McCutcheon, Russell T. (2013): The Sacred Is the Profane. The Political Nature of „Religion". New York: Oxford University Press.

McCutcheon, Russell T. (2014): Religionswissenschaft. Einführung und Grundlagen. Herausgegeben und mit einem Vorwort versehen von Steffen Führding. Frankfurt am Main: Peter Lang Edition.

McCutcheon, Russell T. (2015): The Category „Religion" in Recent Publications. Twenty Years Later. In: *Numen* 62, S. 119–141.

McGuire, Meredith (1993): Health and Spirituality as Contemporary Concerns. In: *Annals of the American Academy of Political and Social Science* 527, S. 144–154.

McGuire, Meredith (1994): Gendered Spirituality and Quasi-Religious Ritual. In: Arthur L. Greil und Thomas Robbins (Hg.): Between Sacred and Secular. Research and Theory on Quasi-religion. Greenwich, London: JAI Press (Religion and the Social Order 4), S. 273–287.

McGuire, Meredith (2007): Embodied Practice. Negotiation and Resistance. In: Nancy Tatom Ammerman (Hg.): Everyday Religion. Observing Modern Religious Lives. Oxford: Oxford University Press, S. 187–200.

McGuire, Meredith (2008a): Lived Religion. Faith and Practice in Everyday Life. New York: Oxford University Press.

McGuire, Meredith (2008b): Toward a Sociology of Spirituality. Individual Religion in Social / Historical Context. In: Eileen Barker und James A. Beckford (Hg.): The Centrality of Religion in Social Life. Essays in Honour of James A. Beckford. Aldershot: Ashgate, S. 215–232.

MacLeod, Roderick D.; van den Block, Lieve (Hg.) (2019): Textbook of Palliative Care. New York: Springer.

Mees-Christeller, Eva; Denzinger, Inge; Altmaier, Marianne; Künstner, Heidi; Umfrid, Heilgard; Frieling, Elke; Auer, Sylvia (2000): Therapeutisches Zeichnen und Malen. Stuttgart: Verlag Urachhaus (Anthroposophische Kunsttherapie 2).

Meisel, Alan (2016): Legal Issues in Death and Dying: How Rights and Autonomy Have Shaped Clinical Practice. In: Stuart J. Youngner (Hg.): The Oxford handbook of ethics at the end of life. New York: Oxford University Press (Oxford Handbooks), S. 7–26.

Mellor, Philip A. (1992): Death in high modernity. The contemporary presence and absence of death. In: *The Sociological Review. Special Issue* 40, S. 11–30.

Melton, J. Gordon (1990): Introductory Essay. An Overview of the New Age Movement. In: John Gordon Melton, Jerome Clark und Aidan A. Kelly (Hg.): New Age Encyclopedia. Detroit: Gale, S. xiii–xxxv.

Mendes-Flor, Paul (2008): Spiritualität. Bd. 7: R–S. In: Hans Dieter Betz, Don S. Browning, Bernd Janowski und Eberhard Jüngel (Hg.): Religion in Geschichte und Gegenwart. Handwörterbuch für Theologie und Religionswissenschaft. Ungekürzte Studienausgabe. 4., völlig neu bearbeitete Auflage. Tübingen: Mohr Siebeck, S. 1589–1599.

Meuser, Michael (2004): Zwischen „Leibvergessenheit" und „Körperboom". Die Soziologie und der Körper. In: *Sport und Gesellschaft* 1 (3), S. 197–218.

Mey, Günter (1999): Adoleszenz, Identität, Erzählung. Theoretische, methodologische und empirische Erkundungen. Berlin: Verlag Dr. Köster (Wissenschaftliche Schriftenreihe Psychologie 10).

Mey, Günter (2000): Erzählungen in qualitativen Interviews. Konzepte, Probleme, soziale Konstruktionen. In: *Sozialer Sinn* 1, S. 135–151.

Mielke, Leonie (2007): Hospiz im Wohlfahrtsstaat. Unsere gesellschaftlichen Antworten auf Sterben und Tod – eine soziologische Bestandsaufnahme in Deutschland. Wuppertal: Der Hospiz Verlag.

Miller, Alan S.; Stark, Rodney (2002): Gender and Religiousness: Can Socialization Explanations Be Saved? In: *American Journal of Sociology* 107 (6), S. 1399–1423.

Mills, C. Wright (1940): Situated Actions and Vocabularies of Motive. In: *American Sociological Review* 4 (6), S. 904–913.

Mühlmeyer-Mentzel, Agnes (2011): Das Datenkonzept von ATLAS.ti und sein Gewinn für „Grounded Theory"-Forschungsarbeiten. In: *Forum Qualitative Sozialforschung* 12 (1), 32.

Müller, Klaus (2012): „Ich habe das Recht darauf, so zu sterben (sic!) wie ich gelebt habe!" Die Geschichte der Aids-(Hospiz-)Versorgung in Deutschland. Ludwigsburg: Der Hospiz Verlag (Schriftenreihe des Wissenschaftlichen Beirats im DHPV e. V 4).

Müller, Monika (2007): Total Pain. In: Cornelia Knipping und Angelika Abt-Zegelin (Hg.): Lehrbuch Palliative Care. 2., durchgesehene und korrigierte Auflage. Bern: Verlag Hans Huber, S. 386–393.

Näf-Hofmann, Marlies; Näf, Andreas (2011): Palliative Care – Ethik und Recht. Eine Orientierung. Zürich: Theologischer Verlag Zürich (Edition NZN bei TVZ).

Nassehi, Armin (1992): Sterben und Tod in der Moderne zwischen gesellschaftlicher Verdrängung und professioneller Bewältigung. In: Armin Nassehi und Reinhard Pohlmann (Hg.): Sterben und Tod. Probleme und Perspektiven der

Organisation von Sterbebegleitung. Münster, Hamburg: LIT Verlag, S. 11–26.

Nassehi, Armin (1996): Religion und Biographie. Zum Bezugsproblem religiöser Kommunikation in der Moderne. In: Karl Gabriel (Hg.): Religiöse Individualisierung oder Säkularisierung. Biographie und Gruppe als Bezugspunkte moderner Religiosität. Gütersloh: Kaiser Gütersloher Verlagshaus (Veröffentlichungen der Sektion Religionssoziologie in der DGS 1), S. 41–56.

Nassehi, Armin (2009): Spiritualität. Ein soziologischer Versuch. In: Eckhard Frick und Traugott Roser (Hg.): Spiritualität und Medizin. Gemeinsame Sorge für den kranken Menschen. Stuttgart: Verlag W. Kohlhammer (Münchner Reihe Palliative Care 4), S. 35–55.

Nassehi, Armin; Pohlmann, Reinhard (Hg.) (1992): Sterben und Tod. Probleme und Perspektiven der Organisation von Sterbebegleitung. Symposium in Dortmund am 24. Oktober 1991 unter dem Titel „Sterben und Tod". Münster, Hamburg: LIT Verlag.

Nassehi, Armin; Weber, Georg (1988): Verdrängung des Todes. Kulturkritisches Vorurteil oder Strukturmerkmal moderner Gesellschaften? Systemtheoretische und wissenssoziologische Überlegungen. In: *Soziale Welt* 39 (4), S. 377–396.

Nassehi, Armin; Weber, Georg (1989): Tod, Modernität und Gesellschaft. Entwurf einer Theorie der Todesverdrängung. Opladen: Westdeutscher Verlag.

Neitz, Mary Jo (2014): Becoming Visible: Religion and Gender in Sociology. In: *Sociology of Religion* 75 (4), S. 511–523.

Neuhaus, Ursa (2006): Pflege zwischen Wissenschaft, Handlung und Spiritualität. In: Peter Heusser (Hg.): Spiritualität in der modernen Medizin. Bern: Peter Lang (Komplementäre Medizin im interdisziplinären Diskurs 10), S. 131–144.

Nohl, Arnd-Michael (2012): Interview und dokumentarische Methode. Anleitungen für die Forschungspraxis. 4., überarbeitete Auflage. Wiesbaden: VS Verlag für Sozialwissenschaften (Qualitative Sozialforschung).

Nölle, Volker (op. 1997): Vom Umgang mit Verstorbenen. Eine mikrosoziologische Erklärung des Bestattungsverhaltens. Frankfurt am Main, Berlin, Bern, New York, Paris, Wien: Peter Lang (Europäische Hochschulschriften. Reihe 22: Soziologie 302).

Noseck-Licul, Michaela (2013): Spirituelle Heilmethoden im Spannungsfeld gesundheitspolitischer und medizinischer Wirksamkeitsdebatten und der Beitrag einer Anthropologie des Heilens. In: Veronica Futterknecht, Michaela Noseck-Licul und Manfred Kremser (Hg.): Heilung in den Religionen. Religiöse, spirituelle und leibliche Dimensionen. Wien: LIT Verlag (Schriftenreihe der ÖGRW 5), S. 345–369.

Noth, Isabelle (2014): Gender im Angesichts des Todes. Sterbebegleitung und Palliative Care. In: Silvia Schroer (Hg.): Sensenfrau und Klagemann. Sterben und Tod mit Gendervorzeichen. Zürich: Theologischer Verlag Zürich, S. 87–93.

Olson, Michael M.; Sandor, M. Kay; Sierpina, Victor S.; Vanderpool, Harold Y.; Dayao, Patricia (2006): Mind, Body, and Spirit. Family Physicians' Beliefs, Attitudes, and Practices Regarding the Integration of Patient Spirituality into Medical Care. In: *Journal of Religion and Health* 45 (2), S. 234–247.

Overstolz, Angelika (2005): Iscador. Mistelpräparate aus der anthroposophisch erweiterten Krebsbehandlung. 2., überarbeitete und erweiterte Auflage. Basel: Verlag für GanzheitsMedizin.

Park, Crystal L. (2005): Religion as a Meaning-Making Framework in Coping with Life Stress. In: *Journal of Social Issues* 61 (4), S. 707–729.

Park, Crystal L. (2013): The Meaning Making Model. A Framework for Understanding Meaning, Spirituality, and Stress-related Growth in Health Psychology. In: *The European Health Psychologist* 15 (2), S. 40–47.

Parsons, Talcott (1991): The Social System. London: Routledge (Routledge sociology classics).

Paul, Astrid (2005): Der Tod in der Literatur um 1900. Literarische Dokumentationen eines mentalitätsgeschichtlichen Wandels. Dargestellt an Theodor Fontanes Der Stechlin, Thomas Manns Buddenbrooks und Arthur Schnitzlers Sterben. Marburg: Tectum Verlag.

Pedersen, Anita (2006): Anthroposophische Ernährungsweise – gibt es das? In: *Ernährungsrundbrief* (4), S. 13–16.

Pedersen, Anita (2014): Kann Ernährung die Inkarnation fördern? In: *Ernährungsrundbrief* (4), S. 15–21.

Pelikan, Jürgen M. (2007): Zur Rekonstruktion und Rehabilition eines absonderlichen Funktionssystems. Medizin und Krankenbehandlung bei Niklas Luhmann und in der Folgerezeption. In: *Soziale Systeme* 13 (1+2), S. 290–303.

Pereira, Sandra Martins; Fonseca, Antònio M.; Carvalho, Ana Sofia (2011): Burnout in palliative care. A systematic review. In: *Nursing Ethics* 18 (3), S. 317–326.

Pfeffer, Christine (1998): Brücken zwischen Leben und Tod. Eine empirische Untersuchung in einem Hospiz. Köln: Köppe (Siegener Beiträge zur Soziologie 1).

Pfeffer, Christine (2003): Hospizliche Arbeit. Beziehungs-Brücken zwischen Leben und Tod. In: Robert Cachandt (Hg.): Selbstbestimmung und Integrität am Lebensende. Trauern und Trösten in der hospizlichen Arbeit. Frankfurt am Main: Haag + Herchen Verlag (Arnoldshainer Texte 121), S. 13–19.

Pfeffer, Christine (2005): „Hier wird immer noch besser gestorben als woanders". Eine Ethnographie stationärer Hospizarbeit. Bern: Verlag Hans Huber.

Platsch, Klaus-Dieter (2006): Die spirituelle Dimension in der Chinesischen Medizin – ein Modell für den Westen? In: Peter Heusser (Hg.): Spiritualität in der modernen Medizin. Bern: Peter Lang (Komplementäre Medizin im interdisziplinären Diskurs 10), S. 71–90.

Platvoet, Jan G. (2006): Das Ritual in pluralistischen Gesellschaften. In: Andréa Belliger und David J. Krieger (Hg.): Ritualtheorien. Ein einführendes Handbuch. 3. Auflage. Wiesbaden: VS Verlag für Sozialwissenschaften, S. 173–190.

Pollack, Detlef (2008): Introduction. Religious Change in Modern Societies. Perspectives Offered by the Sociology of Religion. In: Detlef Pollack und Daniel V. A Olson (Hg.): The Role of Religion in Modern Societies. New York: Routledge (Routledge Advances in Sociology 31), S. 1–21.

Pollack, Detlef; Pickel, Gert (2003): Deinstitutionalisierung des Religiösen und Religiöse Individualisierung in Ost- und Westdeutschland. In: *Kölner Zeitschrift für Soziologie und Sozialpsychologie* 55 (3), S. 447–474.

Pringle, Rosemary (1998): Sex and Medicine. Gender, Power, and Authority in the Medical Profession. Cambridge: Cambridge University Press.

Przyborski, Aglaja; Wohlrab-Sahr, Monika (2010): Qualitative Sozialforschung. Ein Arbeitsbuch. 3., korrigierte Auflage. München: Oldenbourg Verlag (Lehr- und Handbücher der Soziologie).

Puchalski, Christina M.; Kilpatrick, Shelley Dean; McCullough, Michael E.; Larson, David B. (2003): A systematic review of spiritual and religious variables in Palliative Medicine, American Journal of Hospice and Palliative Care, Hospice Journal, Journal of Palliative care, and Journal of Pain and Symptom Management. In: *Palliative and Supportive Care* 1, S. 7–13.

Puustinen, Raimo (2014): From physical bodies to astral bodies. Theoretical problems in anthroposophic medicine. In: *Focus on Alternative and Complementary Therapies* 19 (1), S. 22–26.

Quack, Johannes (2013): „What do I know?" Scholastic fallacies and pragmatic religiosity in mental health-seeking behaviour in India. In: *Mental Health, Religion & Culture* 16 (4), S. 403–418.

Rademacher, Stefan (2007a): Esoterik und Alternative Spiritualität. Formen nicht organisierter Religiosität in der Schweiz. In: Martin Baumann und Jörg Stolz (Hg.): Eine Schweiz – viele Religionen. Risiken und Chancen des Zusammenlebens. Bielefeld: transcript Verlag, S. 256–270.

Rademacher, Stefan (2007b): Neue Religiöse Gemeinschaften. Viele Antworten auf eine sich verändernde Welt. In: Martin Baumann und Jörg Stolz (Hg.): Eine Schweiz – viele Religionen. Risiken und Chancen des Zusammenlebens. Bielefeld: transcript Verlag, S. 238–255.

Rademacher, Stefan (2010): „Makler". Akteure der Esoterik-Kultur als Einflussfaktoren auf Neue Religiöse Gemeinschaften. In: Dorothea Lüddeckens und Rafael Walthert (Hg.): Fluide Religion. Neue religiöse Bewegungen im Wandel. Theoretische und empirische Systematisierungen. Bielefeld: transcript Verlag, S. 119–148.

Radermacher, Martin (2014): Volksfrömmigkeit im Gewand moderner Esoterik? Problematisierung volkskundlicher und religionswissenschaftlicher Begriffsfelder. In: Anja Schöne und Helmut Groschwitz (Hg.): Religiosität und Spiritualität. Fragen, Kompetenzen, Ergebnisse. Münster, New York: Waxmann Verlag, S. 388–403.

Raschke, Carl A. (1996): New Age Spirituality. In: Peter H. van Ness (Hg.): Spirituality and the secular quest. New York: Crossroad (World Spirituality: An Encyclopedic History of the Religious Quest 22), S. 203–221.

Reckwitz, Andreas (2000): Der Status des „Mentalen" in kulturtheoretischen Handlungserklärungen. Zum Problem der Relation von Verhalten und Wissen nach Stephen Turn und Theodore Schatzki. In: *Zeitschrift für Soziologie* 29 (3), S. 167–185.

Reckwitz, Andreas (2002): Toward a Theory of Social Practices. A Development in Culturalist Theorizing. In: *European Journal of Social Theory* 5 (2), S. 243–263.

Reckwitz, Andreas (2003): Grundelemente einer Theorie sozialer Praktiken. Eine sozialtheoretische Perspektive. In: *Zeitschrift für Soziologie* 32 (4), S. 282–301.

Reitinger, Elisabeth (2011): Geschlechterspezifische Aspekte. Bedürfnisse am Lebensende. In: *Hospiz-Zeitschrift* 48, S. 13–16.

Reitinger, Elisabeth; Beyer, Sigrid (Hg.) (2010): Geschlechtersensible Hospiz- und Palliativkultur in der Altenhilfe. Frankfurt am Main: Mabuse-Verlag.

Riesebrodt, Martin (2001): Religiöse Vergemeinschaftungen. In: Hans G. Kippenberg und Martin Riesebrodt (Hg.): Max Webers „Religionssystematik". Tübingen: Mohr Siebeck, S. 101–118.

Riha, Ortrun (2001): Spiritualität in verschiedenen medizinischen Systemen. In: Dieter Seefeldt (Hg.): Spiritualität und Psychotherapie. Unter Mitarbeit von Cornelia Claudius und Stefan Hoika. Lengerich, Berlin, Riga, Rom, Wien, Zagreb: Pabst Science Publishers, S. 75–87.

Riha, Ortrun (2012): Von der Säftelehre zur Molekulargenetik. Die Vielfalt der Menschenbilder in der Medizin. In: Udo Ebert, Ortrun Riha und Lutz Zerling (Hg.): Menschenbilder. Wurzeln, Krise, Orientierung. Leipzig: Sächsische Akademie der Wissenschaften zu Leipzig (Abhandlungen der Sächsischen Akademie der Wissenschaften zu Leipzig – Philologisch-historische Klasse 82 / 2), S. 93–107.

Riley, John W. (1983): Dying and the Meanings of Death. Sociological Inquiries. In: *Annual Review of Sociology* 9, S. 191–216.

Risi, Armin (2011a): Einheit im Licht der Ganzheit. Orientierung im Labyrinth von Religion, Erleuchtung und New Age. Zürich: Govinda-Verlag (2).

Risi, Armin (2011b): Ganzheitliche Spiritualität. Der Schlüssel zur neuen Zeit. Zürich: Govinda-Verlag.

Ritchie, Jane; Wilkinson, Jane; Gantley, Madeleine; Feder, Gene; Carter, Yvonne; Formby, Juliet (2001): A Model of Integrated Primary Care. Anthroposophic Medicine. National Centre for Social Research. Department of General Practice and Primary Care, St Bartholomew's and the Royal London School of Medicine and Dentistry, Queen Mary, University of London.

Rosenthal, Gabriele (2011): Interpretative Sozialforschung. Eine Einführung. 3., aktualisierte und ergänzte Auflage. Weinheim, München: Juventa Verlag (Grundlagentexte Soziologie).

Roser, Traugott (2012): Ars moriendi nova aus Sicht von Theologie und Spiritual Care. In: Daniel Schäfer, Christof Müller-Busch und Andreas Frewer (Hg.): Perspektiven zum Sterben. Auf dem Weg zu einer Ars moriendi nova? Stuttgart: Franz Steiner Verlag (Ars Morienda Nova 2), S. 171–179.

Roser, Traugott; Gratz, Margit (2011): Spiritualität in der Sterbebegleitung. In: Susanne Kränzle, Ulrike Schmid und Christa Seeger (Hg.): Palliative Care. Handbuch für Pflege und Begleitung. 4., überarbeitete und erweiterte Auflage. Berlin, Heidelberg, New York: Springer VS, S. 54–59.

Rossi, Ilario (2007): Religiöse Pluralität, Medizin und Gesundheit. Schnittstellen und Wechselwirkungen. In: Martin Baumann und Jörg Stolz (Hg.): Eine Schweiz – viele Religionen. Risiken und Chancen des Zusammenlebens. Bielefeld: transcript Verlag, S. 327–343.

Roth, Alan R.; Canedo, Angelo R. (2019): Introduction to Hospice and Palliative Care. In: *Primary care* 46 (3), S. 287–302.

Ruggie, Mary (2004): Marginal to Mainstream. Alternative Medicine in America. Cambridge: Cambridge University Press.

Rumbold, Bruce (2012): Models of Spiritual Care. In: Mark Cobb, Christina M. Puchalski und Bruce Rumbold (Hg.): Oxford Textbook of Spirituality in Healthcare. Oxford: Oxford University Press, S. 177–183.

Saake, Irmhild (2008): Moderne Todessemantiken. Symmetrische und asymmetrische Konstellationen. In: Irmhild Saake und Werner Vogd (Hg.): Moderne Mythen der Medizin. Studien zur organisierten Krankenbehandlung. Wiesbaden: VS Verlag für Sozialwissenschaften, S. 237–262.

Sachs Norris, Rebecca (2009): The paradox of healing pain. In: *Religion* 39 (1), S. 22–33.

Salis Gross, Corina (1998): Sterben und Tod im Altersheim. Eine ethnologische Untersuchung zu beruflichen Strategien bei der Bearbeitung des Lebensendes. Bern: Selbstverlag.

Saunders, Cicely (1978): The Philosophy of Terminal Care. In: Cicely Saunders (Hg.): The Management of Terminal Disease. Reprint 1981. London: Edward Arnold (1), S. 193–202.

Saunders, Cicely (1988): Spiritual Pain. In: *Journal of Palliative Care* 4 (3), Nachdruck (29–32).

Saunders, Cicely (1990): Beyond the Horizon. A Search for Meaning in Suffering. London: Darton, Longman and Todd.

Saunders, Cicely (1995): Wenn Patienten sagen, dass sie sterben wollen. In: Cicely Saunders (Hg.): Hospiz und Begleitung im Schmerz. Wie wir sinnlose Apparatemedizin und einsames Sterben vermeiden können. Mit einem Vorwort von Reinhold Iblacker S. J. und einem Nachtrag von Johann-Christoph Student. Freiburg, Basel, Wien: Verlag Herder (Herder Spektrum 4213), S. 114–124.

Saunders, Cicely (2009): Dem Tod in die Augen sehen (1984). In: Cicely Saunders (Hg.): Sterben und Leben. Spiritualität in der Palliative Care. Zürich: Theologischer Verlag Zürich, S. 38–55.

Saunders, Cicely; Baines, Mary (1983): Living with dying. The management of terminal disease. Oxford, New York, Toronto: Oxford University Press.

Sax, William Sturman (2009): God of Justice. Ritual Healing and Social Justice in the Central Himalayas. New York: Oxford University Press.

Schaeffer, Andrea (2008): Menschenwürdiges Sterben – funktional differenzierte Todesbilder. Vergleichende Diskursanalyse zu den Bedingungen einer neuen Kultur des Sterbens. Berlin: LIT Verlag (Studien der Moraltheologie 39).

Schäfer, Daniel; Frewer, Andreas; Müller-Busch, Christof (2012a): Ars moriendi nova. Überlegungen zu einer neuen Sterbekultur. In: Daniel Schäfer, Christof Müller-Busch und Andreas Frewer (Hg.): Perspektiven zum Sterben. Auf dem Weg zu einer Ars moriendi nova? Stuttgart: Franz Steiner Verlag (Ars Morienda Nova 2), S. 15–23.

Schäfer, Daniel; Müller-Busch, Christof; Frewer, Andreas (Hg.) (2012b): Perspektiven zum Sterben. Auf dem Weg zu einer Ars moriendi nova? Stuttgart: Franz Steiner Verlag (Ars Morienda Nova 2).

Schatzki, Theodore R. (1996): Social Practices. A Wittgensteinian Approach to Human Activity and the Social. Cambridge: Cambridge University Press.

Schatzki, Theodore R.; Knorr-Cetina, Karin D.; Savigny, Eike von (Hg.) (2001): The Practice Turn in Contemporary Theory. London: Routledge.

Schiefer, Frank (2007): Die vielen Tode. Individualisierung und Privatisierung im Kontext von Sterben, Tod und Trauer in der Moderne. Wissenssoziologische Perspektiven. Berlin: LIT Verlag(Studien zur interdisziplinären Thanatologie 9).

Schlieter, Jens (Hg.) (2010): Was ist Religion? Texte von Cicero bis Luhmann. Stuttgart: Philipp Reclam jun. (Reclams Universal-Bibliothek 18785).

Schneider, Werner (2005): Der ‚gesicherte' Tod. Zur diskursiven Ordnung des Lebensendes in der Moderne. In: Hubert Knoblauch und Arnold Zingerle (Hg.): Thanatosoziologie. Tod, Hospiz und die Institutionalisierung des Sterbens. Berlin: Duncker & Humblot (Sozialwissenschaftliche Abhandlungen der Görres-Gesellschaft 27), S. 55–79.

Schneider, Werner (2014): Sterbewelten. Ethnographische (und dispositivanalytische) Forschung zum Lebensende. In: Martin W. Schnell, Werner Schneider und Harald Kolbe (Hg.): Sterbewelten. Eine Ethnographie. Wiesbaden: Springer VS, S. 51–138.

Schoene, Wolfgang (1980): Alternative Medizinen und die Medizin. Zum Kontrast ihrer sozialen Funktionsweisen. In: *Medizin, Mensch, Gesellschaft* 5 (1), S. 226–233.

Schroeder, Hans-Werner (1990): Die Christengemeinschaft. Entstehung, Entwicklung, Zielsetzung. Stuttgart: Verlag Urachhaus.

Schütze, Fritz (1983): Biographieforschung und narratives Interview. In: *Neue Praxis* 13 (3), S. 283–293.

Schwartz, Morris S.; Schwartz, Charlotte Green (1955): Problems in Participant Observation. In: *American Journal of Sociology* 60 (4), S. 343–353.

Seitz, Oliver; Seitz, Dieter (2002): Die moderne Hospizbewegung in Deutschland auf dem Weg ins öffentliche Bewusstsein. Ursprünge, kontroverse Diskussionen, Perspektiven. Mit einem Begleitwort von Prof. Dr. med. Wolfang U. Eckart. Mit einem Vorwort von Dr. med. Paul Becker und Probst Peter Godzik. Herbolzheim: Centaurus Verlag (Neuere Medizin- und Wissenschaftsgeschichte. Quellen und Studien 12).

Selg, Peter (2000a): Anfänge anthroposophischer Heilkunst. Ita Wegman, Friedrich Husemann, Eugen Kolisko, Frederik Willem Zeylmans van Emmichoven, Karl König, Gerhard Kienle. Dornach: Rudolf Steiner Verlag (Pioniere der Anthroposophie 18).

Selg, Peter (2000b): Eine kurze Skizze der Geschichte anthroposophischer Medizin bis zum Tod Rudolf Steiners (1925). In: Peter Selg (Hg.): Anthroposophische Ärzte. Lebens- und Arbeitswege im 20. Jahrhundert. Nachrufe und Kurzbiographien. Dornach: Verlag am Goetheanum, S. 25–76.

Selg, Peter (2006): Die ideellen Beziehungen des Christentums zur Heilkunde und die Anthroposophische Medizin. In: Peter Heusser (Hg.): Spiritualität in der modernen Medizin. Bern: Peter Lang (Komplementäre Medizin im interdisziplinären Diskurs 10), S. 145–196.

Selg, Peter (2012): Rudolf Steiner. 1861–1925. Lebens- und Werkgeschichte. 3 Bd. Arlesheim: Verlag des Ita-Wegman-Instituts.

Selting, Margret; Auer, Peter; Barden, Birgit; Bergmann, Jörg R.; Couper-Kuhlen, Elizabeth; Günthner, Susanne; Meier, Christoph; Quasthoff, Uta; Schlobinski, Peter; Uhmann, Susanne (1998): Gesprächsanalytisches Transkriptionssystem (GAT). In: *Linguistische Berichte* (173), S. 91–122.

Siegers, Pascal (2012): Alternative Spiritualitäten. Neue Formen des Glaubens in Europa: Eine empirische Analyse. Frankfurt am Main, New York: Campus Verlag (Akteure und Strukturen. Studien zur vergleichenden empirischen

Sozialforschung 1).

Sieler, Roman (2014): Patient Agency Revisited: „Healing the Hidden" in South India. In: *Medical Anthropology Quarterly* 28 (3), S. 323–341.

Sinclair, Shane; Chochinov, Harvey Max (2013): Research and Practice. Spiritual Perspectives of a Good Death within Evidence-Based Health Care. In: Paul Bramadat, Harold Coward und Kelli I. Stajduhar (Hg.): Spirituality in Hospice Palliative Care. Albany: State University of New York Press (SUNY Series in Religious Studies), S. 97–125.

Sinclair, Shane; Pereira, Jose; Raffin, Shelley (2006): A Thematic Review of the Spirituality Literature within Palliative Care. In: *Journal of Palliative Medicine* 9 (2), S. 464–479.

Singer, Merrill; Baer, Hans A. (2012): Introducing Medical Anthropology. A Discipline in Action. Plymouth: AltaMira Press.

Skulason, Bragi; Hauksdottir, Arna; Ahcic, Kozma; Helgason, Asgeir R. (2014): Death talk. Gender differences in talking about one's own impending death. In: *BMC Palliative Care* 13 (8).

Smith, Jonathan Z. (1998): Religion, Religions, Religious. In: Mark C. Taylor (Hg.): Critical Terms for Religious Studies. Chicago, London: University of Chicago Press, S. 269–284.

Sointu, Eeva (2012): Theorizing Complementary and Alternative Medicines. Self, Gender, Class. Basingstoke, Hampshire: Palgrave Macmillan.

Sointu, Eeva; Woodhead, Linda (2008): Spirituality, Gender, and Expressive Selfhood. In: *Journal for the Scientific Study of Religion* 47 (2), S. 259–276.

Sonn, Annegret; Baumgärtner, Ute; Merk, Brigitte (2010): Wickel und Auflagen. Alternative Pflegemethoden erfolgreich anwenden. 3., überarbeitete Auflage. Stuttgart, New York: Georg Thieme Verlag.

Speck, Peter (1998): Spiritual issues in palliative care. In: Derek Doyle, Geoffrey W. C. Hanks und Neil MacDonald (Hg.): Oxford Textbook of Palliative Medicine. Second Edition. Oxford, New York, Tokyo: Oxford University Press, S. 805–814.

Spradley, James P. (1980): Participant observation. New York: Holt, Rinehart and Winston.

Stappen, Birgit; Dinter, Reinhard (2000): Hospiz. Was Sie wissen sollten, wenn Sie sich engagieren wollen. Freiburg im Breisgau, Basel, Wien: Verlag Herder (Herder-Spektrum 4943).

Stausberg, Michael (2012): Religion: Begriff, Definitionen, Theorien. In: Michael Stausberg (Hg.): Religionswissenschaft. Berlin: Walter de Gruyter, S. 33–47.

Steffen-Bürgi, Barbara (2007): Reflexionen zu ausgewählten Definitionen der Palliative Care. In: Cornelia Knipping und Angelika Abt-Zegelin (Hg.): Lehrbuch Palliative Care. 2., durchgesehene und korrigierte Auflage. Bern: Verlag Hans Huber, S. 30–38.

Steffen-Bürgi, Barbara (2009): Ein „Gutes Sterben" und ein „Guter Tod". Zum Verständnis des Sterbeideals und seiner Bedeutung für Hospiz und Palliative Care. In: *Pflege* 22, S. 371–378.

Steinebrunner, Bernd (1987): Die Entzauberung der Krankheit. Vom Theos zum Anthropos. Über die alteuropäische Genesis moderner Medizin nach der Systemtheorie Niklas Luhmanns. Frankfurt am Main, Bern, New York, Paris: Peter Lang (Europäische Hochschulschriften. Reihe 22: Soziologie 146).

Steiner, Rudolf (1980a): Das Geheimnis des Todes. Wesen und Bedeutung Mitteleuropas und die europäischen Volksgeister. Fünfzehn Vorträge, gehalten 1915 in verschiedenen Städten. 2., durchgesehene Auflage (fotomechanischer Nachdruck). Dornach: Rudolf Steiner Verlag (Rudolf Steiner Gesamtausgabe 159 / 160).

Steiner, Rudolf (1980b): Eurythmie. Werke in der Rudolf Steiner Gesamtausgabe. Dornach: Rudolf Steiner Verlag.

Steiner, Rudolf (1984): Das Johannes-Evangelium im Verhältnis zu den drei anderen Evangelien. Besonders zu dem Lukas-Evangelium. Ein Zyklus von vierzehn Vorträgen, gehalten in Kassel vom 24. Juni bis 7. Juli 1909. 6. Auflage (photomechanischer Nachdruck). Dornach: Rudolf Steiner Verlag (Rudolf Steiner Gesamtausgabe 112).

Steiner, Rudolf (1988): Geisteswissenschaftliche Menschenkunde. Neunzehn Vorträge, gehalten in Berlin zwischen dem 19. Oktober 1908 und 17. Juni 1909. 5. Auflage. Dornach: Rudolf Steiner Verlag (Rudolf Steiner Gesamtausgabe 107).

Steiner, Rudolf (1989): Physiologisch-Therapeutisches auf Grundlage der Geisteswissenschaft. Zur Therapie und Hygiene. Elf Vorträge, gehalten in Dornach vom 7. bis 9. Oktober 1920, in Stuttgart vom 26. bis 28. Oktober 1922, und in Dornach vom 31. Dezember 1923 bis 2. Januar 1924. Ein öffentlicher Vortrag, Dornach 7. April 1920, ein Votum, Dornach 26. März 1920, eine Ansprache und zwei Besprechungen mit Ärzten, Dornach 21. bis 23. April 1924. 3. Auflage. Dornach: Rudolf Steiner Verlag (Rudolf Steiner Gesamtausgabe 314).

Steiner, Rudolf (1991): Das Schicksalsjahr 1923 in der Geschichte der Anthroposophischen Gesellschaft. Vom Goetheanumbrand zur Weihnachtstagung. Ansprachen, Versammlungen und Dokumente, Januar bis Dezember 1923. Dornach: Rudolf Steiner Verlag (Rudolf Steiner Gesamtausgabe 259).

Steiner, Rudolf (1994): Anthroposophische Menschenerkenntnis und Medizin. Elf Vorträge gehalten in verschiedenen Städten zwischen dem 28. August 1923 und dem 29. August 1924. 3. Auflage. Dornach: Rudolf Steiner Verlag (Rudolf Steiner Gesamtausgabe 319).

Steiner, Rudolf (1995): Heilpädagogischer Kurs. Zwölf Vorträge, gehalten in Dornach vom 25. Juni bis 7. Juli 1924 vor Ärzten und Heilpädagogen. 8. Auflage. Dornach: Rudolf Steiner Verlag (Rudolf Steiner Gesamtausgabe 317).

Steiner, Rudolf (1997): Über Gesundheit und Krankheit. Grundlagen einer geisteswissenschaftlichen Sinneslehre. Achtzehn Vorträge, gehalten vor den Arbeitern am Goetheanumbau in Dornach vom 19. Oktober 1922 bis 10. Februar 1923. 4., Auflage. Dornach: Rudolf Steiner Verlag (Rudolf Steiner Gesamtausgabe 348).

Steiner, Rudolf (2001): Geisteswissenschaftliche Gesichtspunkte zur Therapie. Neun Vorträge, gehalten in Dornach vom 11. bis 18. April 1921 vor Ärzten und Medizinstudierenden. Mit einer Beilage: Notizbucheintragungen Rudolf Steiners zu den Vorträgen. 5., neu durchgesehene und um eine Beilage ergänzte Auflage. Dornach: Rudolf Steiner Verlag (Rudolf Steiner Gesamtausgabe 313).

Steiner, Rudolf (2003a): Heileurythmie. Acht Vorträge, gehalten in Dornach vom 12. bis 18. April 1921 und in Stuttgart am 28. Oktober 1922. 5., überarbeitete Auflage. Dornach: Rudolf Steiner Verlag (Rudolf Steiner Gesamtausgabe 315).

Steiner, Rudolf (2003b): Meditative Betrachtungen und Anleitungen zur Vertiefung der Heilkunst. Vorträge für Ärzte und Studierende der Medizin. Weihnachtskurs. Acht Vorträge, Dornach 2. bis 9. Januar 1924. Osterkurs, Fünf Vorträge, Dornach 21. bis 25. April 1924. Erster Rundbrief, 11. März 1924. Abendzusammenkunft, Dornach, 24. April 1924. 4., durchgesehene Auflage. Dornach: Rudolf Steiner Verlag (Rudolf Steiner Gesamtausgabe 316).

Steiner, Rudolf (2003c): Okkulte Untersuchungen über das Leben zwischen Tod und neuer Geburt. Die lebendige Wechselwirkung zwischen Lebenden und Toten. Zwanzig Vorträge, gehalten 1912 / 1913 in verschiedenen Städten. 5., unveränderte Auflage. Dornach: Rudolf Steiner Verlag (Rudolf Steiner Gesamtausgabe 140).

Steiner, Rudolf (2010a): Das Zusammenwirken von Ärzten und Seelsorgern. Pastoral-Medizinischer Kurs. Elf Vorträge und eine Ansprache, Dornach, 8. bis 18. September 1924. 4. Auflage 2010. Dornach: Rudolf Steiner Verlag (Rudolf Steiner Gesamtausgabe 318).

Steiner, Rudolf (2010b): Die Schwelle der geistigen Welt. Aphoristische Betrachtungen. 1913. 4. Auflage. Dornach: Rudolf Steiner Verlag (Rudolf Steiner Gesamtausgabe 17).

Steiner, Rudolf (2010c): Geisteswissenschaft und Medizin. Zwanzig Vorträge vor Ärzten und Medizinstudierenden. Dornach, 21. März bis 9. April 1920. 4. Auflage: Rudolf Steiner Online Archiv (Rudolf Steiner Gesamtausgabe 312).

Steiner, Rudolf (2010d): Schicksalsbildung und Leben nach dem Tode. Sieben Vorträge. Berlin, 16. November bis 21. Dezember 1915. 4. Auflage. Dornach: Rudolf Steiner Verlag (Rudolf Steiner Gesamtausgabe 157a).

Steiner, Rudolf (2010e): Theosophie. Einführung in übersinnliche Welterkenntnis und Menschenbestimmung. 4. Auflage. Dornach: Rudolf Steiner Verlag (Rudolf Steiner Gesamtausgabe 9).

Steiner, Rudolf (2013): Der Tod – die andere Seite des Lebens. Wie helfen wir den Verstorbenen? Wortlaute und Sprüche herausgegeben von Ulla Trapp. 5. Auflage. Basel: Futurum Verlag.

Steiner, Rudolf; Wegman, Ita (1977): Grundlegendes für eine Erweiterung der Heilkunst nach geisteswissenschaftlichen Erkenntnissen. 5. Auflage. Dornach: Rudolf Steiner Verlag (Rudolf Steiner Gesamtausgabe 27).

Stenger, Horst (1993): Die soziale Konstruktion okkulter Wirklichkeit. Eine Soziologie des „New Age". Opladen: Leske + Budrich Verlag.

Stenger, Horst (1998): Höher, reifer, ganz bei sich. Konversionsdarstellungen und Konversionsbedingungen im „New Age". In: Hubert Knoblauch, Volkhard Krech und Monika Wohlrab-Sahr (Hg.): Religiöse Konversion. Systematische und fallorientierte Studien in soziologischer Perspektive. Konstanz: UVK Universitätsverlag Konstanz (Passagen & Transzendenzen 1), S. 195–222.

Stevens-Barnum, Barbara (2002): Spiritualität in der Pflege. Deutschsprachige Ausgabe bearbeitet und herausgegeben von Elisabeth Uhlander-Masiak. Bern, Göttingen, Toronto, Seattle: Verlag Hans Huber.

Stichweh, Rudolf (2008): Professionen in einer funktional differenzierten Gesellschaft. In: Irmhild Saake und Werner Vogd (Hg.): Moderne Mythen der Medizin. Studien zur organisierten Krankenbehandlung. Wiesbaden: VS Verlag für Sozialwissenschaften, S. 329–344.

Stichweh, Rudolf (2012): Medikalisierung und Massenmedien. Interaktionen und Konkurrenzen der Funktionssysteme der Moderne. Universität Luzern. Online verfügbar unter www.unilu.ch/files/stw_medikalisierung-und-massenmedien.pdf, 17.10.2016.

Stockmann, Claudia (2006): Pastoralmedizin: Zusammenwirken von Ärzten und Priestern. In: Peter Heusser (Hg.): Spiritualität in der modernen Medizin. Bern: Peter Lang (Komplementäre Medizin im interdisziplinären Diskurs 10), S. 197–203.

Stolberg, Michael (2011): Die Geschichte der Palliativmedizin. Medizinische Sterbebegleitung von 1500 bis heute. Frankfurt am Main: Mabuse-Verlag.

Stollberg, Gunnar (2002): Heterodoxe Medizin, Weltgesellschaft und Glokalisierung. Asiatische Medizinformen in Westeuropa. In: Gisela Brünner und Elisabeth Gülich (Hg.): Krankheit verstehen. Interdisziplinäre Beiträge zur Sprache in Krankheitsdarstellungen. Bielefeld: Aisthesis Verlag (Bielefelder

Schriften zu Linguistik und Literaturwissenschaft 18), S. 143–158.

Stollberg, Gunnar (2008): Kunden der Medizin? Der Mythos vom mündigen Patienten. In: Irmhild Saake und Werner Vogd (Hg.): Moderne Mythen der Medizin. Studien zur organisierten Krankenbehandlung. Wiesbaden: VS Verlag für Sozialwissenschaften, S. 345–362.

Stollberg, Gunnar (2009): Das medizinische System. Überlegungen zu einem von der Soziologie vernachlässigten Funktionssystem. In: *Soziale Systeme* 15 (1), S. 189–217.

Stolz, Jörg (2005): Der Erfolg der Spiritualität. Gesellschaftsentwicklung und Transzendenzerfahrung am Beispiel der Schweiz. In: Samuel Leutwyler und Markus Nägeli (Hg.): Spiritualität und Wissenschaft. Zürich: vdf Hochschulverlag, S. 121–132.

Stolz, Jörg (2012): Religion und Individuum unter dem Vorzeichen religiöser Pluralisierung. In: Christoph Bochinger (Hg.): Religionen, Staat und Gesellschaft. Die Schweiz zwischen Säkularisierung und religiöser Vielfalt. Zürich: Verlag Neue Zürcher Zeitung (Nationales Forschungsprogramm NFP 58), S. 77–107.

Stolz, Jörg; Baumann, Martin (2007a): Religiöse Vielfalt und moderne Gesellschaft. In: Martin Baumann und Jörg Stolz (Hg.): Eine Schweiz – viele Religionen. Risiken und Chancen des Zusammenlebens. Bielefeld: transcript Verlag, S. 67–86.

Stolz, Jörg; Baumann, Martin (2007b): Religiöse Vielfalt. Kulturelle, soziale und individuelle Formen. In: Martin Baumann und Jörg Stolz (Hg.): Eine Schweiz – viele Religionen. Risiken und Chancen des Zusammenlebens. Bielefeld: transcript Verlag, S. 21–38.

Stolz, Jörg; Könemann, Judith; Schneuwly Purdie; Englberger, Thomas; Krüggeler, Michael (2011): Religiosität in der modernen Welt. Bedingungen, Konstruktionen und sozialer Wandel. Schlussbericht NFP 58, Modul 5 „Formen religiösen Lebens". Online verfügbar unter www.nfp58.ch/files/news/105_Schlussbericht__Stolz.pdf, 12.01.2012.

Stolz, Jörg; Könemann, Judith; Schneuwly Purdie, Mallory; Englberger, Thomas; Krüggeler, Michael (Hg.) (2014): Religion und Spiritualität in der Ich-Gesellschaft. Vier Gestalten des (Un-)Glaubens. Zürich: Edition NZN bei TVZ (Beiträge zur Pastoralsoziologie 16).

Strange, Julie-Marie (2009): Historical approaches to dying. In: Allan Kellehear (Hg.): The Study of Dying. From Autonomy to Transformation. Cambridge, New York, Melbourne, Madrid, Cape Town, Singapore, São Paolo, Delhi: Cambridge University Press, S. 123–146.

Strasser, Peter (2010): Weg vom Tod! Paradoxien des medizinischen Fortschritts im Zeitalter der Autonomie. In: Annette Hilt, Isabella Jordan und Andreas Frewer (Hg.): Endlichkeit, Medizin und Unsterblichkeit. Geschichte –

Theorie – Ethik. Wiesbaden: Franz Steiner Verlag (Ars Morienda Nova 1), S. 285–297.

Strauss, Anselm L. (1991): Grundlagen qualitativer Sozialforschung. Datenanalyse und Theoriebildung in der empirischen soziologischen Forschung. Mit einem Vorwort von Bruno Hildenbrand. München: Wilhelm Fink Verlag (Übergänge. Texte und Studien zu Handlung, Sprache und Lebenswelt 10).

Strauss, Anselm L.; Corbin, Juliet M. (1990): Grounded Theory. Grundlagen qualitativer Sozialforschung. Weinheim: Beltz, Psychologie Verlags Union.

Streckeisen, Ursula (2001): Die Medizin und der Tod. Über berufliche Strategien zwischen Klinik und Pathologie. Opladen: Leske + Budrich Verlag (Biographie und Gesellschaft 28).

Streib, Heinz; Hood, Ralph W. (2013): Modeling the Religious Field: Religion, Spirituality, Mysticism, and Related World Views. In: *Implicit Religion* 16 (2), S. 137–155.

Streib, Heinz; Klein, Constantin (2016): Religion and Spirituality. In: Michael Stausberg und Steven Engler (Hg.): The Oxford Handbook of the Study of Religion. New York: Oxford University Press (Oxford Handbooks in Religion and Theology), S. 73–83.

Stuart, Rose (2001): New Age Women. Spearheading the Movement? In: *Women's Studies* 30 (3), S. 329–350.

Stuber, Margaret L.; Horn, Brandon (2012): Complementary, alternative, and integrative medicine. In: Mark Cobb, Christina M. Puchalski und Bruce Rumbold (Hg.): Oxford Textbook of Spirituality in Healthcare. Oxford: Oxford University Press, S. 191–195.

Stuckrad, Kocku von (2004): Was ist Esoterik? Kleine Geschichte des geheimen Wissens. München: Verlag C. H. Beck.

Student, Johann-Christoph (1987): Bedingungen für ein menschenwürdiges Sterben. Die zehn Grundprinzipien der Hospizbewegung. In: *Medizin, Mensch, Gesellschaft* 12, S. 232–240.

Student, Johann-Christoph (1999a): Entwicklung und Perspektiven der Hospizbewegung in Deutschland. In: Johann-Christoph Student (Hg.): Das Hospiz-Buch. 4., erweiterte Auflage. Freiburg im Breisgau: Lambertus-Verlag, S. 43–57.

Student, Johann-Christoph (1999b): Was ist ein Hospiz? In: Johann-Christoph Student (Hg.): Das Hospiz-Buch. 4., erweiterte Auflage. Freiburg im Breisgau: Lambertus-Verlag, S. 21–34.

Student, Johann-Christoph; Napiwotzky, Annedore (2011): Palliative Care. Wahrnehmen – verstehen – schützen. Mit einem Geleitwort von Liliane Juchli. 2. Auflage. Stuttgart, New York: Georg Thieme Verlag (Reihe Pflegepraxis).

Sturm, Roland; Unützer, Jürgen (2000): State Legislation and the Use of Complementary and Alternative Medicine. In: *Inquiry* 37.

Sudbrack, Josef (1998): Spiritualität – Modewort oder Zeichen der Zeit. Ein Kapitel moderner Pneumatologie. In: *Geist und Leben (GuL)* 71 (3), S. 198–211.

Sugden, Chris (2001): Total Pain. A Multidisciplinary Approach. In: *Scottish
Journal of Healthcare Chaplaincy* 4 (2), S. 2–7.

Sutcliffe, Steven (2003): Children of the New Age. A History of Spiritual Practices. London, New York: Routledge.

Sutcliffe, Steven (2004): The Dynamics of Alternative Spirituality. Seekers, Net-
works, and ‚New Age. In: James R. Lewis (Hg.): The Oxford Handbook of
New Religious Movements. Oxford: Oxford University Press, S. 466–490.

Sutcliffe, Steven (2013): New Age, World Religions and Elementary Forms.
In: Steven Sutcliffe und Ingvild Saelid Gilhus (Hg.): New Age Spirituality.
Rethinking Religion. Durham: Acumen Publishing, S. 17–34.

Sutcliffe, Steven (2014): New Age. In: George D. Chryssides und Benjamin E.
Zeller (Hg.): The Bloomsbury Companion to New Religious Movements.
London, New Delhi, New York, Sydney: Bloomsbury (Bloomsbury compan-
ions), S. 41–45.

Sutcliffe, Steven; Bowman, Marion (2000): Introduction. In: Steven Sutcliffe und
Marion Bowman (Hg.): Beyond New Age. Exploring Alternative Spirituality.
Edinburgh: Edinburgh University Press, S. 1–13.

Sutcliffe, Steven; Gilhus, Ingvild Saelid (2013a): Introduction: „All mixed up“.
Thinking about religion in relation to New Age spiritualities. In: Steven
Sutcliffe und Ingvild Saelid Gilhus (Hg.): New Age Spirituality. Rethinking
Religion. Durham: Acumen Publishing, S. 1–16.

Sutcliffe, Steven; Gilhus, Ingvild Saelid (Hg.) (2013b): New Age Spirituality.
Rethinking Religion. Durham: Acumen Publishing.

Taves, Ann (2009): Religious Experience Reconsidered. A Building-Block Approach to the Study of Religion and other Special Things. Princeton, N. J.:
Princeton University Press.

Taves, Ann (2010): Experience as site of contested meaning and value: The
attributional dog and its special tail. In: *Religion* 40 (4), S. 317–323.

Taves, Ann; Kinsella, Michael (2013): Hiding in Plain Sight. The Organizational
Forms of „Unorganized Religion“. In: Steven Sutcliffe und Ingvild Saelid
Gilhus (Hg.): New Age Spirituality. Rethinking Religion. Durham: Acumen
Publishing, S. 84–98.

Thüler, Maya (2003): Wohltuende Wickel. Wickel und Kompressen in der
Kranken- und Gesundheitspflege. 9., durchgesehene Auflage. Worb: Verlag
Maya Thüler.

Thurneysen, André (2006): Spirituelle Elemente in der Homöopathie. In: Peter
Heusser (Hg.): Spiritualität in der modernen Medizin. Bern: Peter Lang
(Komplementäre Medizin im interdisziplinären Diskurs 10), S. 119–130.

Timmins, Fiona (2013): Nurses' Views of Spirituality and Spiritual Care in the Republic of Ireland. In: *Journal for the Study of Spirituality* 3 (2), S. 123–139.

Tøllefsen, Inga Bårdsen (2016): Gender and New Religions. In: James R. Lewis und Inga Bårdsen Tøllefsen (Hg.): The Oxford Handbook of New Religious Movements. Second Edition. New York: Oxford University Press, S. 287–302.

Trzebiatowska, Marta; Bruce, Steve (2013): „It's all for girls". Re-visiting the gender gap in New Age spiritualities. In: *Studia Religiologica* 46 (1), S. 17–33.

Turner, Bryan S.; Samson, Colin (1995): Medical Power and Social Knowledge. Second Edition. London, Thousand Oaks, New Delhi: Sage Publications.

Uhlenhoff, Rahel (Hg.) (2011): Anthroposophie in Geschichte und Gegenwart. Berlin: Berliner Wissenschafts-Verlag.

Ullrich, Heiner (2011): Rudolf Steiner. Leben und Lehre. München: Verlag C. H. Beck.

Usarski, Frank (1989): Asiatische Religiosität als alternativkulturelles Phänomen. Überlegungen zu Bedingungen der Rezeption östlichen Gedankenguts im Kontext einer säkularisierten Umwelt. In: Gisbert Rinschede und Kurt Rudolph (Hg.): Beiträge zur Religion / Umwelt-Forschung I. Erster Tagungsband des Interdisziplinären Symposiums in Eichstätt, 5.–8. Mai 1988. Berlin: Dietrich Reimer Verlag (Geographia Religionum 6), S. 87–102.

Utriainen, Terhi (2002): Ethnography in a modern hospice. Construction of sacrality behind the seemingly natural. In: *Ethnographica et folkloristica Carpathica*, S. 47–61.

Utriainen, Terhi (2010): Agents of De-differentiation. Women Caregivers for the Dying in Finland. In: *Journal of Contemporary Religion* 25 (3), S. 437–451.

Vachon, Mary (1995): Staff stress in hospice / palliative care. A review. In: *Palliative Medicine* 9, S. 91–122.

Vallurupalli, Mounica; Lauderdale, Katharine; Balboni, Michael J.; Phelps, Andrea C.; Block, Susan D.; Ng, Andrea K. (2011): The Role of Spirituality and Religious Coping in the Quality of Life of Patients With Advanced Cancer Receiving Palliative Radiation Therapy. In: *The Journal of Supportive Oncology* 20 (10), S. 1–7.

Vandergrift, Alison (2013): Use of Complementary Therapies in Hospice and Palliative Care. In: *OMEGA* 67 (1–2), S. 227–232.

Varga, Ivan (2007): Georg Simmel. Religion and Spirituality. In: Kieran Flanagan und Peter C. Jupp (Hg.): A Sociology of Spirituality. Aldershot: Ashgate (Theology and Religion in interdisciplinary perspective series in association with the BSA Sociology of Religion study group), S. 145–160.

Vogd, Werner (2007): Medizin und Wissen. In: Rainer Schützeichel (Hg.): Handbuch Wissenssoziologie und Wissensforschung. Konstanz: UVK Verlagsgesellschaft (Erfahrung – Wissen – Imagination 15), S. 579–587.

Vogd, Werner (2011): Zur Soziologie der organisierten Krankenbehandlung. Weilerswist: Velbrück Wissenschaft.

Vogd, Werner; Saake, Irmhild (2008): Einleitung: Moderne Mythen der Medizin. Eine organisationssoziologische Perspektive. In: Irmhild Saake und Werner Vogd (Hg.): Moderne Mythen der Medizin. Studien zur organisierten Krankenbehandlung. Wiesbaden: VS Verlag für Sozialwissenschaften.

Wallis, Roy (1998): Three Types of New Religious Movements. In: Lorne L. Dawson (Hg.): Cults in Context. Readings in the Study of New Religious Movements. New Brunswick: Transaction Publishers, S. 39–71.

Walsdorf, Hanna (2013): Performanz. In: Christiane Brosius, Axel Michaels und Paula Schrode (Hg.): Ritual und Ritualdynamik. Stuttgart: Vandenhoeck & Ruprecht Verlag (UTB 3854), S. 85–91.

Walter, Tony (1993a): Death in the New Age. In: *Religion* 23 (2), S. 127–145.

Walter, Tony (1993b): Sociologists never die. British sociology and death. In: David Clark (Hg.): The Sociology of Death. Theory, culture, practice. Oxford, Cambridge: Blackwell Publishers / The Sociological Review, S. 264–295.

Walter, Tony (1994): The Revival of Death. London, New York: Routledge.

Walter, Tony (1996a): Developments in Spiritual Care of the Dying. In: *Religion* 26 (4), S. 353–363.

Walter, Tony (1996b): Facing Death without Tradition. In: Glennys Howarth und Peter C. Jupp (Hg.): Contemporary Issues in the Sociology of Death, Dying and Disposal. Basingstoke, Hampshire: Macmillan Press, S. 193–216.

Walter, Tony (1997): The ideology and organization of spiritual care. Three approaches. In: *Palliative Medicine* 11 (1), S. 21–30.

Walter, Tony (2002): Spirituality in palliative care: opportunity or burden? In: *Palliative Medicine* 16 (2), S. 133–139.

Walter, Tony (2008): The Sociology of Death. In: *Sociology Compass* 2 (1), S. 317–336.

Walter, Tony (2011): Angels not souls. Popular religion in the online mourning for British celebrity Jade Goody. In: *Religion* 41 (1), S. 29–51.

Walthert, Rafael (2010): Ritual, Individuum und religiöse Gemeinschaft. Das International Christian Fellowship Zürich. In: Dorothea Lüddeckens und Rafael Walthert (Hg.): Fluide Religion. Neue religiöse Bewegungen im Wandel. Theoretische und empirische Systematisierungen. Bielefeld: transcript Verlag, S. 243–268.

Wasner, Maria; Longaker, Christine; Fegg, Martin; Borasio, Gian Domenico (2005): Effects of spiritual care training for palliative care professionals. In: *Palliative Medicine* 19, S. 99–104.

Weber, Max (1922): Grundriss der Sozialökonomik III. Abteilung Wirtschaft und Gesellschaft. Tübingen: J. C. B Mohr Verlag.

Weber, Max (1996): Wissenschaft als Beruf. Zehnte Auflage. Berlin: Duncker & Humblot.

Weiher, Erhard (2011): Das Geheimnis des Lebens berühren. Spiritualität bei Krankheit, Sterben, Tod. Eine Grammatik für Helfende. 3., erweiterte und aktualisierte Auflage. Stuttgart: Verlag W. Kohlhammer.

Wenzel, Claudia (2014): Heil sterben. Alternative Ansätze für eine ganzheitliche Begleitung Sterbender in Hospizarbeit und Palliative Care. Ludwigsburg: Hospiz Verlag (Schriftenreihe des Wissenschaftlichen Beirats im DHPV e. V. 6).

Wenzel, Claudia (2015): Heil sterben. Zur Bedeutung alternativer und komplementärer Ansätze für eine Versorgung Sterbender in Hospizarbeit und Palliative Care. In: Martin W. Schnell, Christian Schulz, Andreas Heller und Christine Dunger (Hg.): Palliative Care und Hospiz. Eine Grounded Theory. Wiesbaden: Springer VS (Palliative Care und Forschung), S. 75–175.

White, Kevin (2002): An Introduction to the Sociology of Health and Illness. London, Thousand Oaks, New Delhi: Sage Publications.

Wichmann, Jörg (1983): Das theosophische Menschenbild und seine indischen Wurzeln. In: *Zeitschrift für Religions- und Geistesgeschichte* 35, S. 12–33.

Wichmann, Jörg (1990): Die Renaissance der Esoterik. Eine kritische Orientierung. Stuttgart: Kreuz Verlag.

Wiedemann, Renate (1999): Die Anfänge der deutschen Hospizbewegung. In: Johann-Christoph Student (Hg.): Das Hospiz-Buch. 4., erweiterte Auflage. Freiburg im Breisgau: Lambertus-Verlag, S. 35–42.

Wiesing, Urban (2004): Was unterscheidet die so genannte Alternative Medizin von der Schulmedizin? In: *Zeitschrift für medizinische Ethik* 50, S. 325–335.

Wilson, Bryan R. (1990): The Social Dimensions of Sectarianism. Sects and New Religious Movements in Contemporary Society. Oxford: Clarendon Press.

Witzel, Andreas (1982): Verfahren der qualitativen Sozialforschung. Überblick und Alternativen. Frankfurt am Main, New York: Campus Verlag (Forschung 322).

Witzel, Andreas (1985): Das problemzentrierte Interview. In: Gerd Jüttemann (Hg.): Qualitative Forschung in der Psychologie. Grundfragen, Verfahrensweisen, Anwendungsfelder. Weinheim, Basel: Beltz Verlag, S. 227–255.

Witzel, Andreas (1996): Auswertung problemzentrierter Interviews. Grundlagen und Erfahrungen. In: Rainer Strobl (Hg.): Wahre Geschichten? Zu Theorie und Praxis qualitativer Interviews. Beiträge zum Workshop Paraphrasieren, Kodieren, Interpretieren. Baden-Baden: Nomos Verlag (Interdisziplinäre Beiträge zur kriminologischen Forschung 2), S. 49–75.

Witzel, Andreas (2000): Das problemzentrierte Interview. In: *Forum Qualitative Sozialforschung* 1 (1), 22.

Wohlrab-Sahr, Monika (1997): Individualisierung. Differenzierungsprozess und Zurechnungsmodus. In: Ulrich Beck und Peter Sopp (Hg.): Individualisierung und Integration. Neue Konfliktlinien und neuer Integrationsmodus? Opladen: Leske + Budrich Verlag, S. 23–36.

Wohlrab-Sahr, Monika; Karstein, Uta; Schaumburg, Christine (2005): „Ich würd' mir das offenlassen". Agnostische Spiritualität als Annäherung an die „große Transzendenz" eines Lebens nach dem Tod. In: *Zeitschrift für Religionswissenschaft (ZfR)* 13 (2), S. 153–173.

Wood, Matthew (2007): Possession, Power, and the New Age. Ambiguities of Authority in Neoliberal Societies. Aldershot: Ashgate (Theology and Religion in interdisciplinary perspective series in association with the BSA Sociology of Religion study group).

Wood, Matthew (2009): The Nonformative Elements of Religious Life: Questioning the „Sociology of Spirituality" Paradigm. In: *Social Compass* 56 (2), S. 237–248.

Wood, Matthew (2010): The Sociology of Spirituality. Reflections on a Problematic Endeavor. In: Bryan S. Turner (Hg.): The new Blackwell companion to the Sociology of Religion. Malden, MA: Wiley-Blackwell (Blackwell Companions to Sociology), S. 267–285.

Woodhead, Linda (2001): Feminism and the Sociology of Religion. From Gender-blindness to Gendered Difference. In: Richard Kimball Fenn (Hg.): The Blackwell Companion to Sociology of Religion. Oxford: Blackwell Publishers (Blackwell Companions to Religion 2), S. 67–84.

Woodhead, Linda (2002): Women and Religion. In: Linda Woodhead, Paul Fletcher, Hiroko Kavanimi und David Smith (Hg.): Religions in the Modern World. Traditions and Transformations. London, New York: Routledge, 384–411.

Woodhead, Linda (2007a): Gender Differences in Religious Practice and Significance. In: James A. Beckford und Jay Demerath (Hg.): The SAGE Handbook of the Sociology of Religion. London: Sage Publications, S. 566–587.

Woodhead, Linda (2007b): Why so Many Women in Holistic Spirituality? A Puzzle Revisited. In: Kieran Flanagan und Peter C. Jupp (Hg.): A Sociology of Spirituality. Aldershot: Ashgate (Theology and Religion in interdisciplinary perspective series in association with the BSA Sociology of Religion study group), S. 115–125.

Woodhead, Linda (2008): Gendering Secularization Theory. In: *Social Compass* 55 (2), S. 187–193.

Woodhead, Linda (2010): Real religion and fuzzy spirituality? Taking sides in the sociology of religion. In: Stef Aupers und Dick Houtman (Hg.): Religions of Modernity. Relocating the Sacred to the Self and the Digital. Leiden, Boston: Brill (International Studies in Religion and Society 12), S. 31–48.

Woodhead, Linda (2011): Five concepts of religion. In: *International Review of Sociology* 21 (1), S. 121–134.

Woodhead, Linda (2012): Spirituality and Christianity: The Unfolding of a Tangled Relationship. In: Giuseppe Giordan und Jr. William H. Swatos (Hg.): Religion, Spirituality and Everyday Practice. Dordrecht: Springer Science + Business Media B.V., S. 3–21.

Woodhead, Linda; Heelas, Paul; Davie, Grace (2003): Introduction. In: Grace Davie, Paul Heelas und Linda Woodhead (Hg.): Predicting Religion. Christian, Secular and Alternative Futures. Aldershot: Ashgate (Theology and Religion in interdisciplinary perspective series in association with the BSA Sociology of Religion study group), S. 1–14.

Wright, Bonnie; Rawls, Anne Warfield (2005): The Dialectics of Belief and Practice: Religious Process as Praxis. In: *Critical Sociology* 31 (1–2), S. 187–211.

Wright, Michael; Clark, David (2012): Cicely Saunders and the Development of Hospice Palliative Care. In: Harold Coward und Kelli I. Stajduhar (Hg.): Religious Understandings of a Good Death in Hospice Palliative Care. Albany: State University of New York Press (SUNY Series in Religious Studies), S. 11–28.

Young, Allan (1982): The Anthropologies of Illness and Sickness. In: *Annual Review of Anthropology* 11, S. 257–285.

Zander, Helmut (2007): Anthroposophie in Deutschland. Theosophische Weltanschauung und gesellschaftliche Praxis 1884–1945. 2., durchgesehene Auflage. 2 Bd. Göttingen: Vandenhoeck & Ruprecht Verlag.

Zander, Helmut (2011): Rudolf Steiner. Die Biografie. München, Zürich: Piper Verlag.

Zeugin, Barbara (2016): Anthroposophische Sterbebegleitung in Auszügen. In: *Facultativ. Theologisches und Religionswissenschaftliches aus Zürich* 2, S. 10.

Zeugin, Barbara (2017): Is CAM Religious? The Methodological Problems of Categorizing Complementary and Alternative Medicine in the Study of Religion. In: *Bulletin for the Study of Religion* 46 (1), S. 6–8.

Zeugin, Barbara (2020a): The Hospice Movement, Palliative Care, and Anthroposophy, in: Pamela Klassen, Philipp Hetmanczyk, Dorothea Lüddeckens und Justin Stein (Hg.): Routledge Handbook of Religion, Medicine, and Health (Handbuchartikel, in Planung).

Zeugin, Barbara (2020b): Zur Methodologisierung der Praxistheorie am Beispiel des heileurythmischen *Hallelujas*, in: Rafael Walthert und Katharina Limacher (Hg.): Praxistheorien und Religionswissenschaft (Sammelbandartikel, in Planung).

Zeugin, Barbara; Walthert, Rafael (2016): Des pratiques verbales aux pratiques rituelles. Religiosité dans les maisons de soins palliatifs en Suisse. In: Pierre-Yves Brandt und Jacques Besson (Hg.): Spiritualité en milieu hospitalier.

Géneve: Labor et Fides (Psychologie et spiritualité), S. 157–173.

Zimmermann, Francis (2014): Medical Individualism and the Dividual Person. In: Harish Naraindas, Johannes Quack und William S. Sax (Hg.): Asymmetrical Conversations. Contestations, Circumventions, and the Blurring of Therapeutic Boundaries. New York, Oxford: Berghahn Books (Epistemologies of Healing 14), S. 85–117.

Zinser, Hartmut (2009): Esoterik. Eine Einführung. Paderborn: Verlag Wilhelm Fink.

Zwingmann, Christian (2005): Erfassung von Spiritualität / Religiosität im Kontext der gesundheitsbezogenen Lebensqualität. In: *Psychotherapie Psychosomatik Medizinische Psychologie (PPmP)* 55 (5), S. 241–246.

Zwingmann, Christian; Klein, Constantin; Höfling, Volkmar (2011): Messung von Religiosität / Spiritualität im Rahmen der Gesundheitsforschung. Ein Überblick über deutschsprachige Fragebogenskalen. In: Constantin Klein, Hendrik Berth und Friedrich Balck (Hg.): Gesundheit – Religion – Spiritualität. Konzepte, Befunde und Erklärungsansätze. Weinheim, München: Juventa Verlag (Gesundheitsforschung), S. 65–91.

## Webseiten

http://anthroposophie.byu.edu, 03.02.2020

http://anthrowiki.at/Anthroposophie-Kritik, 03.02.2020

http://anthrowiki.at/Kamaloka, 03.02.2020

http://anthrowiki.at/Lebenspanorama, 03.02.2020

http://anthrowiki.at/Reinkarnation, 03.02.2020

http://anthrowiki.at/Siebenjahresperioden, 03.02.2020

http://being-there.ch/de/der-film, 03.02.2020

http://diedrei.org, 03.02.2020

http://manual50.swissdrg.org/drgs/5665620f1b84b29dbd39680f?locale=de, 03.02.2020

http://religion.ssrc.org/reforum/Bender.pdf, 29.08.2020

www.admin.ch/gov/de/start/dokumentation/medienmitteilungen.msg-id-37173.html, 03.02.2020

www.admin.ch/opc/de/classified-compilation/19940073/index.html#a32, 03.02.2020

www.admin.ch/opc/de/classified-compilation/19995395/index.html#a118a, 03.02.2020

www.anthrozueri.ch/adressverzeichnis/religioese-erneuerung, 29.08.2020

www.aphorismen.de/suche?f_autor=10825_Ulrich+Schaffer, 10.05.2017 www.bag.admin.ch/dam/bag/de/dokumente/cc/bundesratsberich-te/2015/komplementaermedizin.pdf, 03.02.2020

www.biographiearbeit-bbas.ch, 03.02.2020

www.dyingmatters.org/sites/default/files/files/Leaflet%2012_WEB.pdf, 03.02.2020

www.elysium.digital/neues/dasein-film-klassiker-der-deutschen-hospizbewegung, 03.02.2020

www.hes-so.ch/de/bachelor-osteopathie-3381.html, 03.02.2020

www.hospize-schweiz.ch/mitglieder-hospize-schweiz, 03.02.2020

www.iki.usz.ch, 27.03.2017

www.ikom.unibe.ch, 27.03.2017

www.nfp67.ch/de, 03.02.2020

www.nfp67.ch/de/projekte/modul-4-kulturelle-leitbilder-gesellschaftliche-ideale/projekt-lueddeckens, 03.02.2020

www.onko-plus.ch/wp-content/uploads/2017/08/Flyer_A5_Gespraechsca-fe_Sept_Feb_17_18_v03.pdf, 10.05.2018

www.spcare.org/en/pro-edu/calendar/eventdetail/120/30/spirituelle-begleitung-von-kranken-und-sterbenden, 16.03.2017

www.sterbekultur.ch, 03.02.2020

www.sterben.ch, 03.02.2020

www.sterben.ch/index.php?id=346, 29.04.2017

www.sterben.ch/index.php?id=353, 29.04.2017

www.sterben.ch/index.php?id=396, 29.04.2017

www.swissdrg.org, 03.02.2020

www.vfap.de/anthroposophische-pflege/pflegerische-gesten, 03.02.2020

www.who.int/cancer/palliative/definition/en, 03.02.2020

www.who.int/mental_health/media/en/622.pdf, 03.02.2020

www.yamagishi.ch, 22.05.2017

www.zander-zitiert.de, 03.02.2020